Romana Kandioler, Heinz Kuderna, Gabriele Sprengseis (Hg.)

Erste Hilfe

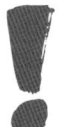

NEU: unsere Pflegelehrbücher ab sofort mit Lern-App

So kommst du zur Lern-App zu diesem Buch:

- FacultasApp herunterladen
  erhältlich für iPhone,
  iPad und Android
- Kurs auswählen
  → Erste Hilfe
- Lernen und Üben
  Wann und sooft du willst.
  Auch mit Erinnerungsfunktion!

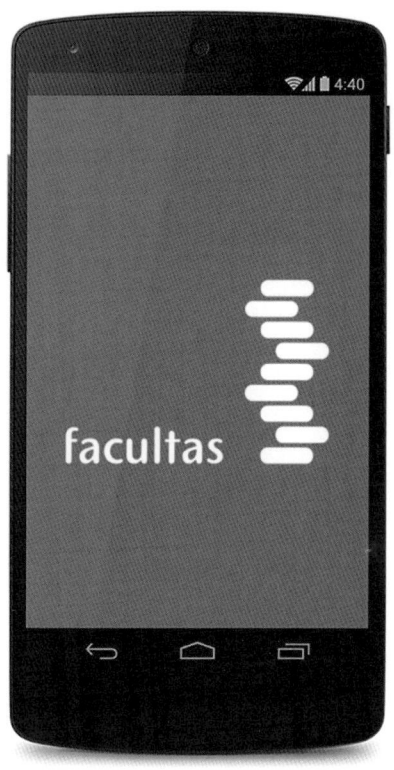

Download unter:

www.facultas.at/verlag

Die App wurde erstellt von

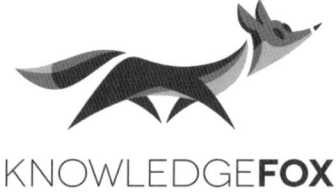

www.knowledgefox.net

Romana Kandioler, Heinz Kuderna, Gabriele Sprengseis (Hg.)

Erste Hilfe

Ein Lehrbuch für Pflege- und Gesundheitsberufe

2., überarbeitete und ergänzte Auflage

facultas.wuv

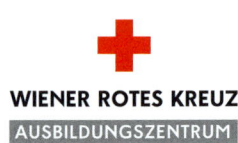

WIENER ROTES KREUZ
AUSBILDUNGSZENTRUM

Bibliografische Information der Deutschen Nationalbibliothek

Die Deutsche Nationalbibliothek verzeichnet diese Publikation in der Deutschen Nationalbibliografie; detaillierte bibliografische Daten sind im Internet über **http://dnb.d-nb.de** abrufbar.
Alle Informationen und Angaben in diesem Buch sind von den AutorInnen mit größter Sorgfalt gesammelt und von den HerausgeberInnen sowie dem Verlage gewissenhaft bearbeitet und überprüft worden. Da inhaltliche und sachliche Fehler dennoch nicht ausgeschlossen werden können, erklären HerausgeberInnen und Verlag, dass alle Angaben im Sinne der Produkthaftung ohne Garantie erfolgen und dass Verlag, HerausgeberInnen sowie AutorInnen keinerlei Verantwortung und Haftung für inhaltliche und sachliche Fehler übernehmen.

2., überarbeitete und ergänzte Auflage
Copyright © 2014 Facultas Verlags- und Buchhandels AG

facultas.wuv Universitätsverlag, Stolberggasse 26, 1050 Wien, Österreich
Alle Rechte, insbesondere das Recht der Vervielfältigung und der Verbreitung sowie der Übersetzung, sind vorbehalten.
Umschlagbild: © gyener, istockphoto
Bilder im Innenteil: zur Verfügung gestellt vom Ausbildungszentrum des Roten Kreuzes
Lektorat: Verena Hauser, Wien
Gestaltung der Symbole: Florian Spielauer, Wien
Satz: Florian Spielauer, Wien
Druck: Gorenjski tisk storitve
Printed in Slovenia

ISBN 978-3-7089-1147-2

Inhalt

Danksagung

Viele KollegInnen waren am Zustandekommen dieses Lehrbuches beteiligt und haben uns auf unterschiedliche Weise großartig unterstützt. Ihnen allen gilt unser herzlicher Dank.

Besonders möchten wir uns bei den KollegInnen des Österreichischen Zivilschutzverbandes für wichtige Anregungen und die zur Verfügung gestellten Materialien bedanken.

Herrn Martin Seper, Lehrer für Gesundheits- und Krankenpflege, danken wir für die Anregungen zur 2. Auflage dieses Buches.

Den KollegInnen des Fachbereiches Gesundheits- und Soziale Dienste und des Fachbereiches Erste Hilfe und Sanitätshilfe im Ausbildungszentrum des Wiener Roten Kreuzes danken wir für die anregenden Diskussionen über die Lehre der Ersten Hilfe.

Für die Fotos bedanken wir uns bei Kerstin Hofer, die nicht nur Erste-Hilfe-Kurse im Ausbildungszentrum des Wiener Roten Kreuzes managt, sondern auch eine hervorragende Fotografin ist. Als DarstellerInnen haben sich dankenswerterweise Karl Bemmer, Ina Bozic, Petra Gößmann, Michael Hlavin, Jessica Höfinger, Anna Kowalski, Miriam Lindner, Victoria Schwarz und Bettina Sterner zur Verfügung gestellt.

Für die anschaulichen Grafiken bedanken wir uns bei Michael Lang.

Schließlich bedanken wir uns bei Mag.ª Cornelia Russ für die Anregung zu diesem Lehrbuch, bei Mag.ª Susanne Müller für die Betreuung der 2. Auflage und bei Mag.ª Verena Hauser für ihre Genauigkeit und ihre tatkräftige Unterstützung.

Vorwort

Plötzlich in Not geratenen Menschen Erste Hilfe zu leisten, ist nicht nur ein humaner Akt Mitmenschen gegenüber, sondern sogar gesetzlich festgeschriebene Pflicht. Das häufigste Motiv, sich vor dieser Pflicht zu drücken, ist nicht mangelnde menschliche Anteilnahme, sondern vielmehr die Furcht, einen Fehler zu machen und damit sein Gewissen zu belasten oder sich hinterher Beschuldigungen oder gar eine Klage einzuhandeln. Der größte Fehler ist jedoch, wegzuschauen und nicht Hilfe zu leisten. Tatsächlich ist die Unterlassung der Hilfe der einzige Fehler, der auch Laien angelastet werden kann.

Angehörige von Gesundheitsberufen sehen sich nach Hilfeleistung im Notfall noch eher einer Kritik ausgesetzt als Laien und sind daher – mit etwas Berechtigung – von der Furcht, bei der Erste-Hilfe-Leistung etwas falsch zu machen, nicht ausgenommen. Von ihnen wird erwartet, dass sie vor allem am Arbeitsplatz nicht nur bei der Routine, sondern auch im Notfall kompetent agieren, aber auch in Situationen im täglichen Leben außerhalb ihres beruflichen Bereiches.

ErsthelferInnen diese Furcht vor Fehlern in der Erste-Hilfe-Leistung zu nehmen, ist das Anliegen dieses Lehrbuches. Es soll die wichtigsten Zusammenhänge aufzeigen, die im Fall eines Traumas oder einer akuten Erkrankung von Bedeutung sind, und jenes Wissen vermitteln, das für eine kompetente Erste Hilfe vonnöten ist, auch wenn zunächst keine oder nur beschränkte Hilfsmittel zur Verfügung stehen.

Anderen Menschen zu helfen, wenn sie dieser Hilfe bedürfen, gibt auch den Helferinnen und Helfern einen zutiefst existenziellen Sinn. Dass Sie diese Erfahrung stets ungetrübt von Zweifeln am eigenen Handeln machen können, wünschen Ihnen

die HerausgeberInnen dieses Buches

Hinweise zum Gebrauch des Buches

Bei vielen Erste-Hilfe-Kursen vereinbaren die TeilnehmerInnen und die Lehrkräfte die Verwendung des Du-Wortes. Wir sind dieser Tradition auch in diesem Lehrbuch gefolgt.

Lernziel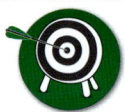

Am Beginn jedes Kapitels findest du die Lernziele.

Wichtige Worte im Text sind **fett** gedruckt.

Unbekannte Begriffe werden in der Randspalte erklärt.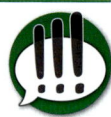

Im Text verwendete und dir eventuell *unbekannte Begriffe* sind grün gesetzt und in der Randspalte erklärt.

Kernaussage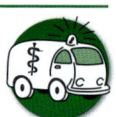

Kernaussagen
sowie **Beispiele** sind grün hinterlegt.

Guter Tipp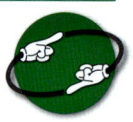

Hinweise, die zusätzliche Informationen oder Anregungen zum Nachdenken enthalten,
und **Maßnahmen**, die du ergreifen sollst, sind ebenfalls grün hinterlegt.

Zum Wiederholen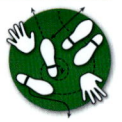

Am Ende jedes Abschnitts findest du eine kurze Zusammenfassung.

Zum Üben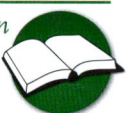

Fragen zum jeweiligen Kapitel, die grün hinterlegt sind, ermöglichen dir eine selbstständige Wissensüberprüfung.

Zum Nachlesen

Literaturempfehlungen und Internetseiten mit weiterführenden Informationen findest du am Ende jedes Kapitels.

1 Grundlagen der Ersten Hilfe

Der Begriff „Erste Hilfe" ruft in der heutigen Zeit bei den meisten Menschen das Bild eines Verkehrsunfalles mit einer großen Zahl an involvierten Fahrzeugen und Personen hervor. Erste Hilfe umfasst jedoch alle sofortigen und vorläufigen Hilfsmaßnahmen, die angesichts einer offenbar für Gesundheit oder Leben bestehenden Gefahr ergriffen werden müssen, sei es im Zuge eines Unfallgeschehens, einer Erkrankung oder einer Vergiftung.

1.1 Erste Hilfe – warum eigentlich?

Alexander Lang

Nach dem Studium dieses Kapitels sollst du ...

... die gesetzlichen Grundlagen für Erste-Hilfe-Leistungen kennen.

... die Grenzen der Ersten Hilfe erkennen können.

... die besondere Stellung von Gesundheits- und Krankenpflegepersonen bei Erste-Hilfe-Leistungen kennen.

Lernziel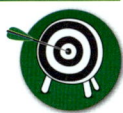

Seit Jahrtausenden gibt es in Kulturen und Religionen auf der ganzen Welt das Verständnis, dass es **Menschenpflicht** ist, zu helfen, wo Leben und Gesundheit anderer in Gefahr sind. War das Helfen ursprünglich auf den eigenen Clan, die eigenen Freunde eingeschränkt, wurde später immer wieder die Idee aufgebracht, dass man jedem helfen müsse – ob Freund oder Feind. Das Gleichnis vom barmherzigen Samariter im Neuen Testament handelt davon. Es thematisiert aber ebenso, dass viele einfach vorbeigehen und wegsehen, wenn jemand in Not ist; eine Tatsache, die leider heute wie damals gilt.

In einer vom Roten Kreuz 2006 beauftragten **Market-Studie** gaben nur 26 % der Österreicherinnen und Österreicher an, sie würden „auf jeden Fall" Erste Hilfe leisten, immerhin 32 % führten an, sie würden „eher doch" Erste Hilfe leisten (ÖRK, 2006). Das Rote Kreuz schätzt die realen Zahlen noch deutlich niedriger ein – etwa 10 % der Bevölkerung würden demnach tatsächlich helfen. Und das, obgleich heute allgemein bekannt ist, dass bei einem Notfall gerade die ersten Minuten – und damit die Spanne bis zum Eintreffen der professionellen Rettungskräfte – entscheidend über Leben und Tod sein können.

Bei **Angehörigen der Pflegeberufe** ist die Bereitschaft zu helfen ohne Zweifel besonders hoch, aber auch die Erwartungshaltung diesen Personen gegenüber ist hoch: Wenn schon viele meinen, man müsse helfen, es aber aus verschiedensten Motiven – sei es Angst, Unsicherheit,

Nachlässigkeit, Gleichgültigkeit – dann doch nicht tun, so meinen sie umso mehr, dass doch diejenigen helfen müssten, die Profis in der Patientenversorgung sind.

Vielleicht werden jene Menschen, die sich ein Herz fassen und helfen, wo Hilfe benötigt wird, immer in der Minderheit sein. Aber egal, ob es 60, 30 oder auch bloß 10 % der Bevölkerung sind – es gibt sie: Jene, die nicht nur meinen, irgendjemand müsste irgendetwas tun, sondern die selbst anpacken. Es ist ohne Zweifel besser, zu dieser Gruppe zu gehören.

1.1.1 Gesetzliche Pflichten zur Erste-Hilfe-Leistung

Erste-Hilfe-Pflicht im Strafrecht

Kernaussage

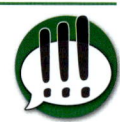

> Die österreichische Rechtsordnung sieht für Nichthelfen ernste Konsequenzen vor.

Das österreichische Strafgesetzbuch (StGB) kennt zwei Delikte im Zusammenhang mit dem Unterlassen Erster-Hilfe-Leistung: Das „**Imstichlassen eines Verletzten**" (§ 94 StGB) und die „**Unterlassung der Hilfeleistung**" (§ 95 StGB).

Der Unterschied zwischen den beiden Delikten liegt in der Ursache für die Notsituation: Imstichlassen eines Verletzten bedeutet, dass man jemandem die erforderliche Hilfe nicht leistet, dessen Verletzung man **selbst verursacht** hat. Diese Verursachung bewirkt eine besondere Verpflichtung, weswegen das Delikt mit wesentlich höheren Strafen bedroht ist als die Unterlassung der Hilfeleistung. Das Imstichlassen ist unabhängig davon strafbar, ob diese Verletzung widerrechtlich war. Verletzt man also z. B. jemanden in Notwehr, so muss man trotzdem grundsätzlich Hilfe leisten; ebenso wenn die Verletzung durch einen zulässigen medizinischen Eingriff entsteht.

Gemeingefahr
= „eine Gefahr für Leib oder Leben einer größeren Zahl von Menschen oder für fremdes Eigentum in großem Ausmaß"
(§ 176 StGB)

Auch wenn man an einem Unfall oder einer Notsituation gar **nicht beteiligt** war, kann es strafbar sein, nicht zu helfen. Das Delikt „Unterlassung der Hilfeleistung" (§ 95 StGB) besteht aus drei Teilen: Erstens muss ein „Unglücksfall" oder eine *„Gemeingefahr"* vorliegen. Zweitens muss die *„Rettung eines Menschen aus der Gefahr des Todes oder einer beträchtlichen Körperverletzung oder Gesundheitsschädigung"* erforderlich sein. Strafbar macht sich also, wer ignoriert, wenn ein nicht bloß geringfügiger Schaden an Leib und Leben droht. Mit gerichtlicher Strafe bedroht ist schließlich, wer es in dieser Situation unterlässt, die *„offensichtlich erforderliche Hilfe"* zu leisten. Das heißt, es muss ganz klar sein, dass Hilfe benötigt wird, um die Gefahr für Leib und Leben abzuwenden.

Erste-Hilfe-Pflicht im Straßenverkehr

Die Straßenverkehrsordnung von 1960 (StVO) verpflichtet *„alle Personen, deren Verhalten am Unfallort mit einem Verkehrsunfall in* **ursächlichem Zusammenhange** *steht", „sofort anzuhalten"* und, wenn *„Personen verletzt worden"* sind, Hilfe zu leisten (§ 4 Absatz 1 und 2 StVO).

Wer dazu nicht fähig ist, hat *„unverzüglich für fremde Hilfe zu sorgen"* und die Exekutive zu verständigen (§ 4 Absatz 2 StVO). Wenn die **Unfallbeteiligten** der Pflicht zur Ersten Hilfe nicht nachkommen (können), trifft die Pflicht zum Helfen auch alle **UnfallzeugInnen**, soweit zumutbar; ansonsten haben auch sie für fremde Hilfe zu sorgen. Die gleiche Verpflichtung sieht die Straßenverkehrsordnung für alle Personen vor, die **den Unfallort passieren**, außer wenn *„die eigene Hilfeleistung oder die Besorgung fremder Hilfe offensichtlich nicht mehr erforderlich ist"* (§ 4 Absatz 3 StVO).

Übrigens gibt es auch eine allgemeine Pflicht, *„die Herbeiholung einer Hilfe bei einem Verkehrsunfall zu ermöglichen"* (§ 4 Absatz 4 StVO).

1.1.2 Grenzen der Ersten Hilfe

Zumutbarkeit

Die strafrechtlichen Delikte „Imstichlassen eines Verletzten" und „Unterlassung der Hilfeleistung" sehen eine Ausnahme vor. Entschuldigt sind VerursacherIn oder TäterIn dann, wenn die Hilfeleistung *„nicht zuzumuten"* war. Das ist der Fall, wenn die Hilfe *„nur unter der Gefahr des Todes oder einer beträchtlichen Körperverletzung oder Gesundheitsschädigung oder unter Verletzung anderer überwiegender Interessen möglich wäre"* (§ 94 Absatz 3; vgl. auch § 95 Absatz 2 StGB).

Kernaussage

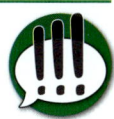

> Es wird durch das Gesetz niemand angehalten, sich selbst in Gefahr zu bringen, auch wenn er/sie zuvor die Verletzung eines anderen verursacht hat.

Es wäre schließlich niemandem geholfen, wenn es aufgrund der Hilfeleistung noch mehr Verletzte gäbe.

„Überwiegende" Eigeninteressen erlauben ebenfalls, die Hilfeleistung zu unterlassen. Ein dringender Termin, bei dem es um bedeutend weniger geht als um Leben und Gesundheit, wird aber kaum als „überwiegendes Interesse" gelten: Diese Abwägung sollten Menschlichkeit und gesunder Menschenverstand entscheiden.

Strenger ist das Verwaltungsrecht der Straßenverkehrsordnung: Für den Unfallverursacher gibt es überhaupt keine Entschuldigung durch

„Unzumutbarkeit", sondern nur für ZeugInnen und PassantInnen: Diese müssen die ihnen **„zumutbare Hilfe"** leisten.

Selbstbestimmungsrecht

Es gibt aber noch eine weitere sehr wesentliche Grenze der Hilfeleistung: Nämlich das Selbstbestimmungsrecht des Menschen.

Kernaussage

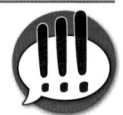

> Jeder (Erst-)Helfer und jede (Erst-)Helferin hat grundsätzlich den **freien Willen** jener Person, der er/sie helfen will, zu **respektieren**.

Dies darf aber nie so weit gehen, dass man etwa zum Mittäter oder zur Mittäterin an einem Selbstmord wird. Jede Art von **aktiver Sterbehilfe** ist jedenfalls **verboten**. In gewissen Grenzen hat aber jedermann das Recht, auch auf die dringend notwendige Hilfeleistung zu verzichten. Dies wird z. B. **Schwerstkranke im Endstadium** ihrer Erkrankung betreffen: Wenn sie klar den ausdrücklichen Wunsch äußern, nun in Frieden zu Hause zu sterben, darf dies nicht etwa durch Reanimation vereitelt werden.

Eigenmächtige Heilbehandlung

Das Selbstbestimmungsrecht gehört zu den höchsten geschützten Gütern unserer Rechtsordnung, ebenso wie das Recht auf körperliche Unversehrtheit. Eine Behandlung ohne Einwilligung ist daher auch mit gerichtlicher Strafe bedroht. Den Strafbestand der **„eigenmächtigen Heilbehandlung"** (§ 110 Absatz 1 StGB) begeht, *„wer einen anderen ohne dessen Einwilligung, wenn auch nach den Regeln der medizinischen Wissenschaft, behandelt".*

Nun wird aber gerade bei **Notfällen** Hilfe dringend notwendig sein und es ist oft – etwa bei Bewusstlosigkeit – gar nicht möglich, die Einwilligung der Betroffenen einzuholen. Das Strafrecht nimmt darauf Bedacht: *„Hat der Täter die Einwilligung des Behandelten in der Annahme nicht eingeholt, dass durch den Aufschub der Behandlung das Leben oder die Gesundheit des Behandelten ernstlich gefährdet wäre, so ist er [...] nur zu bestrafen, wenn die vermeintliche Gefahr nicht bestanden hat und er sich dessen bei Aufwendung der nötigen Sorgfalt hätte bewusst sein können."* (§ 110 Absatz 2 StGB) Eine eigenmächtige Heilbehandlung liegt somit auch vor, wenn der Irrtum des „Helfers" darüber, dass kein Aufschub möglich ist, fahrlässig verursacht war.

Patientenverfügung

Auch wenn Erste-Hilfe-Leistung an sich an die Einwilligung gebunden ist, hat im Zweifelsfall – wenn der Patient oder die Patientin sich nicht oder nicht mehr äußern kann – immer das rasche Helfen Vorrang. Damit die freie Willensentscheidung nicht auf diese Art verhindert wird, wurde in Österreich das Instrument der *„Patientenverfügung"* geschaffen.

Das Patientenverfügungs-Gesetz (PatVG) aus 2006 unterscheidet je nach Form und Wirksamkeit zwei Arten von Verfügungen: **„Verbindliche Patientenverfügungen"** müssen nach ärztlicher und rechtlicher Aufklärung förmlich bei NotarInnen, RechtsanwältInnen oder MitarbeiterInnen von Patientenvertretungen errichtet werden. Dies wird auf der Verfügung dokumentiert (§§ 4 und 5 PatVG). Das Dokument muss von der verfügenden Person und einer Ärztin/einem Arzt (samt Name und Anschrift) unterschrieben sein. Die Verfügungen gelten **befristet** (auf maximal fünf Jahre). Kann sie der Patient/die Patientin *„mangels Einsichts-, Urteils- oder Äußerungsfähigkeit nicht erneuern"*, so gelten sie darüber hinaus weiter (§ 7 PatVG). Daneben gibt es noch die **„beachtliche Patientenverfügung"**: Wurden nämlich nicht alle Formvorschriften eingehalten, so ist eine Patientenverfügung zwar nicht verbindlich, aber doch *„für die Ermittlung des Willens des Patienten beachtlich"* (§ 8 PatVG).

Daraus kann sich leider eine recht komplexe Entscheidungsfindung ergeben, ob eine Patientenverfügung nun gilt oder nicht – vor allem in einem konkreten **Notfall**, bei dem eine bloß beachtliche Patientenverfügung vorliegt und bekannt ist. Du musst dann nach bestem Wissen und Gewissen versuchen, das zu tun, was der Patient oder die Patientin offenbar gewünscht hätte.

Beispiel für eine Patientenverfügung gegen Erste Hilfe:

„Für den Fall, dass aufgrund meiner tödlichen Erkrankung durch eine solche Maßnahme nicht mehr erreicht werden kann als eine Verlängerung meines Sterbevorganges, lehne ich eine Notfallbehandlung oder Wiederbelebung ab."

Nicht immer sind Patientenverfügungen bekannt, vor allem nicht im Notfall, und die Suche danach ist aufwändig. Der Gesetzgeber hat daher noch eine **Bestimmung für Notfälle** eingefügt: *„Sofern der mit der Suche nach einer Patientenverfügung verbundene Zeitaufwand das Leben oder die Gesundheit des Patienten ernstlich gefährdet"*, bleibt die medizinische Notfallversorgung unberührt (§ 12 PatVG), das heißt, **Helfen geht vor.**

Bist du als Pflegeperson mit der mobilen Betreuung einer Person betraut, bei der eine solche Verfügung vorliegen könnte, dann überlege, wie du dafür Sorge tragen kannst, dass im Notfall keine Fragen über die Patientenverfügung auftreten.

Patientenverfügung
Willenserklärung, mit der PatientInnen eine medizinische Behandlung ablehnen und die dann wirksam werden soll, wenn er/sie zum Zeitpunkt der Behandlung nicht einsichts-, urteils- oder äußerungsfähig ist (§ 2 Absatz 1 PatVG).

Guter Tipp

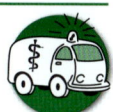

Wenn der Tod eindeutig ist

Eine weitere Grenze der Erste-Hilfe-Leistung ist gegeben, wenn eine solche ganz eindeutig und für jeden erkennbar keinen Sinn mehr macht, etwa weil „eindeutige Todeszeichen" vorliegen. Rechtlich liegt dann nämlich deshalb keine Pflicht zur Hilfeleistung mehr vor, weil es ja gar keine „erforderliche Hilfe" mehr geben kann.

Guter Tipp

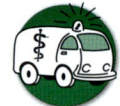

> Den Tod festzustellen ist eine **Diagnose**, welche ausschließlich ÄrztInnen obliegt, genauer für die amtliche Feststellung den AmtsärztInnen. Bis dahin gilt ein Mensch offiziell noch nicht als tot. Sollten die Anzeichen also nicht völlig eindeutig sein, so besteht das Risiko, dass man sich täuscht. Das hätte entsprechende, auch strafrechtliche, Konsequenzen. Im Zweifel ist daher die Erste-Hilfe-Leistung immer bis zum Eintreffen des Arztes bzw. der Ärztin fortzusetzen!

1.1.3 Was zu tun ist – und was nicht

Erste Hilfe ist Pflicht – moralisch, menschlich und rechtlich. Aber was genau darf ich tun? Und welche Maßnahmen sind mir verboten? Diese Fragen tauchen in fast jedem Erste-Hilfe-Kurs auf. Die Antwort darauf lautet:

Kernaussage

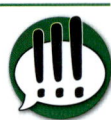

> Tun darf man grundsätzlich nur, was man gelernt hat und auch wirklich kann!

Was aber, wenn man mehr gelernt hat, als man tun darf – etwa weil der entsprechende **Berufsabschluss noch ausständig** ist? Dürfen, ja müssen vielleicht sogar SchülerInnen der Krankenpflege bereits erlernte Maßnahmen im Notfall anwenden – oder lieber doch nicht? Die Antwort ist einfach: Nein, sie dürfen es nicht, denn der entsprechende Abschluss dient ja gerade dazu, festzustellen, ob man tatsächlich schon so weit ist, das Erlernte entsprechend anwenden zu können. Bis dahin ist es eben vielleicht nur teilweises Wissen oder Können, das etwa eine Körperverletzung zur Folge haben kann.

Beherrscht man die Maßnahme allerdings tatsächlich, so wird zumindest strafrechtlich kein Vorwurf zu machen sein. Das Strafgesetzbuch kennt für solche Fälle nämlich den „**entschuldigenden Notstand**": *„Wer eine mit Strafe bedrohte Tat begeht, um einen unmittelbar drohenden bedeutenden Nachteil von sich oder einem anderen abzuwenden, ist entschuldigt, wenn der aus der Tat drohende Schaden nicht unverhältnismäßig schwerer wiegt als der Nachteil, den sie abwenden soll, und in der Lage des Täters von einem mit den rechtlich geschützten Werten verbundenen Menschen kein anderes Verhalten zu erwarten war"* (§ 10 Absatz 1 StGB).

Die Bestimmung hat allerdings noch eine ganz wesentliche Einschränkung: *„Der Täter ist nicht entschuldigt, wenn er sich der Gefahr ohne einen von der Rechtsordnung anerkannten Grund bewusst ausgesetzt hat"* (§ 10 Absatz 2 StGB).

Die Pflicht zur Hilfeleistung kann immer nur so weit gehen, als eine Person überhaupt in der Lage ist zu helfen. Wer (als Laie) Erste Hilfe zum Beispiel nie gelernt hat, von dem wird man vielleicht nicht mehr verlangen können, als einen **Notruf** abzusetzen. Der Notruf selbst könnte allerdings auch weitere Hilfsmaßnahmen möglich machen: Seit einigen Jahren benützen die **Rettungsleitstellen** nämlich ein Kommunikationssystem, mit welchem bis zum Eintreffen des Rettungsmittels standardisierte Anleitungen zur Hilfeleistung erteilt werden.

1.1.4 Besondere Stellung von Angehörigen der Pflegeberufe

Wer **aufgrund seines Berufes oder seiner Position** laut Gesetz über eine Ausbildung in Erster Hilfe verfügen müsste (also Angehörige von Gesundheitsberufen, aber auch z. B. betriebliche ErsthelferInnen), diese Kenntnisse aber nicht hat und deshalb nicht oder nur mangelhaft Hilfe leistet, für den kann diese fehlende Befähigung straf- oder schadenersatzrechtliche Konsequenzen haben.

Der strafrechtliche Maßstab ist dabei immer die **vorbildliche Person**. Das bedeutet, man kann sich nicht damit rechtfertigen, dass man sich mit der Ersten Hilfe nicht auskennt und deshalb nicht helfen konnte: vielleicht weil die Ausbildung schon so lange her ist und/oder keine entsprechende Fortbildung erfolgte. Der Gesetzgeber erwartet mit Recht von jenen Personen, bei denen Erste Hilfe zum Berufsbild gehört bzw. Ausbildungsinhalt ist, dass sie diese Inhalte auch entsprechend beherrschen. Nachlässigkeiten oder Fehler können auch nicht mit dem Hinweis gerechtfertigt werden, „das machen alle so" oder das sei in der Organisation oder in der Branche so üblich. Von Angehörigen der Pflegeberufe wird ein Gericht nämlich stets die erforderliche Sorgfalt erwarten, nicht bloß die „übliche".

Kernaussage

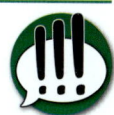

> Gar nicht oder schlecht zu helfen wird den hilflosen HelferInnen seitens der Gerichte sehr wohl zum Vorwurf gemacht, wenn es sich um Ärztinnen und Ärzte, Pflege- oder Sanitätspersonal handelt.

Wer Erste Hilfe beherrschen sollte, von dem wird dies auch erwartet.

In den Fachgesetzen der Gesundheitsberufe wie dem Gesundheits- und Krankenpflegegesetz (GuKG) sind heute sehr weitgehend eine Ausbildung in Erster Hilfe und teilweise auch eine Pflicht zur Hilfeleistung festgeschrieben. Angehörige der Gesundheits- und Krankenpflegeberufe *„dürfen im Falle drohender Gefahr des Todes oder einer beträchtlichen Körperverletzung oder Gesundheitsschädigung eines Menschen ihre fachkundige Hilfe nicht verweigern"* (§ 4 Absatz 3 GuKG). Sie trifft also, ähnlich wie Ärztinnen und Ärzte nach dem Ärztegesetz, eine besondere gesetzliche Pflicht, bei Notfällen entsprechend ihrer Ausbildung zu helfen. Man ist, so könnte man sagen, als Diplomierte Gesundheits- und Krankenpflegeperson immer ein wenig „im Dienst". Welche Hilfeleistung wird aber konkret erwartet?

Mit der GuKG-Novelle 2003 wurde der § 14a GuKG über **„lebensrettende Sofortmaßnahmen"** ins GuKG eingefügt. Diese Bestimmung stellt klar, dass auch für Gesundheits- und Krankenpflegepersonal die grundlegenden Maßnahmen der Ersten Hilfe zum Berufsbild gehören. Damit ist ausdrücklich geregelt, dass der gehobene Dienst für Gesundheits- und Krankenpflege die eigenverantwortliche Durchführung lebensrettender Sofortmaßnahmen umfasst, *„solange und soweit ein Arzt nicht zur Verfügung steht. Die Verständigung eines Arztes ist unverzüglich zu veranlassen."*

Der 2. Absatz dieser Bestimmung, die inzwischen gleichlautend für mehrere Berufsgruppen gilt, zählt auf, was „insbesondere" – also nicht nur – unter solchen **lebensrettenden Sofortmaßnahmen** zu verstehen ist:

> *„1. die manuelle Herzdruckmassage und die Beatmung mit einfachen Beatmungshilfen,*
>
> *2. die Durchführung der Defibrillation mit halbautomatischen Geräten und*
>
> *3. die Verabreichung von Sauerstoff."*

Die **Ausbildung** in der allgemeinen Gesundheits- und Krankenpflege beinhaltet auch das Unterrichtsfach „Erste Hilfe" (§ 42 Ziffer 13 GuKG).

Pflegehilfe

Mit der GuKG-Novelle 2009 wurde ein weiterer Paragraph über **lebensrettende Sofortmaßnahmen** für die Pflegehilfe in das Gesundheits- und Krankenpflegegesetz eingefügt (§ 84a GuKG). Dieser ist **wortgleich** mit der entsprechenden Regelung für die gehobenen Dienste der Gesundheits- und Krankenpflege (§ 14a GuKG).

1.1.5 Schutz der HelferInnen – Unfallversicherung bei Erste-Hilfe-Leistungen

Menschliches Leben und Gesundheit zu retten, hat in der österreichischen Rechtsordnung einen hohen Stellenwert. Das Allgemeine Sozialversicherungsgesetz (ASVG) stellt daher **Unfälle beim Hilfeleisten** den Arbeitsunfällen gleich. Sie stehen damit beitragsfrei unter dem besonderen **Versicherungsschutz der gesetzlichen Unfallversicherung**. Dies ist relevant, wenn man in der Freizeit Erste Hilfe leistet.

Konkret gilt der Versicherungsschutz *„bei der Rettung eines Menschen aus tatsächlicher oder vermuteter Lebensgefahr oder dem Versuch einer solchen Rettung, bei Herbeiholung eines Arztes oder eines Sanitäters im Sinne des Sanitätergesetzes oder einer Hebamme zu einer dringenden Hilfeleistung, bei der Suche nach vermissten Personen, bei der Hilfeleistung in sonstigen Unglücksfällen oder allgemeiner Gefahr oder Not [...]"* (§ 176 Absatz 1 Ziffer 2 ASVG).

Freiwillige HelferInnen von bestimmten Rettungsorganisationen sind gesondert geschützt (§ 176 Absatz 1 Ziffer 7 ASVG).

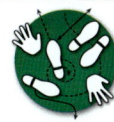

Zum Wiederholen

Erste Hilfe ist in Österreich eine oft vernachlässigte Pflicht. Angehörige von Gesundheitsberufen sind besonders zur Leistung von Erster Hilfe verpflichtet. Dabei darf das Selbstbestimmungsrecht des Menschen nicht außer Acht gelassen werden: Einem Menschen, der keine Hilfe will, darf man nicht helfen. Eine Möglichkeit, diesen Wunsch auszudrücken, ist die Patientenverfügung. Unfälle, die im Rahmen von Erste-Hilfe-Leistungen passieren, sind durch den Versicherungsschutz der Unfallversicherung abgedeckt, der sonst nur bei Arbeitsunfällen gilt.

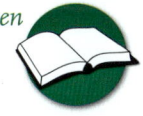

Zum Üben

1. Warum müssen Menschen Erste Hilfe leisten?
2. Gibt es für Angehörige der Pflegeberufe besondere Verpflichtungen?
3. Müssen Menschen unter allen Umständen Erste Hilfe leisten?
4. Welche Grenzen der Ersten Hilfe kennst du?
5. Was ist eine Patientenverfügung?
6. Was ist, wenn du als ErsthelferIn verletzt wirst?
7. Was gehört zu den lebensrettenden Sofortmaßnahmen?

Zum Nachlesen

Andreaus, Felix/Kretzl, Claudia (2008): Rechtsgrundlagen für Gesundheitsberufe. Wien: facultas.wuv.

Litschauer, Franz/Gantner, Eva/Hackl, Judith/Stelzmüller, Christa (2008): Gesundheits- und Krankenpflegerecht für die Praxis. Wien: LexisNexis.

Sladeček, Einer/Marzi, Leopold-Michael/Schmiedbauer, Thomas (⁵2010): Recht für Gesundheitsberufe. Wien: LexisNexis.

Relevante Gesetze in Österreich
Allgemeines Sozialversicherungsgesetz (ASVG), Ärztegesetz (ÄrzteG), Gesundheits- und Krankenpflegegesetz (GuKG), Patientenverfügungs-Gesetz (PatVG), Sanitätergesetz (SanG), Strafgesetzbuch (StGB), Straßenverkehrsordnung (StVO)

1.2 Unfallverhütung

Gabriele Sprengseis

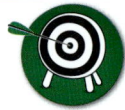

Nach dem Studium dieses Kapitels sollst du ...

... die wichtigsten Ursachen von Sturzverletzungen kennen.

... Maßnahmen zur Vermeidung von Stürzen ergreifen können.

... die Grundlagen der Krankenhaushygiene wissen.

... die Maßnahmen bei Nadelstichverletzungen beherrschen.

Kernaussage

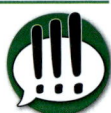

> Die Prävention als Maßnahme zur Vermeidung unerwünschter Ereignisse ist immer die beste Maßnahme.

Die Allgemeine Unfallversicherungsanstalt (AUVA) hat in den letzten Jahrzehnten viele erfolgreiche Programme zur Vermeidung von (Arbeits-)Unfällen gestartet. Dadurch und durch die hohen Sicherheitsbestimmungen am Arbeitsplatz sind die Zahlen der (schweren) **Arbeitsunfälle** seit Jahren deutlich rückläufig. Großen Aufholbedarf gibt es jedoch noch bei **häuslichen Unfällen** – hier ist die Zahl der Unfälle ziemlich konstant. Bei über 80-Jährigen ist die Anzahl der Unfälle sogar noch im Steigen, parallel zum Ansteigen der Lebenserwartung. Da sich diese Gruppe durch die demografische Entwicklung auch noch weiter vergrößern wird, sind Präventionsmaßnahmen besonders wichtig. Im Vordergrund steht der „einfache" Sturz.

1.2.1 Der Sturz

Sturz
ist eine unbeabsichtigte Lageänderung in der Ebene, aus dem Stand oder aus der Bewegung heraus (Fahrradsturz, Schisturz). Im Gegensatz dazu ist ein „Fall" eine durch die Schwerkraft bedingte unbeabsichtigte vertikale Bewegung aus der Höhe.

intrinsisch
von innen her

extrinsisch
von außen her

Es sind zwei Arten von *Sturz*ursachen zu unterscheiden: *intrinsische* und *extrinsische* Ursachen. **Intrinsische Ursachen** sind: beeinträchtigte Beweglichkeit, kognitive Störungen, die Angst zu stürzen, Sehstörungen, eine bereits vorhandene Sturzgeschichte, aber auch Nebenwirkungen von Medikamenten wie Hypotonie, Schwindel und Harninkontinenz.

Hier kann durch Korrektur von Sehstörungen, Optimierung der Medikation oder einfache Gehhilfen das Sturzrisiko verringert werden. Zudem besteht auch die Möglichkeit, Schwächen der Muskulatur und Koordination durch gezieltes Muskel- und Bewegungstraining sowie ein sensomotorisches Training mit Gleichgewichtsübungen zu verbessern. Dafür reichen schon einfache alltägliche Übungen, wie z. B. freies Treppensteigen, zur Sicherheit in Geländernähe, aber ohne tatsächliches dauerndes Anhalten am Geländer.

Die **extrinsischen Ursachen** kommen aus der Umwelt wie etwa glatte oder nasse Oberflächen, Bodenunebenheiten wie Teppichränder,

Schwellen und andere Stolperfallen, unsichere Aufsteighilfen wie instabile Leitern, Stockerl, Tische, aber auch schlechte Beleuchtung und ungeeignetes Schuhwerk.

Äußere Sturzgefahren können durch Teppichböden, feste Trittleitern, einfach erreichbare und gut sichtbare Lichtschalter sowie durch geeignetes Schuhwerk erheblich vermindert werden. Eine weitere Maßnahme ist etwa die Ausstattung einzelner Stufen mit rutschfester Oberfläche und optischen Hervorhebungen.

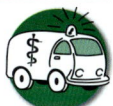

Guter Tipp

> Für alleinstehende Sturzgefährdete sollte an die Möglichkeit eines Notrufarmbandes oder Sturzdetektors gedacht werden. Durch derartige Dienste kann zumindest die Verständigung weiterer Hilfe selbst oder automatisch veranlasst werden.

1.2.2 Arbeitsunfälle

Es ist kein Zufall, dass neue MitarbeiterInnen häufiger Opfer von Arbeitsunfällen werden als ihre KollegInnen: Denn schließlich kennen sie ihr Arbeitsumfeld noch nicht und haben auch keine Kenntnisse über die Sicherheitsmaßnahmen und speziellen Gefahren des neuen Betriebs.

Deshalb ist es wichtig, neue MitarbeiterInnen unmittelbar nach deren Eintritt über sicheres Verhalten und die Gefahren am Arbeitsplatz zu informieren. Diesem Personenkreis gilt in der Einarbeitungsphase die besondere Aufmerksamkeit der Führungskräfte und der Unternehmen. Der/die ArbeitgeberIn ist zur Unterweisung der bei ihm/ihr Beschäftigten verpflichtet – das gilt auch für Pflegekräfte.

1.2.3 Krankenhaushygiene

Ein wesentlicher Aspekt der präventiven Maßnahmen in einem Krankenhaus betrifft die Krankenhaushygiene. Für die Krankenhaushygiene hat die Erkennung, Verhütung und Bekämpfung von Krankenhausinfektionen entscheidende Bedeutung.

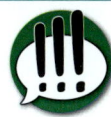

Kernaussage

> Durch angemessenes, professionelles Verhalten und die Kenntnis der Keimübertragungswege können Krankenhausinfektionen für PatientInnen und Personal weitgehend vermieden werden. Auch wenn die empfohlenen Maßnahmen die persönlichen Freiheiten des Einzelnen einschränken, darf nicht vergessen werden, dass sie zum Schutz von Personal und PatientInnen erlassen wurden.

Die wichtigsten Überträger von Keimen sind die **Hände**. Daher ist stets auf eine korrekte Händehygiene zu achten. Vor und nach jedem Kontakt mit PatientInnen ist eine Desinfektion mit einem alkoholischen Händedesinfektionsmittel durchzuführen. Fingernägel sind kurz zu halten. Während des Dienstes ist auf Nagellack und künstliche Fingernägel zu verzichten. Lange Fingernägel sind nicht ausreichend zu reinigen, erhöhen die Verletzungsgefahr und beschädigen Schutzhandschuhe. Das Tragen von **Schmuck** ist im Dienst verboten. Neben dessen Verunreinigungsgefahr kann er zu Verletzungen führen. **Kopfhaare** sind aufgrund ihrer elektrostatischen Aufladung fast immer mit Keimen aus der Umgebung besiedelt. Daher sollte langes Haar während der Dienstzeit im Nacken zusammengebunden getragen werden. Bei bestimmten Tätigkeiten wie beispielsweise großflächigem Verbandwechsel oder in hygienischen Risikobereichen wie etwa Operationssälen muss ein Haarschutz getragen werden, der Kopf- und Barthaar komplett bedeckt.

Eine Reihe von gesetzlichen Grundlagen und Verordnungen regelt den Schutz der Beschäftigten vor der Gefährdung ihrer Sicherheit und Gesundheit bei Tätigkeiten mit biologischen Arbeitsstoffen.

Arbeitsmedizinische Vorsorgeuntersuchungen tragen dazu bei, gesundheitliche Beeinträchtigungen, die durch Infektionserreger verursacht werden, zu verhindern. Schon bei der Einstellungsuntersuchung vor Aufnahme der Tätigkeit wird neben einer allgemeinen *Anamnese* und dem körperlichen Befund die Impf- und Arbeitsanamnese erhoben. Es wird auch nach früher erlittenen oder bestehenden Infektionskrankheiten gefragt. Gegen einige ernste Infektionskrankheiten im Gesundheitsdienst gibt es wirksame Impfstoffe. So sollen alle MitarbeiterInnen gegen Hepatitis A, B und Tetanus geimpft sein.

Anamnese
Erheben der Vorgeschichte von Erkrankungen durch ein Gespräch

1.2.4 Nadelstichverletzungen

Beim Umgang mit Injektionsnadeln, Kanülen oder anderen spitzen, scharfen oder zerbrechlichen Gegenständen besteht die Gefahr, sich zu verletzen. Sind diese Gegenstände vorher an PatientInnen verwendet worden oder mit Körperflüssigkeiten verunreinigt, besteht eine erhebliche Infektionsgefahr.

Guter Tipp

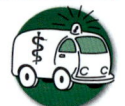

Auch Spritzer von Körperflüssigkeiten auf die Haut und besonders auf Schleimhäute bergen eine nicht unerhebliche Infektionsgefahr.

Nadelstichverletzungen zählen zu den häufigsten Arbeitsunfällen bei MitarbeiterInnen im Gesundheitswesen. Bei Nadelstichverletzungen können verschiedenste infektiöse Erreger übertragen werden, praktisch bedeutsam sind vor allem die Hepatitisviren B (HBV) und C (HCV) sowie das humane Immundefizienzvirus (HIV).

Die Nadelstichverordnung (NastV) setzt die EU-Richtlinie 2010/32/EU in nationales Recht um und regelt konkretisierend zu bestehenden Vorschriften im ArbeitnehmerInnenschutzgesetz (ASchG) und der Verordnung biologische Arbeitsstoffe (VbA) den sicheren Umgang mit scharfen und spitzen medizinischen Instrumenten im Krankenhaus- und Gesundheitssektor und an vergleichbaren Arbeitsplätzen.

Die Nadelstichverordnung fordert Maßnahmen zur Verbesserung der Arbeitsbedingungen bzw. der Arbeitsorganisation wie

- ▶ Aufstellung von Entsorgungsbehältern nahe beim Arbeitsplatz,
- ▶ Einrichtung einer Instrumentenablage mit einheitlicher Ausrichtung aller spitzen/scharfen Instrumente,
- ▶ getrennte Aufbewahrung der spitzen/scharfen Instrumente,
- ▶ Einrichtung/Verbesserung eines Verletzungsmeldesystems,
- ▶ Maßnahmen gegen Zeitdruck,
- ▶ Maßnahmen gegen überlange Schichten oder
- ▶ Abwechslung belastender mit weniger belastenden Tätigkeiten.

Vermeidung von Nadelstichverletzungen

Nadeln oder Skalpelle darfst du nie in die Hülle zurückstecken, denn das ist die häufigste Ursache für Verletzungen. Entsorge sie sofort an Ort und Stelle in einem stichfesten und verschließbaren Behälter, ohne die Nadel von der Spritze zu trennen.

> Welche Maßnahmen ergreife ich bei einer Nadelstichverletzung?
> - ▶ Bringe die Wunde sofort und ausreichend lange (bis zu 5 Minuten) durch Stauen zum Bluten. Verwende außerdem alkoholhältiges Hautantiseptikum, das du mindestens 30 Sekunden einwirken lässt.
> - ▶ Nimm sofort Kontakt mit den Hygienebeauftragten oder der Betriebsärztin bzw. dem Betriebsarzt auf, um zu besprechen, ob oder welche weiteren Maßnahmen (z. B. *postexpositionelle Prophylaxe* zum Schutz vor HBV oder HIV) erforderlich sind.

Die weitere Vorgangsweise nach einer Nadelstichverletzung richtet sich nach dem **Risiko der Übertragung eines Infektionserregers**. Ist bekannt, bei welchem Patienten bzw. welcher Patientin die Nadel verwendet wurde, dann sind sofort Anamnese und eine Blutabnahme zwecks Untersuchung auf Hepatitis und HIV durchzuführen. Um eventuelle rechtliche Ansprüche zu wahren, ist eine detaillierte **Dokumentation** des Vorfalls bzw. seiner Konsequenzen unerlässlich. In den hausinternen Verhaltensanweisungen ist genau festzuhalten, wem diese obliegt (z. B. Betriebsarzt bzw. Betriebsärztin, Hygienefachkräfte, Sicherheitsvertrauensperson) bzw. welche Daten registriert werden müssen.

Nadelstichverletzung
jegliche Stich-, Schnitt- oder Kratzverletzung mit scharfen oder spitzen Gegenständen wie Kanülen, Skalpellen, Glasbehältern, die durch Körperflüssigkeiten von PatientInnen verunreinigt waren, unabhängig davon, ob die Wunde geblutet hat oder nicht

postexpositionelle Prophylaxe
umfasst alle Maßnahmen, die nach einem möglichen Kontakt mit Erregern einer Infektionserkrankung ergriffen werden, um einen Krankheitsausbruch zu verhindern oder zumindest den Krankheitsverlauf abzumildern

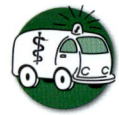

Guter Tipp

Im Fall einer Exposition gegenüber möglicherweise infektiösem Blut oder einer schwereren Verletzung ist eine Arbeitsunfallanzeige abzugeben.

Alle Nadelstichverletzungen, auch Bagatellverletzungen, sollen hausintern registriert und dokumentiert werden, um Schwachstellen im Entsorgungssystem oder Mängel beim Wissen um Schutzmaßnahmen feststellen zu können.

1.2.5 Verhütung von Ertrinkungsunfällen

Bei 0–4-jährigen Kindern ist Ertrinken nach den Verkehrsunfällen die zweithäufigste Todesursache.

Zur Vermeidung von Ertrinkungsnotfällen kommt der Unfallverhütung besondere Bedeutung zu. Wichtig sind:

▶ Einhaltung der Baderegeln

▶ Kleinkinder in der Nähe von Wasser auch nicht für wenige Minuten unbeaufsichtigt lassen. Es gilt die Aufsichtspflicht!

▶ Kinder frühzeitig mit dem Wasser und den Gefahren vertraut machen

▶ Schwimmkurse besuchen

1.2.6 Verhütung von Unfällen durch elektrische Ladung

Hauptursache tödlicher Stromunfälle ist die Berührung einer gut geerdeten Person mit einem Stromleiter, zum Beispiel eines schlecht isolierten, nicht geerdeten Gerätes.

Fehlerstromschutzschalter (FI-Schalter)
Fehlerstromschutzschalter (FI-Schutzschalter = „Fehlerinduktions"-Schutzschalter) unterbrechen sofort den gesamten Stromkreis, wenn nur der geringste Strom zur Schutzerdung gelangt.

Wichtige Maßnahmen zur Verhinderung von Stromunfällen sind:

▶ Verwende *Fehlerstromschutzschalter*.

▶ Lasse die Funktion des Fehlerstromschutzschalters regelmäßig kontrollieren.

▶ Manipuliere nicht an Sicherungen.

▶ Überprüfe Kabel und Stecker regelmäßig.

▶ Trenne defekte Geräte sofort vom Stromnetz.

▶ Vermeide die tödliche Kombination von Strom und Wasser.

Wenn Kinder im Haushalt leben, beachte zusätzlich:

▶ Elektrogeräte müssen für Kinder immer unerreichbar gelagert werden. Verbanne Spielzeug mit 230 Volt Netzspannung aus dem Kinderzimmer.

- ▶ Sichere Steckdosen mit einem Kindersicherungseinsatz ab oder lasse sogenannte Kinderschutzsteckdosen installieren.
- ▶ Erkläre Kindern, dass der Umgang mit Strom gefährlich ist.

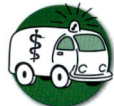

Guter Tipp

In vielen Haushalten wird auf die regelmäßige Überprüfung des FI-Schalters verzichtet. Jene, die der Meinung sind, dass normale Sicherungen genug Schutz bieten, unterliegen einem tödlichen Irrtum, denn gewöhnliche Sicherungen und Leitungsschutzschalter schalten die Stromzuleitung nur bei Kurzschluss oder Überlastung des Stromkreises durch einen zu hohen Verbrauch ab, aber nicht, wenn ein Mensch über ein schadhaftes Gerät zwischen Stromkreis und Erdung gerät.

Blitzunfälle

Auch im Freien lauern Gefahren durch elektrische Entladungen.

Folgende Maßnahmen können vor Unfällen durch Blitzschlag schützen:
- ▶ Suche bei einem herannahenden Gewitter einen geschützten Raum auf.
- ▶ Suche in Hockstellung in einer Mulde Schutz.

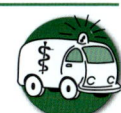

Guter Tipp

Auf keinen Fall sollte man sich bei einem Gewitter unter einen Baum oder Mast stellen, und aufgrund des Phänomens der Schrittspannung (siehe Kapitel 3.2.2) sollte man sich nicht hinlegen.

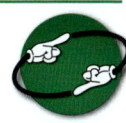

Zum Wiederholen

Die Vermeidung von Unfällen ist die beste Erste-Hilfe-Maßnahme. Rechtzeitiges Erkennen der Gefahr und rasches Handeln sind hier gefragt. Am häufigsten passieren Unfälle zuhause durch Stürze. Durch gute Betreuung und Entfernen von Stolperfallen kann das Risiko gesenkt werden.

Im Krankenhaus sichert die notwendige Hygiene das Fernbleiben von Krankenhausinfektionen. Die Hauptüberträger für Keime sind die Hände. Es sollte in allen Organisationen eine Hygienerichtlinie geben, die allen MitarbeiterInnen bekannt ist. Der häufigste Arbeitsunfall in Gesundheitsberufen ist die Nadelstichverletzung, die durch die rasche Entsorgung des gefährlichen Materials in einem durchstichfesten Behälter vermieden werden kann.

Unfälle durch elektrischen Strom können vermieden werden, indem alle Stromkreise mit FI-Schutzschaltern abgesichert sind.

Zum Üben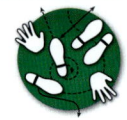

1. Welche Personengruppe ist von Unfällen stark betroffen?
2. Was ist der Unterschied zwischen intrinsischen und extrinsischen Sturzursachen?
3. Welcher Körperteil ist der wichtigste Überträger von Keimen?
4. Nenne die Maßnahmen, die du nach einer Nadelstichverletzung ergreifen sollst.
5. Wie vermeidet man Stromunfälle von Erwachsenen und Kindern?

Zum Nachlesen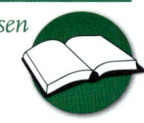

Handl, Gerald (²2014): Angewandte Hygiene, Infektionslehre und Mikrobiologie. Ein Lehrbuch für Gesundheitsberufe und Medizinische Assistenzberufe. Wien: facultas.wuv.

Kramer, Axel/Daeschlein, Georg/Chergui, Bettina/Wagenvoort, Hans (2005): Hygiene: Prüfungswissen für Pflege- und Gesundheitsfachberufe. Stuttgart: Urban & Fischer.

Bundesgesetzblatt II 16. Verordnung: Nadelstichverletzung – NastV vom 3. Jänner 2013. Wien: BASK. http://www.ris.bka.gv.at/Dokumente/BgblAuth/BGBLA_2013_II_16/BGBLA_2013_II_16.pdf (abgerufen am 6.4.2014).

Internet

Allgemeine Unfallversicherungsanstalt (AUVA), http://www.auva.at.

Europäische Agentur für Sicherheit und Gesundheitsschutz am Arbeitsplatz, http://osha.europa.eu/de/topics/accident_prevention/index_html

Initiative Safety First, http://www.nadelstichverletzung.at

Klinisches Institut für Krankenhaushygiene, Allgemeines Krankenhaus Wien, Medizinische Universität Wien, http://www.meduniwien.ac.at/hp/krankenhaushygiene/

1.3 Lebensrettende Sofortmaßnahmen

Thomas Hamp, Bernhard Idinger, Romana Kandioler, Heinz Kuderna, Alexander Lang, David Weidenauer

Nach dem Studium dieses Kapitels sollst du ...

... Gefahrenzonen erkennen und entschärfen können.

... NotfallpatientInnen erkennen und Notfalldiagnosen richtig und rasch stellen können.

... wissen, wie man einen qualifizierten Notruf absetzt.

... lebensrettende Sofortmaßnahmen sicher und gezielt durchführen und auch andere Personen dazu anleiten können.

... wissen, wie der Schock entsteht und welche Schockarten es gibt.

... einen (drohenden) Schock erkennen können.

... über die Maßnahmen der Ersten Hilfe beim Schock Bescheid wissen.

Lernziel

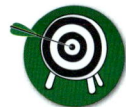

Unter **lebensrettenden Sofortmaßnahmen** versteht man alle Handlungen und Maßnahmen, die unmittelbar zur Erhaltung der Lebensfunktionen von *NotfallpatientInnen* durchgeführt werden müssen. Sie sind die Grundaufgabe von *ErsthelferInnen*. Dazu zählen:

▶ Gefahrenzone absichern und Menschen retten

▶ Bewusstlosigkeit: stabile Seitenlage

▶ Atem-Kreislauf-Stillstand: Wiederbelebung und Defibrillation

▶ Starke Blutung: Blutstillung

▶ Schock: Schockbekämpfung

Es ist für die Erste-Hilfe-Leistung zumeist nicht von Bedeutung, warum es zu einer Notfallsituation gekommen ist. Wesentlich ist der Zustand der NotfallpatientInnen.

NotfallpatientInnen
Personen, die durch Verletzungen, plötzlich auftretende Erkrankungen oder Vergiftungen in einen (lebens-)bedrohlichen Zustand gelangt sind bzw. gelangen können

ErsthelferIn
Person, die einem verunfallten oder erkrankten Menschen Hilfe leistet, bis professionelle Hilfe am Ort des Geschehens eintrifft

1.3.1 Gefahrenzone

Eine Gefahrenzone ist immer dann gegeben, wenn die Gefahr besteht, dass durch Nachkommendes für die Betroffenen und HelferInnen weiterer Schaden entsteht. Dies können Fahrzeuge oder SchifahrerInnen sein, abrutschendes Material und austretende Flüssigkeiten oder Gase, aber auch elektrischer Strom. Eine besondere Gefahrenzone stellt Feuer dar (siehe Kapitel 5.1 Brandschutz).

Nicht jede Gefahrenzone ist sofort erkennbar und sichtbar. Oft kann sie nur erahnt werden oder sie kündigt sich im Laufe der Zeit an. Du musst dann die Erste-Hilfe-Leistung unterbrechen und zuerst die Gefahr beseitigen.

Guter Tipp

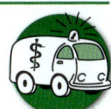

Die Aufgabe von ErsthelferInnen besteht zunächst darin, zu erkennen, was passiert ist, und dann zu überlegen, wie am besten geholfen werden kann. Erst nach einer kurzen Besinnungspause gilt es, zu handeln. In diese Überlegungen müssen sowohl die eigene Ausrüstung und Kleidung als auch die eigenen Kenntnisse einbezogen werden.

Beispiele

In Sportschuhen kann so manches Gelände überwunden werden, das in High Heels zu einem unüberwindbaren Hindernis wird. Jemand, der in seiner Freizeit bei der freiwilligen Feuerwehr arbeitet, wird auch in Zivilkleidung über den richtigen Umgang mit Feuer Bescheid wissen.

Ein besonders wichtiger Aspekt der Ersten Hilfe ist der Selbstschutz. Besonnenheit und Entschlossenheit sind wesentlich beim Umgang mit Gefahrenzonen. Bevor man in Not geratenen Menschen helfen kann, muss man sichergehen, dass man nicht selbst gefährdet wird. Das reicht vom Absichern von Unfallstellen wie Straßen oder Schipisten bis hin zum Tragen von Einmalhandschuhen zur Vermeidung von Infektionen.

Guter Tipp

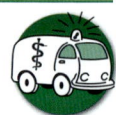

Wenn du die Gefahrenzone nicht in den Griff bekommen kannst, musst du auf das Eintreffen der Fachkräfte warten. Dies gilt vor allem für Gefahrenguttransporte oder Großunfälle wie Explosionen.

Kernaussage

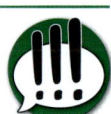

In einer Gefahrenzone gilt, zuerst auf den Selbstschutz zu achten, die Gefahrenzone abzusichern und dann NotfallpatientInnen zu retten.

Absichern

Schadensstelle
Ort, an dem durch Unfall oder andere Vorkommnisse Schäden an Personen oder Gegenständen verursacht werden

Durch das Absichern der Gefahrenzone sollen nachkommende Fahrzeuge oder Personen gewarnt werden, sodass sie in der Lage sind, vor der *Schadensstelle* anzuhalten oder ihr auszuweichen. Wie weit diese Warnung entfernt sein muss, ist abhängig von der Geschwindigkeit, mit der sich die Nachkommenden nähern, und auch von der Art der Gefahr. Im Pkw sollten in der Nähe des Verbandskastens Arbeitshandschuhe für Rettungstätigkeiten aufbewahrt sein.

Guter Tipp

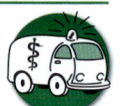

Zu den Besonderheiten bei Verkehrsunfällen zählt, dass bei allen vom Unfall betroffenen Fahrzeugen der Motor abgestellt werden muss. Erst danach ist ein gefahrloses Versorgen der verunfallten Person möglich.

Lass den Zündschlüssel stecken oder lass ihn in den Fußraum des Fahrzeuges fallen. So ist es den Rettungskräften später leichter möglich, das verunfallte Fahrzeug zu entfernen.

Guter Tipp

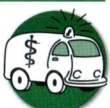

Retten von Personen

Nur wenn nach dem Absichern noch immer Gefahr für verunfallte Personen und HelferInnen besteht oder eine verunfallte Person ohne Bewusstsein ist, müssen ErsthelferInnen die verunfallten Personen so schnell und so schonend wie möglich aus diesem Gefahrenbereich retten. Den ErsthelferInnen stehen zwei Techniken zur Rettung von Personen zur Verfügung, je nachdem ob die Person im Sitzen oder Liegen vorgefunden wird.

Der **Rautekgriff** zur Rettung für **sitzende** Verunfallte oder Erkrankte aus einem **Fahrzeug**, von einem **Sessel** oder **Sofa**. Der Vorteil dieser Technik ist, dass durch günstige Hebelwirkung Personen bewegt werden können, die deutlich schwerer sind als die ErsthelferInnen selbst.

Welche Maßnahmen ergreife ich, um eine Person aus einer Gefahrenzone zu retten?

▶ Sprich die Person laut an.

▶ Wenn sie nicht reagiert, berühre sie an der Schulter.

▶ Reagiert sie noch immer nicht, ist sie ohne Bewusstsein und muss aus der Gefahrenzone gerettet werden.

▶ Halte Verletzte fest, damit sie nicht nach vorne kippen.

▶ Beuge die Person leicht nach vorne, drehe ihren Rücken mit dem Rautekgriff zu dir.

▶ Ziehe sie auf deinen eigenen Oberschenkel und halte sie fest.

▶ Bringe die Person zu einem Ort, an dem du genug Platz für die weitere Versorgung hast.

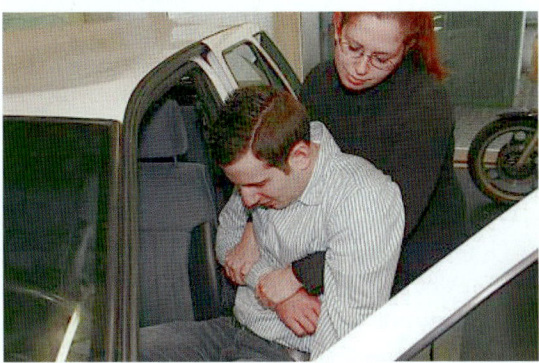

Abbildung 1
Rautekgriff

Guter Tipp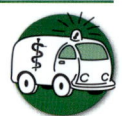

Bei der Rettung aus Fahrzeugen achte darauf, dass sich die Beine nicht in den Pedalen verklemmt haben.

Verunglückte Personen, die du **in Bauch- oder Rückenlage** vorfindest, kannst du durch Wegziehen retten.

Abbildung 2
Wegziehen

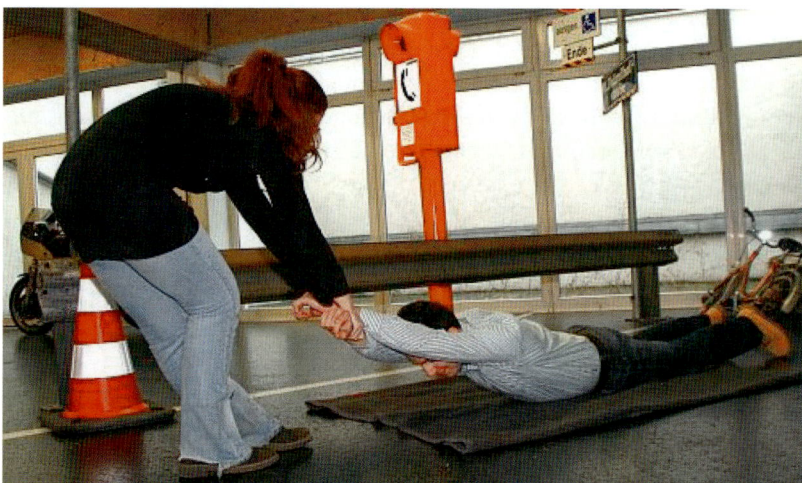

Welche Maßnahmen ergreife ich, um eine Person in Bauch- oder Rückenlage zu retten?

▸ Führe die Arme der verunfallten Person schonend und vorsichtig entlang des Bodens zum Kopf.

▸ Überkreuze die Arme unter dem Kopf.

▸ Ziehe an beiden Handgelenken fest an.

▸ Beachte, dass der Oberkörper so wenig wie möglich angehoben wird und dass der Kopf nicht am Boden schleift.

▸ Bringe die Person zu einem Ort, an dem du genug Platz für die weitere Versorgung hast.

1.3.2 Kontrolle von Bewusstsein, Atmung und Kreislauf

Unter dem Begriff „Bewusstsein" werden Fähigkeiten wie das Aufnehmen und Verarbeiten von Sinneseindrücken sowie das Ausführen von gezielten Bewegungen verstanden. Ist das Bewusstsein ungestört, können wir sehen, hören, denken, uns geordnet bewegen. Wir können Angaben zu unserer Person, zum aktuellen Ort, zur Jahres- und Tageszeit machen. Wir erinnern uns an gerade Geschehenes und reagieren situationsgerecht.

Als **Bewusstseinsstörung** bezeichnet man eine Veränderung des Wachheitsgrades. Menschen mit einer Bewusstseinsstörung sind stets als NotfallpatientInnen anzusehen. Es werden drei Formen der (quantitativen) Störung des Bewusstseins unterschieden:

▶ **Somnolenz:** Die Somnolenz ist die leichteste Form der Bewusstseinsstörung. Somnolente PatientInnen sind übermäßig schläfrig. Durch lautes Ansprechen oder Berühren kann man sie leicht wecken. Die Schutzreflexe sind nicht oder nur wenig eingeschränkt.

▶ **Sopor:** Soporöse PatientInnen reagieren nicht auf Ansprechen und Berühren. Sie reagieren nur auf Schmerzreize, es ist aber nicht möglich, sie zu wecken. Die Schutzreflexe sind stark eingeschränkt.

▶ **Koma:** Als Koma bezeichnet man die tiefste Form der Bewusstseinsstörung. Komatöse PatientInnen lassen sich weder durch Ansprechen, Berühren oder Schmerzreiz erwecken. Schutzreflexe sind nicht mehr vorhanden.

Bewusstseinsstörungen können verursacht werden durch:

▶ Herz-Kreislauf-Störungen (z. B. beginnender Volumenmangel- oder kardialer Schock, Herzrhythmusstörung)

▶ Störung der Atmung (z. B. COPD, Asthma-Anfall)

▶ Störung des Wasser-Elektrolyt-Haushalts (Brechdurchfall, *Exsikkose*)

▶ Störungen des Säure-Basen-Haushalts (z. B. Schock)

▶ Stoffwechselstörungen (z. B. Blutzuckerentgleisung)

▶ Vergiftungen

▶ Neurologische Notfälle (z. B. Schlaganfall, Krampfanfall)

▶ Traumata (z. B. Schädel-Hirn-Trauma)

▶ Störungen der Körpertemperatur und des Wärmehaushalts (z. B. Unterkühlung, Überhitzung)

▶ Medikamente (z. B. Benzodiazepine, Antidepressiva, Opiate, Schlafmittel)

Exsikkose
Austrocknung

Bewusstseinskontrolle

Die Bewusstseinskontrolle gliedert sich in Ansprechen und Berühren:

1. Das **Ansprechen** soll mit lauter Stimme erfolgen und so, dass die Person dich sehen kann, wenn sie die Augen aufschlägt. Ziel ist es, herauszufinden, ob eine Person nur schläft. Man sagt zum Beispiel: „Hallo, was ist denn passiert? Machen Sie die Augen auf!"

2. Die **Berührung** kann gleichzeitig mit **vorsichtigem** Schütteln erfolgen. Aufgrund von Berührungen können auch tiefer schlafende Personen geweckt werden. Die Berührung sollte stets an der Schulter, nicht in der Peripherie erfolgen.

Abbildung 3
Bewusstseinskontrolle

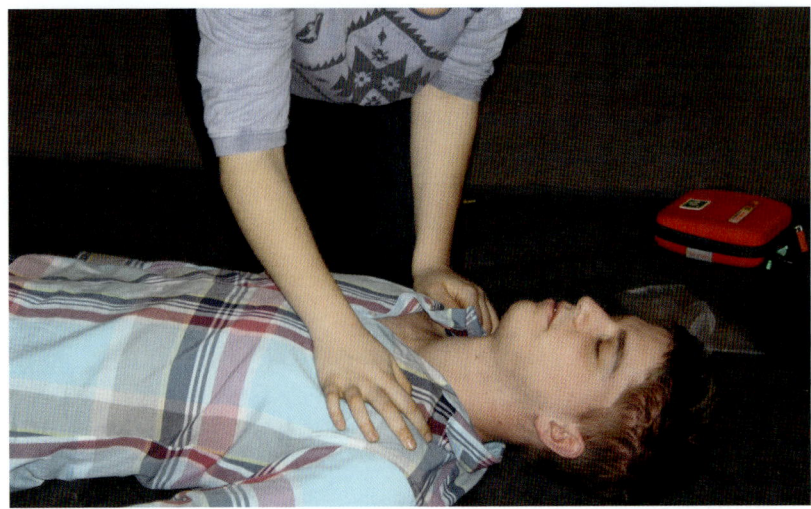

Reagiert die Person auf keinen dieser Reize in irgendeiner Form, kann festgestellt werden, dass es sich um eine Person **ohne Bewusstsein** handelt. Durch einen Hilferuf sollen PassantInnen oder KollegInnen auf die Notsituation aufmerksam gemacht werden, damit sie ärztliche Hilfe holen.

Atem-Kreislauf-Kontrolle

Ist das Ergebnis der Bewusstseinskontrolle **negativ**, also reagiert die Person nicht, ist unverzüglich eine Atem-Kreislauf-Kontrolle durchzuführen.

Welche Maßnahmen ergreife ich im Zuge einer Atem-Kreislauf-Kontrolle?
▶ Knie dich seitlich neben die Person.
▶ Fasse den Kopf an Kinn und Haaransatz und überstrecke den Kopf nackenwärts.

Abbildung 4
Überstrecken

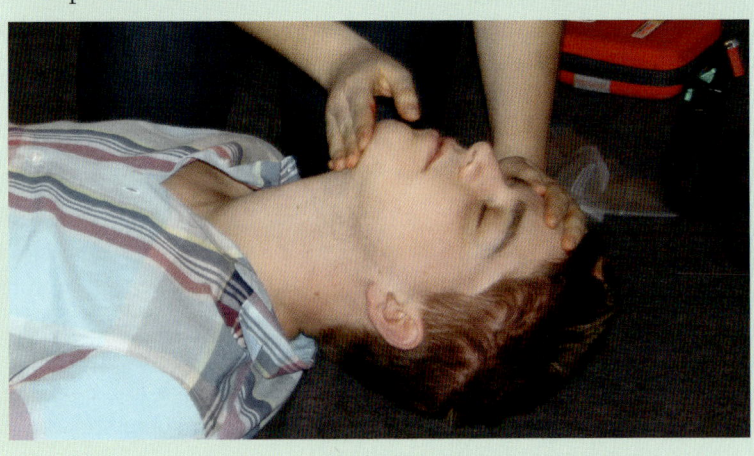

- Bringe dein Ohr nahe an das Gesicht der Person.
- Schaue dabei Richtung Brustkorb.
- Überprüfe, ob du Brustkorbbewegungen wie bei einer normalen Atmung **sehen** kannst.
- Überprüfe, ob du Atemgeräusche **hören** kannst.
- Überprüfe, ob du Atemluft an der Wange **spüren** kannst.
- Achte darüber hinaus auf Kreislaufzeichen wie Husten, Schlucken oder Geräusche.

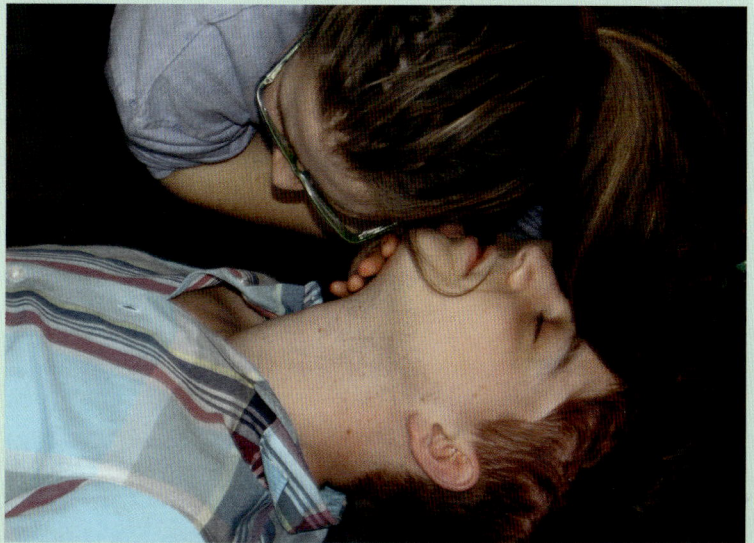

Abbildung 5
Atem-Kreislauf-Kontrolle

- Lasse dir für die Atem-Kreislauf-Kontrolle höchstens 10 Sekunden Zeit.

Die Person muss normal atmen; vereinzelte geräuschvolle Atemzüge dürfen nicht mit einer normalen Atmung verwechselt werden. Erwachsene Personen atmen 12- bis 15-mal in der Minute. Das bedeutet, dass du während der 10 Sekunden 2 bis 3 Atemzüge hören musst, damit von einer normalen Atmung gesprochen werden kann.

Guter Tipp

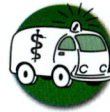

Anschließend stelle die Notfalldiagnose. Diese kann lauten:

- Die Person reagiert normal und atmet.
    - Sie ist bei Bewusstsein. Es sind die weiteren lebensrettenden Sofortmaßnahmen durchzuführen.

▶ Die Person reagiert kaum oder nicht, atmet aber normal.

    ▶ Sie hat eine Bewusstseinsstörung und wird **sofort** in die stabile Seitenlage gebracht.

▶ Die Person reagiert nicht und atmet nicht. Sie hat einen Atem-Kreislauf-Stillstand erlitten.

Kernaussage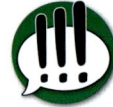

> Bei Vorliegen eines Atem-Kreislauf-Stillstandes muss **sofort** weitere Hilfe gerufen und mit Herzdruckmassage und Beatmung begonnen werden.

Umdrehen von NotfallpatientInnen

Personen, die in Bauchlage vorgefunden werden, müssen bei negativer Bewusstseinskontrolle unter manuellem Schutz der Halswirbelsäule gegen Verdrehen umgedreht werden, weil eine korrekte Atem-Kreislauf-Kontrolle nur in der Rückenlage durchführbar ist. Außerdem kann in Bauchlage die Atmung durch das Eigengewicht, das auf den Brustkorb drückt, beeinträchtigt werden.

> Welche Maßnahmen ergreife ich, wenn ich eine Person von der Bauch- in die Rückenlage drehe?
> ▶ Lege den Arm, der in Richtung Hinterkopf liegt, **ausgestreckt neben den Kopf.**
> ▶ Fasse die Person an Becken und Schulter und ziehe sie zu dir.
> ▶ Ein zweiter Ersthelfer bzw. eine zweite Ersthelferin muss den Kopf festhalten und achsengerecht mitdrehen. Ohne diesen Schutz dürfen PatientInnen bei unklarem Geschehen oder nach Unfällen nicht umgedreht werden.

Helmabnahme

Verunfallten Personen, die nicht situationsgerecht reagieren, müssen alle Arten von Helmen durch die ErsthelferInnen abgenommen werden, weil die Durchführung der Atem-Kreislauf-Kontrolle mit Helm nicht möglich ist. Die Abnahme des Helms muss sehr vorsichtig erfolgen, da durch den Aufprall beim Sturz die **Wirbelsäule** in Mitleidenschaft gezogen worden sein kann und bei der Helmabnahme weitere Verletzungen unbedingt vermieden werden müssen.

Guter Tipp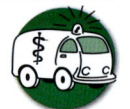

> Empfohlen wird, die Helmabnahme **immer zu zweit** durchzuführen, weil dies für die verunfallten Personen schonender ist. Nur wenn es absolut nicht möglich ist, Unterstützung durch eine zweite Person zu erhalten, ist es zulässig, den Helm alleine abzunehmen.

Welche Maßnahmen ergreife ich, um einer Person den Helm ab-
zunehmen?

▶ Führe eine Bewusstseinskontrolle durch.

▶ Bringe die Person in Rückenlage.

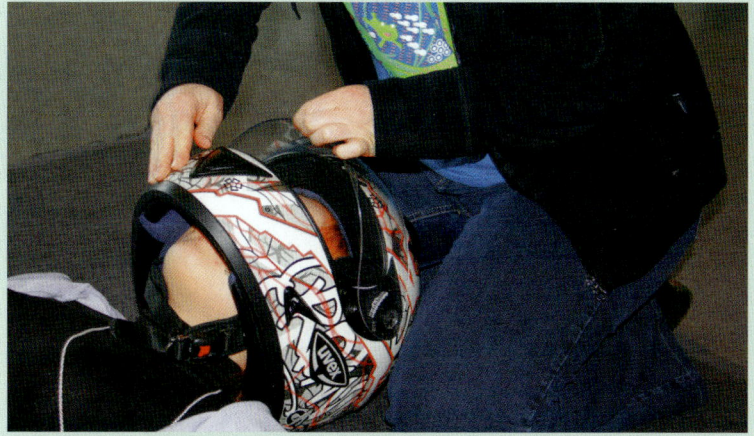

Abbildung 6
Fixieren des Helmes

▶ Knie oberhalb des Kopfes und fasse mit beiden Händen seitlich
unter Zug den Helmrand, richte den Kopf gerade und fixiere ihn
mit deinen Knien.

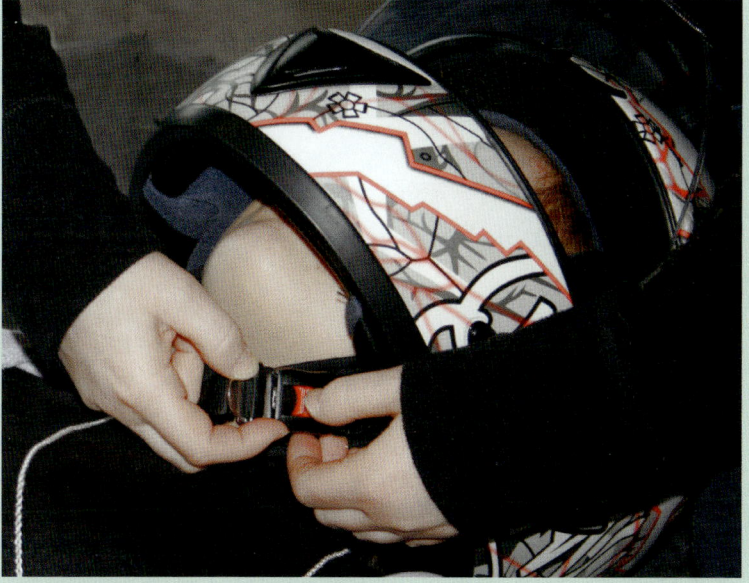

Abbildung 7
Öffnen des Kinnriemens

▶ Öffne das Visier und sprich die verunfallte Person an.

▶ Trägt die verunfallte Person eine Brille, nimm sie jetzt ab.

▶ Kippe den Helm, bis du die Nasenspitze der verunglückten Person unter dem Kinnbügel sehen kannst.

Abbildung 8
Helm abstreifen

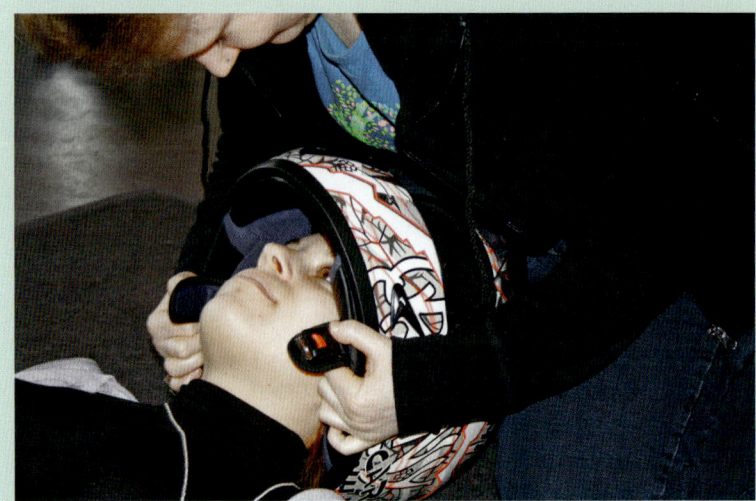

▶ Dann streife unter gleichmäßig geradem Zug den Helm nach hinten ab.

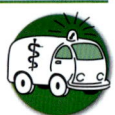

Guter Tipp

Stabilisiere mit der anderen Hand die Wirbelsäule.

Abbildung 9
Kopf wird schwerer

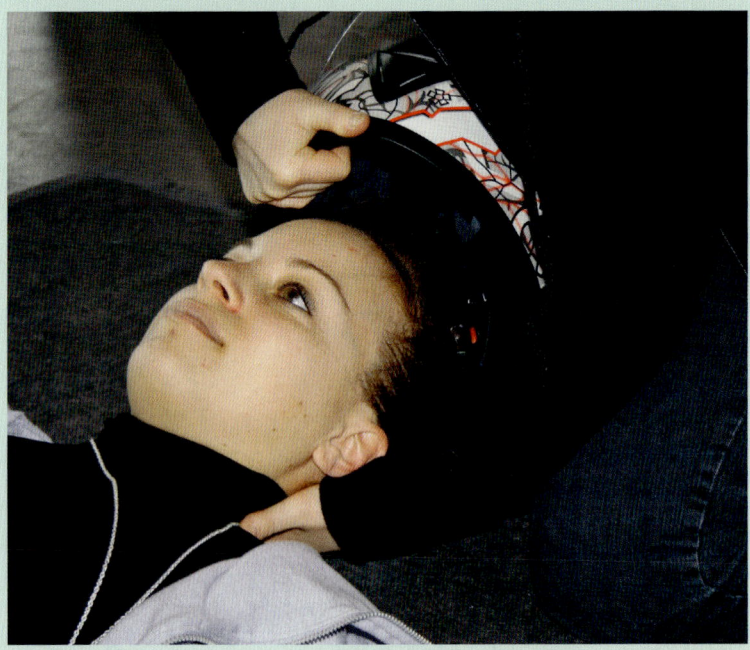

▶ Nachdem du den Helm weggelegt hast, übernimm den Kopf der verunfallten Person und lege ihn vorsichtig auf den Boden.

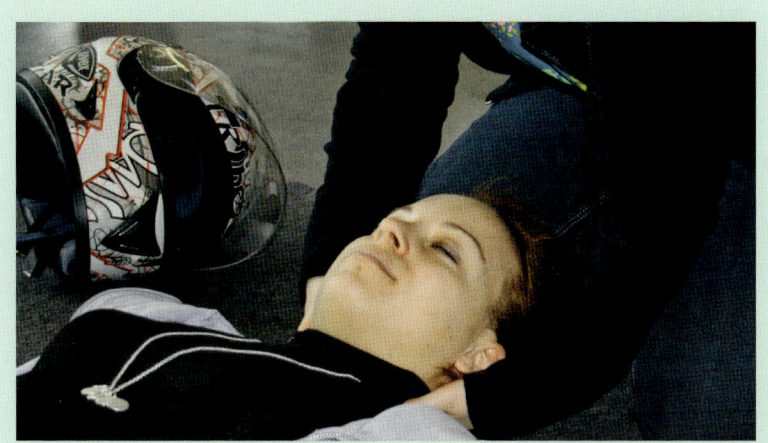

Abbildung 10

Ablegen des stabilisierten Kopfes

▶ Führe sofort eine Atem-Kreislauf-Kontrolle durch.

1.3.3 Bewusstlosigkeit: stabile Seitenlage

Die stabile Seitenlage ist die Lagerung der Wahl für Personen, die selbstständig atmen, aber bewusstseinsgetrübt oder bewusstlos sind. Bleiben diese Personen in der Rückenlage, besteht Erstickungsgefahr durch die Verlegung der Atemwege durch die Zunge und *Aspiration*sgefahr beim Erbrechen.

Aspiration
Eindringen von flüssigen oder festen Stoffen in die Atemwege

Welche Maßnahmen ergreife ich, um eine Person in die stabile Seitenlage zu verbringen?

▶ Strecke den dir näher liegenden Arm gerade im rechten Winkel am Boden aus und winkle das gegenüberliegende Knie ab.

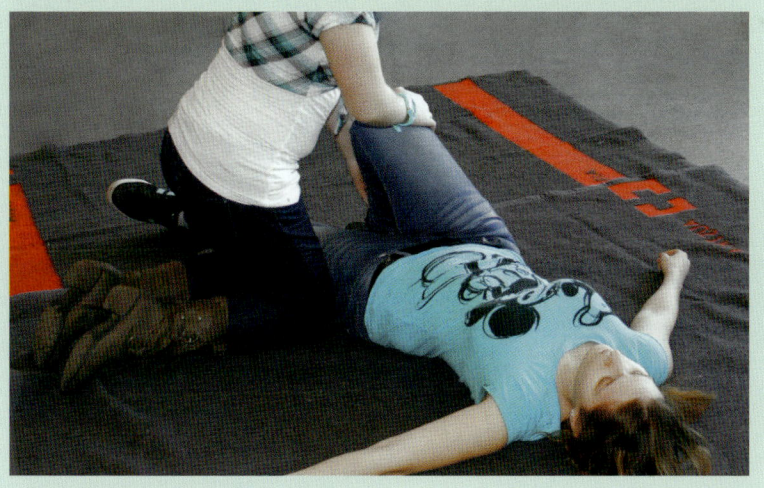

Abbildung 11

Arm austrecken, Knie anwinkeln

▸ Fasse das angewinkelte Knie in der Kniekehle und führe es zum gegenüberliegenden Handgelenk.

Abbildung 12
Handgelenk zu Knie

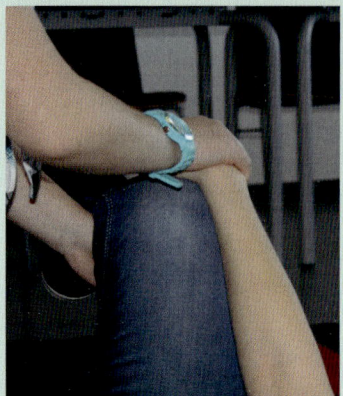

Abbildung 13
Drehen

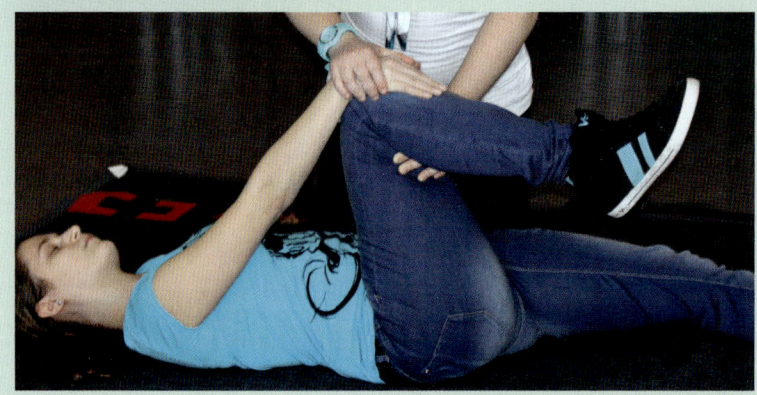

Guter Tipp

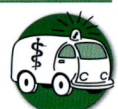

Die Schulter darf dabei nicht vom Boden abheben, da sonst bei Wirbelsäulenverletzungen die Gefahr von weiteren Schäden besteht!

▸ Ziehe die Person zu dir und bringe sie so in die Seitenlage.

Abbildung 14
Mund öffnen

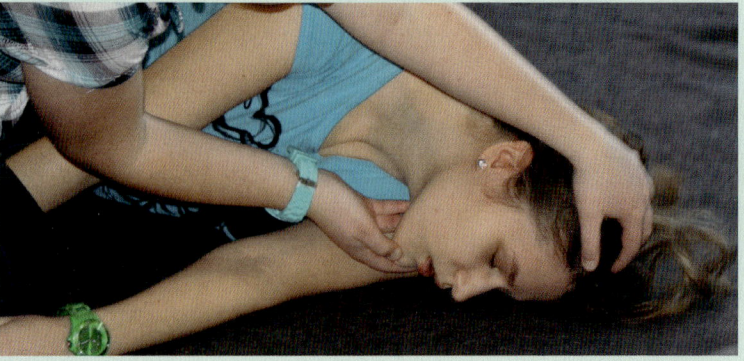

▸ Um die Atemwege weiterhin freizuhalten, überstrecke den Kopf ein wenig und öffne den Mund leicht. Hat die Person sehr breite Schultern, kannst du die nicht auf dem Boden liegende Hand unter den Kopf der Person legen.

▸ Im Krankenhaus verabreiche der bewusstlosen Person Sauerstoff über eine Sauerstoffmaske (siehe Abbildung 17 auf Seite 47).

▸ Kontrolliere in der Seitenlage in kurzen Abständen immer wieder, ob die Person noch atmet, indem du Ohr und Wange nahe an Nase und Mund der Person bringst.

Kreislaufkollaps und „Ohnmacht"

Der Kreislaufkollaps ist eine relativ häufige Notfalldiagnose. Typisch ist eine vorübergehende Bewusstlosigkeit als klinisches Bild einer Kreislaufschwäche. Die Bewusstlosigkeit hält meistens nur wenige Sekunden an und kann zu einem Sturz führen. Die Ursache ist ein vorübergehender Blutdruckabfall, der zu einer kurzzeitigen Minderdurchblutung des Gehirns führt. Die Folge ist ein Zusammensacken des Körpers, das im Grunde auch die passende Maßnahme einer Selbstregulation ist.

Für einen Kreislaufkollaps wirken sich folgende Faktoren begünstigend aus: sehr heißes bzw. schwüles Wetter; langes, ruhiges Stehen; aber auch starkes Schwitzen ohne gleichzeitigen Flüssigkeitsersatz oder Volumenverlust durch anhaltenden Durchfall bzw. Erbrechen.

Woran erkenne ich einen Kreislaufkollaps?

▸ Der Person wird unmittelbar vor dem Kollaps schwarz vor den Augen und sie verspürt Schwindel.

▸ Rasches Wiedererlangen des Bewusstseins nach flacher Lagerung: Durch die horizontale Lage kommt es rascher zur Rückkehr einer ausreichenden Gehirndurchblutung. Die PatientInnen erwachen. Zusätzlich schüttet der Körper *Adrenalin* aus, was den Blutdruck und die Herzfrequenz wieder steigert.

▸ Anfangs blasse, kaltschweißige Haut, die nach flacher Lagerung wieder rosig wird

▸ Eventuell leichte Übelkeit

Adrenalin
Hormon des Nebennierenmarks

Bleibt die Haut nach Flachlagerung blass und kaltschweißig, handelt es sich um einen Volumenmangelschock und nicht bloß um einen Kreislaufkollaps. Achtung: Lebensgefahr!

Guter Tipp

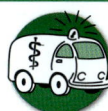

Welche Maßnahmen ergreife ich bei einem Kreislaufkollaps?

▸ Lagere die Person flach, eventuell mit hochgelagerten Beinen.

▸ Schütze die Person vor Sonneneinstrahlung.

▸ Gib der Person **nach Wiedererlangen** des Bewusstseins zu trinken.

Guter Tipp

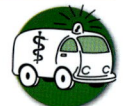

Denke daran, die Person auf Verletzungen zu untersuchen, die sie sich im Rahmen eines Sturzes zugefügt haben könnte.

Notruf
mündlicher oder telefonischer Hilferuf, der einen eingetretenen Notfall einer Hilfsstelle (v. a. Polizei, Feuerwehr und Rettungsdienst) meldet

1.3.4 Notruf

Der *Notruf* erfolgt bei ansprechbaren Personen so bald wie möglich, bei Bewusstlosen **nach** dem Verbringen in die stabile Seitenlage, bei Personen mit Atem-Kreislauf-Stillstand **vor** dem Beginn der Herzdruckmassage und der Beatmung.

Kernaussage

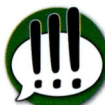

Die Notrufnummer für die Rettung in Österreich ist 144. In Europa kann der Euronotruf unter 112 überall gewählt werden (hier wird Englisch gesprochen).

Guter Tipp

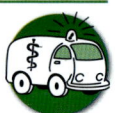

Um die Notrufnummern immer bei der Hand zu haben, klebe dir die Nummern auf das Telefon, speichere sie dir in dein Mobiltelefon oder klebe sie im Auto auf die Rückseite der Sonnenblende.

Die meisten Rettungsleitstellen in Österreich arbeiten nach dem AMPDS-System, dem Advanced Medical Priority Dispatch System. Das ist ein Protokoll zur standardisierten Aufnahme von Notrufen. Durch die standardisierte Abfrage können die meisten Verletzungsmuster und Erkrankungen erkannt werden, die entsprechenden Rettungsmittel entsandt, aber auch die ErsthelferInnen zu qualifizierten Erste-Hilfe-Leistungen angeleitet werden.

Guter Tipp

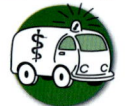

Stelle beim Notruf das (Mobil-)Telefon auf „Lautsprecher". Dadurch hast du während des Telefonierens beide Hände frei, um die Anweisungen der Leitstelle durchzuführen.

Welche Fragen stellen LeitstellensanitäterInnen?

Knappe, korrekte und rasche Antworten erleichtern und beschleunigen einen professionellen Rettungseinsatz. Überlege vor dem Wählen der Notrufnummer, welche Informationen du den LeitstellensanitäterInnen übermitteln willst.

▶ Wo genau ist der Notfallort?

Hier sind möglichst genaue Angaben, auch über Zufahrtsmöglichkeiten, notwendig, damit die Rettungskräfte die versorgungsbedürftigen Menschen rasch finden.

▶ Wie viele Personen sind betroffen?

▶ Was genau ist passiert?

Die Rettungsleitstelle braucht genaue Informationen über Zustand und Situation rund um die PatientInnen, um die richtigen Maßnahmen einleiten zu können. Besonders wichtig ist es, folgende Fragen beantworten zu können:

  ▶ Gibt es ein Unfallgeschehen? Wie ist es zu der Notsituation gekommen?

  ▶ Wie alt ist die betroffene Person ungefähr?

  ▶ Ist die Person bei Bewusstsein, ist sie schläfrig, besonders aufgeregt oder reagiert sie situationsgerecht?

  ▶ Atmet die Person langsam oder schnell, atmet sie tief oder flach?

  ▶ Sind Vorerkrankungen bekannt?

▶ Wie lautet deine Telefonnummer?

Das ist jene Telefonnummer, unter der die Rettungsleitstelle am ehesten zusätzliche Informationen bekommen kann, wenn Rückfragen nötig werden.

Missbrauch von Rettungsdiensteinrichtungen

Manchmal fürchten sich Menschen davor, Notrufnummern anzuwählen, weil sie gehört haben, dass deren Missbrauch strafbar ist. Tatsächlich ist nach dem Notzeichengesetz von 1929 die missbräuchliche Inanspruchnahme von Rettungsdiensteinrichtungen durch **vorsätzlich** falsche Notmeldungen sogar **gerichtlich strafbar**. Vorsätzlich missbräuchlicher Notruf ist überdies in allen neun Rettungsgesetzen der Bundesländer (der Rettungsdienst ist in Österreich dem Kompetenzbereich der Bundesländer zugeordnet) verboten und mit **Verwaltungsstrafen** bedroht. Auch die **Kosten des Einsatzes** können in Rechnung gestellt werden, wenn der Missbrauch vorzuwerfen ist.

Kernaussage

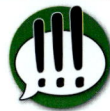

Eine fälschliche Alarmierung der Rettungsdienste aus **Irrtum oder Versehen** fällt allerdings sicher **nicht** unter diese Strafbestimmungen. Ein **Missbrauch** muss immer **vorsätzlich** sein.

1.3.5 Atem-Kreislauf-Stillstand: Wiederbelebung mit Defibrillation

Für einen plötzlichen Atem-Kreislauf-Stillstand gibt es viele **Ursachen**. Bei erwachsenen PatientInnen sind Herz-Kreislauf-Erkrankungen wie Herzinfarkt, Herzrhythmusstörungen und *Pulmonalembolie* die mit Abstand häufigsten Ursachen. Aber auch Vergiftungen, Unterkühlung, Stromunfälle und Verlegung der Atemwege können zu einem Atem-Kreislauf-Stillstand führen.

Pulmonalembolie
= Lungembolie, Verstopfung der Lungenschlagader

Grundsätzlich sind zwei Formen von Atem-Kreislauf-Stillstand zu unterscheiden:

▸ Atem-Kreislauf-Stillstand mit **schockbaren** Herzrhythmen
▸ Atem-Kreislauf-Stillstand mit **nichtschockbaren** Herzrhythmen

Zu den **schockbaren** Rhythmen zählen Kammerflimmern, Kammerflattern und die pulslose ventrikuläre Tachykardie. Unter **Kammerflimmern und Kammerflattern** versteht man eine sehr rasche, aber unkoordinierte Kontraktion des Herzmuskels, bei der die effektive Auswurfleistung fehlt, dadurch kommt es rasch zu einer lebensbedrohenden Situation.

Asystolie
Nulllinie (keine elektrische Aktivität)

kontrahieren
Zusammenziehen eines Muskels

Zu den **nichtschockbaren** Rhythmen zählen die *Asystolie* und die pulslose elektrische Aktivität (= PEA). Bei einer **Asystolie** fehlt die autonome elektrische Erregung am Herzen und der Herzmuskel *kontrahiert* nicht. Bei einer **pulslosen elektrischen Aktivität** erfolgt zwar eine autonome elektrische Erregung im Herzen, allerdings ohne ausreichende mechanische Kontraktion des Herzmuskels. Es ist daher auch kein peripherer Puls tastbar.

Bei fast der Hälfte aller Personen, die einen Atem-Kreislauf-Stillstand erleiden, ist keine Herzkrankheit im Vorfeld bekannt gewesen.

Für den Erfolg einer Herz-Lungen-Wiederbelebung ist die Wiederbelebungszeit ein sehr wichtiger Faktor: Für das Gehirn beträgt sie 3–5 Minuten, für das Herz 15–30 Minuten. Danach ist mit schweren, nicht mehr behebbaren Schäden bzw. dem Tod zu rechnen.

Kernaussage

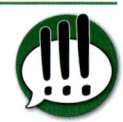

> Das Ziel der Herz-Lungen-Wiederbelebung ist die Aufrechterhaltung vitaler Kreislauf- und Atemfunktionen.

Herzdruckmassage

Ist das Ergebnis der Atem-Kreislauf-Kontrolle **negativ**, sind unverzüglich 30 Herzdruckmassagen durchzuführen.

Welche Maßnahmen ergreife ich bei der Durchführung einer Herzdruckmassage?

▶ Lege Personen mit Atem-Kreislauf-Stillstand immer auf eine harte Unterlage und mache den Oberkörper frei.

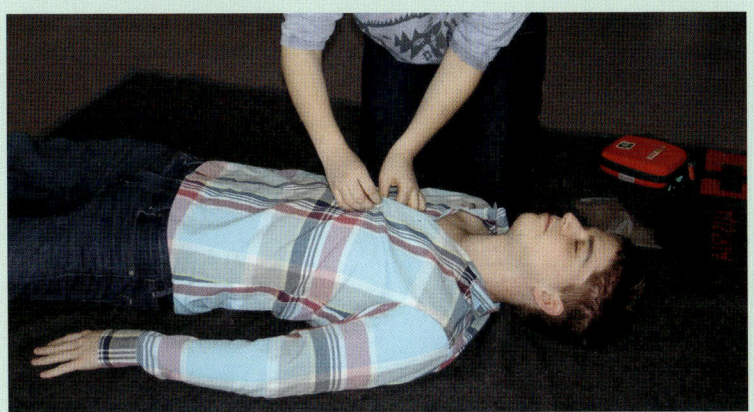

Abbildung 15
Oberkörper freimachen

▶ Weise eine weitere Ersthelferin oder einen Ersthelfer an, durch Überstrecken des Kopfes und Vorschieben des Unterkiefers den Atemweg von der zurücksinkenden Zunge freizumachen.

▶ Knie seitlich neben der Person.

▶ Lege einen Handballen in die Mitte des Brustkorbes und lege den zweiten darüber.

▶ Bringe deine Schultern über den Brustkorb der Person.

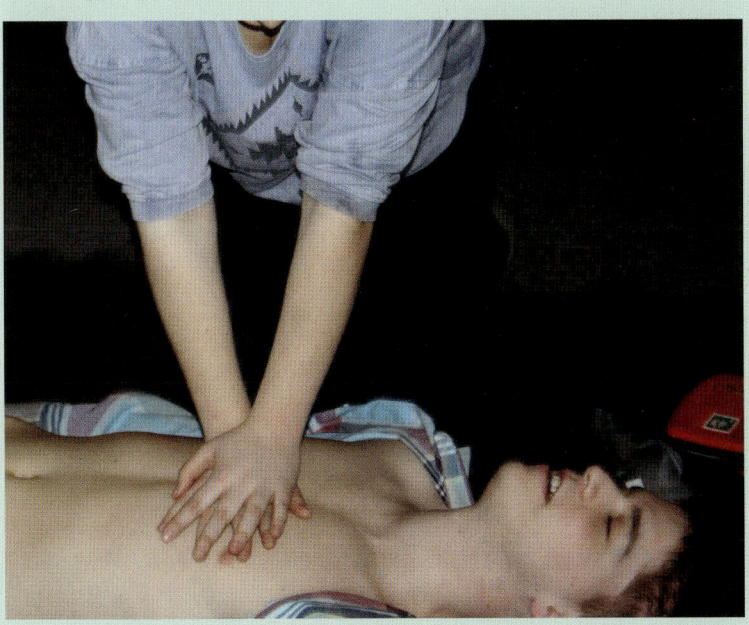

Abbildung 16
Herzdruckmassage

- ▶ Strecke deine Arme durch und drücke senkrecht und gerade den Brustkorb nieder.
- ▶ Beachte folgende Hinweise:
  - ▶ Drücke gleichmäßig fest, tief und stoßweise.
  - ▶ Entlaste den Brustkorb nach jeder Kompression vollständig.
  - ▶ Die Frequenz der Herzdruckmassage muss mindestens 100 Kompressionen pro Minute betragen und darf 120 nicht übersteigen.
  - ▶ Achte darauf, die Herzdruckmassage möglichst nicht zu unterbrechen (außer bei der Beatmung und Defibrillation).

Guter Tipp

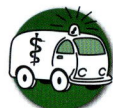

Für maximal 5 Minuten reichen richtig durchgeführte Herzkompressionen allein aus, weil damit auch zumindest ein eingeschränkter Gasaustausch gewährleistet ist. Spätestens nach 5 Minuten werden alternierend jeweils 30 Herzdruckmassagen mit 2 Beatmungen durchgeführt.

Beatmung

Durch die Beatmung wird dem Organismus Sauerstoff zugeführt. Bei der Mund-zu-Mund- bzw. Mund-zu-Nasen-Beatmung wird der Sauerstoff durch die Ausatemluft des Ersthelfers verabreicht. Das ist möglich, weil der Mensch den eingeatmeten Sauerstoff nicht zur Gänze verbraucht.

Welche Maßnahmen ergreife ich bei der Mund-zu-Mund-Beatmung?

- ▶ Lege ein Beatmungstuch über den Mund der Person.
- ▶ Knie seitlich neben der Person.
- ▶ Fasse den Kopf an Kinn und Haaransatz, überstrecke ihn leicht nackenwärts und ziehe dabei den Unterkiefer möglichst nach vorne.
- ▶ Halte mit Daumen und Zeigefinger die Nase der Person zu, damit die Luft nicht durch die Nase entweichen kann.
- ▶ Hole Luft.
- ▶ Verschließe mit deinen Lippen den Mund der Person.

Guter Tipp

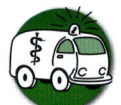

Dein Mund muss den Mund der Person komplett umschließen, weil sonst die Luft durch die Mundwinkel entweicht.

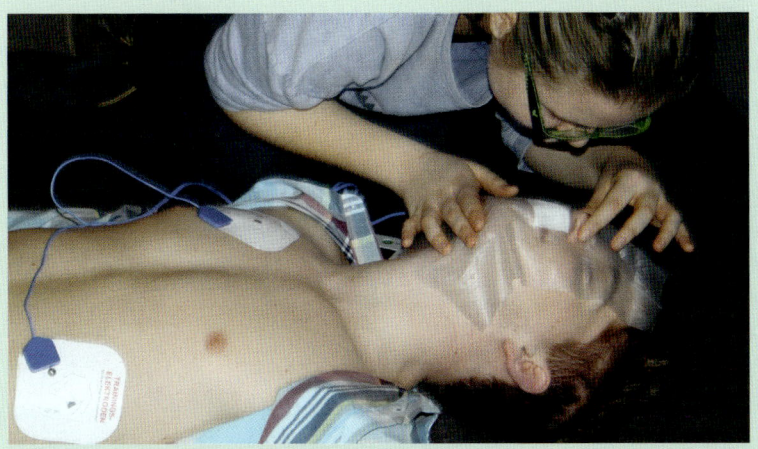

▸ Blase deine Ausatemluft in den Mund der Person.

▸ Richte den Blick auf den Brustkorb und achte darauf, ob sich dieser wie bei der normalen Atmung hebt.

▸ Danach hebe den Kopf und atme selbst wieder normal ein.

▸ Beatme die Person ein zweites Mal.

▸ Danach beginne sofort wieder mit der Herzdruckmassage.

Wenn sich durch die Mund-zu-Mund-Beatmung der Brustkorb nicht hebt wie bei einer normalen Atmung, versuche die Luft durch die Nase der Person einzublasen. Verschließe dabei den Mund der Person fest. Nach maximal zwei negativen Beatmungsversuchen, bei denen sich der Brustkorb nicht hebt, fahre mit der Herzdruckmassage fort. Erst nach 30 Thoraxkompressionen versuche erneut zu beatmen.

Guter Tipp

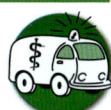

Beatmung mit einem Beatmungsbeutel

Idealerweise erfolgt die Beatmung nicht durch Mund-zu-Mund-Beatmung, sondern über einen Beatmungsbeutel mit Reservoir und angeschlossenem Sauerstoff. Durch die Sauerstoffabgabe wird eine Sauerstoffsättigung von nahezu 100 % erreicht.

Welche Maßnahmen ergreife ich bei der Beatmung mit einem Beatmungsbeutel?

▸ Schließe den Sauerstoffschlauch an den Beatmungsbeutel und drehe den Sauerstoff auf 15 l/min auf.

▸ Knie am Kopfende der Person, die du beatmen willst.

▸ Halte die Beatmungsmaske mit Daumen und Zeigefinger
(C-Griff) fest.

▸ Lege die Maske über Mund und Nase der Person.

Abbildung 18
Beatmung mit
Beatmungsbeutel

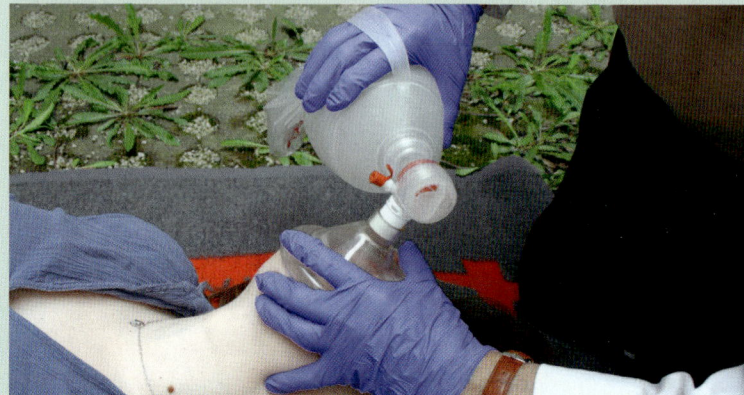

▸ Mit den restlichen Fingern ziehe den Unterkiefer vor und halte
den Kopf etwas überstreckt.

▸ Drücke den Beatmungsbeutel langsam und vorsichtig zusammen, bis sich der Brustkorb sichtbar hebt.

Guter Tipp

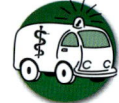

Mit dem Beatmungsbeutel kann eventuell ein sehr hoher Beat-
mungsdruck erzeugt werden (> 20 mbar). Dadurch besteht die
Gefahr, dass der Magen aufgebläht wird, was die Beatmung erschwert und das Risiko für Erbrechen deutlich erhöht!

▸ Beachte folgende Hinweise:

  ▸ Jede Beatmung soll 1 Sekunde lang dauern.

  ▸ Achte darauf, dass sich der Brustkorb wie bei einer normalen Atmung hebt.

  ▸ Achte darauf, dass die 1. Einatemphase mit der 30. Entlas-
  tungsphase zusammenfällt.

Defibrillation

Bei mehr als drei Viertel aller Personen mit einem Atem-Kreislauf-
Stillstand tritt anfänglich Kammerflimmern auf. Die richtige Therapie
für Personen mit Kammerflimmern ist die Defibrillation. Durch den
Defibrillator werden alle Herzmuskelfasern gleichzeitig erregt, um dem
herzeigenen Reizleitungssystem die Chance zu geben, nach einer kurzen Pause (*Refraktärzeit*) wieder den normalen Takt zu übernehmen.

Refraktärzeit
Erholungszeit nach
Reizauslösung

Mittlerweile sind *halbautomatische Defibrillatoren* in vielen öffentlichen Gebäuden wie Banken, Schulen, Ämtern, aber auch in Krankenhäusern und Pflegeeinrichtungen zu finden.

60 „Defi-Säulen" sind in umfunktionierten City-Light-Kästen in Wien installiert. Die meisten davon sind im Bereich innerhalb des Gürtels zu finden. Jede dieser Säulen beinhaltet einen Defibrillator und ist rund um die Uhr verfügbar.

Auch im Wiener U-Bahn-Netz sind Defibrillatoren vorhanden. Im Herbst 2013 wurde die Station Karlsplatz als erste U-Bahn-Station mit einem Defibrillator ausgerüstet. Insgesamt werden sechs Defibrillatoren an den U-Bahn-Knotenpunkten Stephansplatz, Karlsplatz, Schwedenplatz, Westbahnhof, Volkstheater und Praterstern an gut sichtbaren und erreichbaren Punkten dafür sorgen, dass im Fall eines Herzstillstands effizient und rasch geholfen werden kann.

> Es ist sinnvoll, zu wissen, wo sich an Orten, an denen man sich oft aufhält, Defibrillatoren befinden.

„*Pro Minute sinkt die Wahrscheinlichkeit einer erfolgreichen Defibrillation bei Kammerflimmern um ca. 10 %.*" (Baubin et al. 2005, S. 265) Idealerweise sollte die Defibrillation innerhalb kürzester Zeit nach dem Eintreten des Atem-Kreislauf-Stillstandes erfolgen. Es ist also sehr wichtig, möglichst rasch einen Defibrillator herbeizuschaffen.

> Welche Maßnahmen ergreife ich bei der Defibrillation?
> ▶ Stelle den Defibrillator neben die Person.
> ▶ Klebe die Elektroden wie auf diesen angegeben auf den entblößten Brustkorb. Bei starker Brustbehaarung rasiere die Stellen, auf die du die Elektroden kleben willst.

halbautomatischer Defibrillator
stellt selbst die Indikation zur Defibrillation, der letzte Schritt zur Schockabgabe muss jedoch manuell ausgelöst werden

Guter Tipp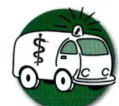

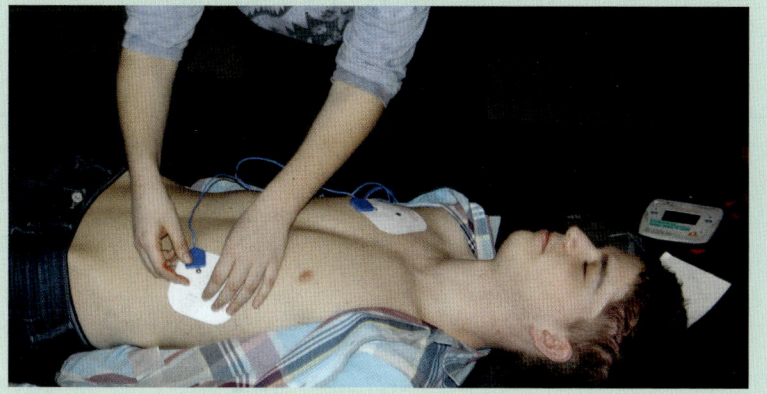

Abbildung 19
Aufkleben der Elektroden

Guter Tipp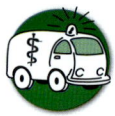

Wirst du von einer zweiten Person unterstützt, kann diese, während du die Elektroden aufklebst sowie während der Ladephase des Defibrillators mit der Herzdruckmassage (und der Beatmung) fortfahren.

- ▸ Schalte das Gerät ein.
- ▸ Folge den Anweisungen des Gerätes.
- ▸ Vor dem Drücken der Schocktaste sage laut: „Achtung, Schock, alle weg vom Patienten!"
- ▸ Vergewissere dich, dass wirklich niemand die Person, die defibrilliert werden soll, berührt.

Abbildung 20
Auslösen des Schocks

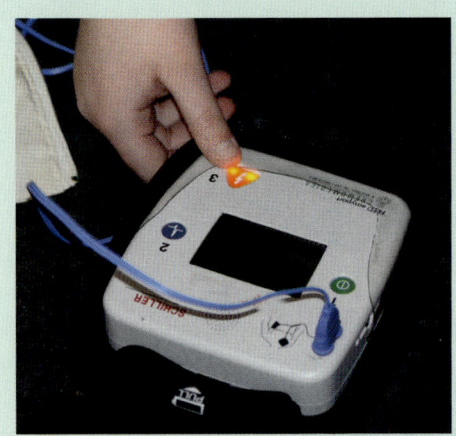

- ▸ Löse den Schock aus.
- ▸ Unmittelbar nach dem Schock fahre mit der Herzdruckmassage und den Beatmungen fort, bis der Defibrillator neue Anweisungen gibt.

Guter Tipp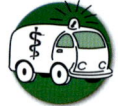

Folgende Informationen sind für ein Notarztteam, das die Person übernehmen wird, von Wichtigkeit: Wie lange besteht der Atem-Kreislauf-Stillstand bereits? Wie lange wird schon reanimiert? Wie viele Schocks wurden bisher abgegeben?

Guter Tipp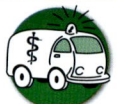

Klebe nicht sofort bei jeder Person mit Atemnot oder Thoraxschmerz die Elektroden auf die Brust, sondern sorge dafür, dass der Defibrillator griffbereit ist.

- ▸ Verwende den Defibrillator im Rahmen einer Reanimation so früh wie möglich.

Der **Defi(brillator)** ist ein elektrisches Gerät, mit dem lebensbedrohliche, unbehandelt tödliche Herzrhythmusstörungen (Kammerflimmern und Kammertachykardie), die einen Kreislaufstillstand verursachen, unterbrochen werden, sodass sich wieder ein normaler Sinusrhythmus mit effizienter Pumpleistung des Herzens einstellen kann.

> Der Defibrillator kann Leben retten!

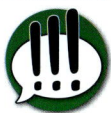
Kernaussage

Diese Geräte stehen zur externen Defibrillation durch den Arzt/die Ärztin, aber als AED (Automatized External Defibrillator) auch durch den Laien zur Verfügung. Beim AED, hierzulande als „halb"automatischer externer Defibrillator bezeichnet, kontrolliert das über Klebeelektroden mit dem Patienten/der Patientin verbundene Gerät selbstständig, ob eine Schockabgabe zweckmäßig ist oder nicht, die eigentliche Schockabgabe erfolgt jedoch manuell durch den/die HelferIn. Im Gegensatz dazu funktioniert ein chirurgisch implantierter Defibrillator (AID, Automatized Implanted Defibrillator) tatsächlich vollautomatisch.

> Jeder Laie darf (auch ohne Einschulung) einen halbautomatischen Defibrillator verwenden. Sie sind nahezu absolut sicher. Die Schockabgabe ist nur möglich, wenn die betreffende Person einen schockierbaren Rhythmus, nämlich ein Kammerflimmern oder eine Kammertachykardie hat, nicht aber, wenn sie einen tachykarden Sinusrhythmus oder eine Asystolie hat.

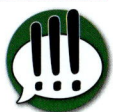
Kernaussage

Orte, an denen sich ein Defibrillator befindet, sind mit diesem Zeichen markiert.

Der halbautomatische externe Defibrillator weist Ersthelfer nach dem Einschalten über einen Lautsprecher an, die Klebeelektroden anzubringen.

Nach der Analyse des Herzrhythmus macht das Gerät den/die ErsthelferIn aufmerksam, die betroffene Person nicht mehr zu berühren

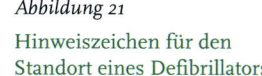
Abbildung 21
Hinweiszeichen für den Standort eines Defibrillators

und fordert ihn/sie auf, die leuchtende/blinkende Taste zu drücken, um den elektrischen Schock auszulösen. Ohne diese Aufforderung durch das Gerät löst das Drücken der Taste keinen elektrischen Schock aus.

In weiterer Folge überprüft das Gerät alle zwei Minuten neuerdings, ob die Notwendigkeit für eine Schockabgabe besteht oder nicht.

Guter Tipp

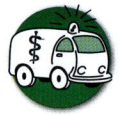

Nach erfolgreicher Reanimation mit dem Defibrillator muss die betroffene Person unter laufender Überwachung und EKG-Kontrolle (siehe Kapitel 6.3) einer intensivmedizinischen stationären Überwachung und Behandlung zugeführt werden!

Weitere Maßnahmen

Neben der durchgehenden Herzdruckmassage und Beatmung können – nur wenn dafür speziell ausgebildete HelferInnen vor Ort sind – weitere Maßnahmen zur Wiederbelebung vorbereitet werden.

Zustände, die den Kreislaufstillstand verursacht haben könnten, sollten umgehend behoben werden. Diese Maßnahmen werden erweiterte Reanimation oder Advanced Life Support genannt. Daraus folgt die dringende Notwendigkeit, die Erste Hilfe in reanimationsbedürftigen Fällen so rasch wie möglich durch hochprofessionelles Eingreifen (Notarzt, Notfallsanitäter mit höchster Notfallkompetenz) abzulösen.

Guter Tipp

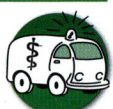

Die Maßnahmen der erweiterten Reanimation werden zusätzlich zur Basisreanimation durchgeführt und dürfen diese nicht verschlechtern.

Die Reanimationsmaßnahmen werden so lange fortgesetzt, bis wieder ein Spontankreislauf auftritt (erkennbar an Kreislaufzeichen wie Atmung, Husten, Bewegung). Bei Wiedererlangen eines Spontankreislaufs und selbstständiger Atmung müssen die PatientInnen dennoch engmaschig weiter überwacht werden.

Eine Beendigung der Reanimation, wenn keine Aussicht auf Erfolg mehr besteht, darf nur von ÄrztInnen angeordnet werden. Nur bei Vorliegen sicherer Todeszeichen (Leichenstarre, Totenflecken, nicht mit dem Leben vereinbare Verletzungen) werden keine Reanimationsmaßnahmen gesetzt.

Auch bei gesichertem Vorliegen einer entsprechenden Patientenverfügung sind Reanimationsmaßnahmen zu unterlassen.

Reanimation bei Kindern

Kinder werden prinzipiell wie Erwachsene reanimiert. Da die Ursache für einen Atem-Kreislauf-Stillstand bei Kindern allerdings meist eine Störung der Atmung ist, nimmt die Beatmung einen höheren Stellenwert ein. Bei der Beatmung wird so viel Luft eingeblasen, dass sich der Brustkorb sichtbar hebt.

1.3.6 Starke Blutung: Blutstillung

Starke Blutungen sind durch den großen Blutverlust sehr rasch lebensbedrohlich und müssen sofort mit Fingerdruck gestillt werden.

Welche Maßnahmen ergreife ich, um eine starke Blutung zu stillen?

▸ Bitte die Person, sich hinzusetzen oder niederzulegen.

▸ Leite die Person dazu an, selbst fest direkt auf die Wunde zu drücken (Abbildung 22).

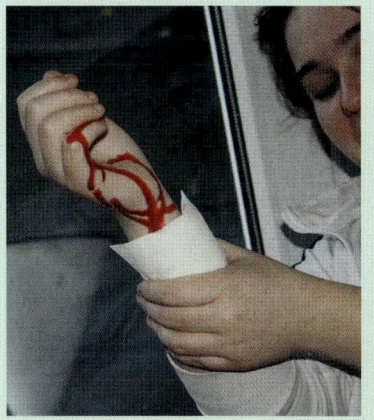 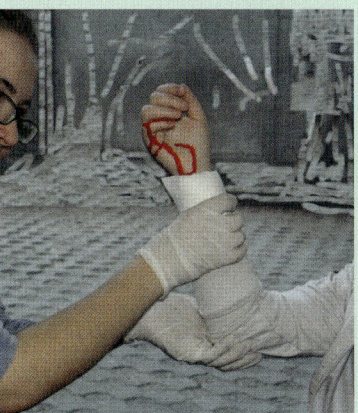

Abbildung 22 (links)
Die Wunde selbst zuhalten

Abbildung 23 (rechts)
Fingerdruck

▸ Ist eine Extremität peripher verletzt, soll die Person diese hochhalten.

▸ Sobald du Einmalhandschuhe angezogen hast und eine keimfreie Wundauflage zur Verfügung steht, drücke auf die Wunde. (Abbildung 23).

Der anfängliche manuelle Druck kann in weiterer Folge durch einen Druckverband ersetzt werden. Nur selten kann eine äußere Blutung durch direkten Druck auf die Wunde nicht gestoppt werden.

Welche Maßnahmen ergreife ich beim Anlegen eines Druckverbandes?

▸ Ziehe dir Einmalhandschuhe an.

▸ Lege eine keimfreie Wundauflage auf die Wunde.

▸ Stelle aus einem Dreieckstuch oder einem anderen weichen, saugfähigen Material einen Druckkörper her.

▸ Der Druckkörper muss größer als die Wunde sein.

▸ Lege den Druckkörper auf die sterile Wundauflage und umwickle beides mit einem Dreieckstuch oder einer Mullbinde.

Abbildung 24
Fixieren des Druckkörpers
mit einer Mullbinde

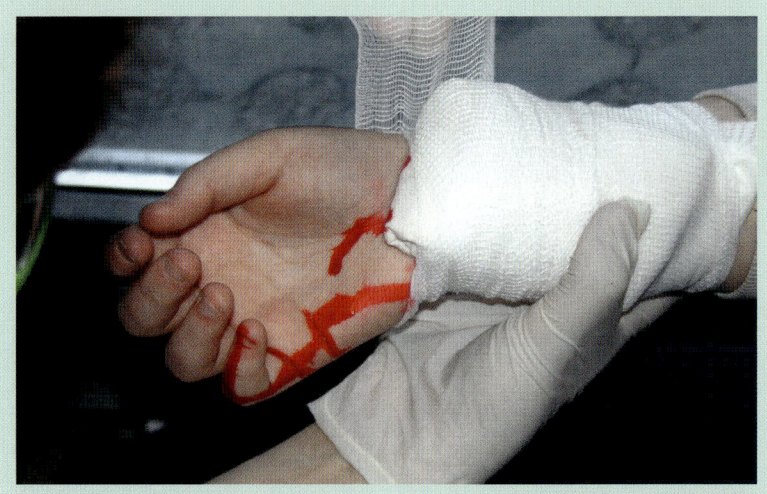

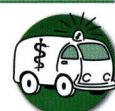

Guter Tipp

Achte darauf, dass die Finger bzw. Zehen sich nicht verfärben und keine Gefühllosigkeit auftritt. Wenn dies der Fall ist, musst du den Verband öffnen und mit weniger Druck wieder schließen.

Bei einem korrekt angelegten Druckverband blutet es nur selten durch, wenn doch, überprüfe, ob der Verband korrekt angelegt ist. Wenn ja, lege einen zweiten Druckverband darüber. Blutet es dann noch immer durch, muss wieder mit Fingerdruck auf den Druckverband geholfen werden.

Ist die Wunde so beschaffen, dass die Blutung nicht durch direkten Druck gestillt werden kann und auch kein ausreichend effizienter Druckverband angelegt werden kann, muss ein *Tourniquet* angelegt werden. Für das Tourniquet eignet sich eine Blutdruckmanschette, die so weit aufgepumpt wird, bis die Blutung steht, oder auch ein zusammengerolltes, straff gebundenes Dreieckstuch, welches nach dem Knüpfen mit einem quer zu der Bindenrichtung eingeschobenen stabförmigen Gegenstand so weit eingedreht wird, bis die Blutung steht.

Tourniquet [tʊrniˈkeː]
Abschnürbinde

Abbildung 25 (links)
Dreieckstuch straff um den
Oberarm knüpfen
Abbildung 26 (rechts)
Stab oder ähnlichen
Gegenstand quer zur
Binderichtung einschieben

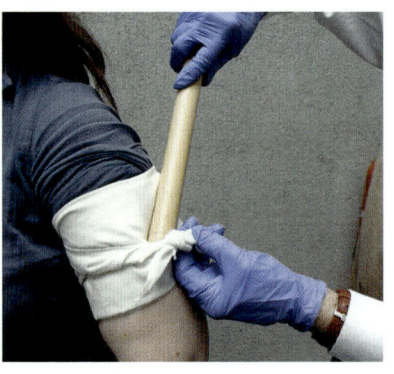

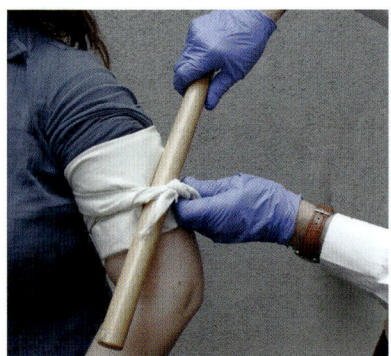

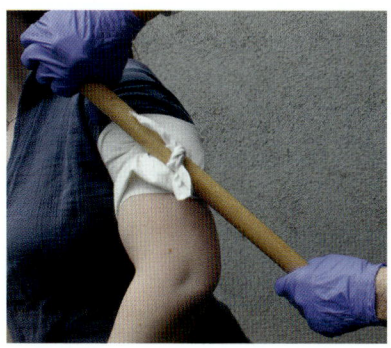 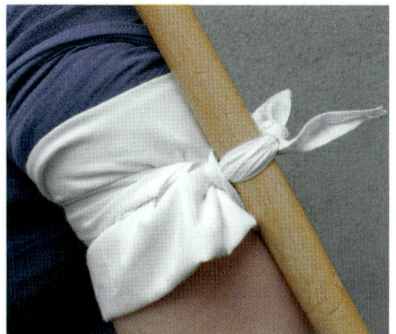

Nicht ausreichend gestillte oder nicht ausreichend stillbare (innere!) Blutungen führen zum Schock.

1.3.7 Der Schock

Der Schock ist ein lebensbedrohender Zustand und führt bei unzureichender bzw. verspäteter Behandlung oft zum Tod. Den drohenden oder bereits eingetretenen Schock zu erkennen, kann im wahrsten Sinne des Wortes lebensrettend sein. Der Schock ist ein Zustand generalisierter Minder*perfusion* mit der Folge von *Hypoxie* der Zellen im Verhältnis zu deren Stoffwechselbedarf.

Perfusion
(kapilläre) Durchströmung
mit Blut

Was passiert beim Schock?

Die Minderperfusion schafft ein Energieproblem. Der Energieträger für den Zellstoffwechsel aller Organe ist ATP (Adenosintriphosphat), das bei der Umwandlung in ADP (Adenosindiphosphat) Energie abgibt. Die für die Bildung von ATP aus ADP, also die Umwandlung in umgekehrter Richtung, notwendige Energie wird im Wesentlichen aus dem Glukoseabbau gewonnen, und zwar in der ersten *anaeroben* Phase rasch, aber nur in sehr kleinen Mengen (2 Moleküle ATP pro Molekül Glukose), in der *aeroben*, letzten Phase des Glukoseabbaus zu Wasser und CO_2 zwar etwas langsamer, dafür jedoch in großer, ausreichender Menge (36 Moleküle ATP pro Molekül Glukose). Durch den Sauerstoffmangel kann also der für den Energiebedarf im Zellstoffwechsel notwendige Glukoseabbau nicht in ausreichendem Maß stattfinden. Der anaerobe, unvollständige Glukoseabbau schafft zudem eine saure Stoffwechsellage. Im Organismus treten kurzfristig zweckmäßige Gegenregulationen ein, deren positive Wirkung sich jedoch bei anhaltender Perfusionsstörung bald ins Gegenteil verkehrt und den Zustand noch verschlimmert.

Hypoxie
Sauerstoffunterversorgung

anaerob
unter Abwesenheit von
Sauerstoff

aerob
unter Verwendung
von Sauerstoff

Die erste Gegenregulation auf einen Druckabfall im Kreislauf ist die Ausschüttung von Adrenalin und anderen gefäßaktiven Hormonen. Diese verringern den Gefäßdurchmesser zunächst in der Peripherie, wie etwa der Haut, und in den nicht unmittelbar lebenswichtigen Organen (*Ischämie*-**phase**). Dadurch werden zunächst dem Kreislauf Blutreserven zugeführt.

Ischämie
Minderdurchblutung

Die unmittelbar lebenswichtigen Organe mit der geringsten Ischämietoleranz – Gehirn, Herz und Lunge – werden so auf Kosten der anderen Organe besser durchblutet (**Kreislaufzentralisation**). Die nicht unmittelbar lebenswichtigen Organe Niere und Leber mit etwas längerer Ischämietoleranz (ca. 40 Minuten) können dadurch jedoch ihrer Filtrations- bzw. ihrer Entgiftungsfunktion nicht mehr nachkommen, es kommt zum sogenannten **Organfehler**. Der Organfehler der Lunge bedeutet Verschlechterung des Gasaustausches und damit weitere Zunahme der Hypoxie und Verstärkung des Schockgeschehens.

Viskosität
Zähflüssigkeit

Durch das Absinken der Strömungsgeschwindigkeit in den Kapillaren steigt aber auch die Blut*viskosität* an, wodurch die Strömungsgeschwindigkeit noch weiter absinkt bis hin zum weitgehenden Strömungsstillstand (**Stagnationsphase**).

Arteriolen
kleine Arterien, die im Blutkreislauf hinter den Arterien und vor den arteriellen Kapillaren liegen

Kapillarendothel
innere Auskleidung der Kapillare.

In der Stagnationsphase kommt es durch Aktivierung von Gerinnungsfaktoren zunächst zu zahlreichen Mikrothrombosen in den Kapillaren und zu Organinfarkten. Der Aufbrauch der Gerinnungsfaktoren in weiterer Folge führt dann aber zu einer stark erhöhten Blutungsbereitschaft (**Verbrauchskoagulopathie**). Andererseits erschlaffen in der Stagnationsphase die *Arteriolen,* im *Kapillarendothel* entstehen Lücken. Durch Flüssigkeits- und besonders Säureübertritt ins Organgewebe kommt es zuerst zum Ödem und zum Zellschaden, dann zum restlosen Funktionsverlust und zum **Organversagen**.

Kernaussage

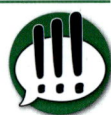

> Sobald die Zellschäden unumkehrbar sind, führen sie zu bleibenden Funktionsausfällen. Um das zu verhindern, muss **rasch** geholfen werden, und dafür wiederum sollte bereits der **drohende** und nicht erst der manifeste Schock erkannt werden und gewusst werden, welche Ursachen dazu führen.

Besonders schwerwiegend ist das Organversagen von Niere, Leber und Lunge. Ein durch Wasseraustritt entstehendes *interstitielles* Ödem im Lungengewebe trägt zum Krankheitsbild des ARDS (Acute Respiratory Disease = akutes Lungenversagen) bei, mit massiver Verschlechterung des Gasaustausches und oft frühem Tod.

interstitiell
zwischen den Zellen

Epithelien
innere Auskleidung

Erschlaffen schließlich nach den Arteriolen auch die Venolen, überschwemmen in der folgenden **Auswaschphase** alle sauren Stoffwechsel-Endprodukte und nicht mehr entsorgten Gifte den gesamten Organismus, es kommt zum **Multiorganversagen**.

Sepsis
Blutvergiftung durch Bakterien und deren Toxine

Da im Multiorganversagen auch die *Epithelien* des Verdauungstraktes undicht werden, kommt es zur Einschwemmung von Bakterien und deren Toxinen ins Blut, zur kaum beherrschbaren *Sepsis* und zuletzt zum Tod.

Schockursachen und Schocktypen

Für die generalisierte Minderperfusion in der Schockdefinition (siehe S. 54) sind drei Ursachen denkbar:

- es steht nicht genug Flüssigkeit (Blut) zur Verfügung (Volumenmangelschock),
- die „Pumpe" (Herz) funktioniert nicht richtig (*kardiogener* Schock),
- die Leitungen (Blutgefäße) funktionieren nicht (Tonusverlust, Verteilungsschock).

kardiogen
durch das Herz bedingt

Volumenmangelschock			
Flüssigkeitsverluste	▸ Verdursten ▸ Durchfälle ▸ *renal* bedingt ▸ *Pleuritis* ▸ *Peritonitis* ▸ *Ketoazidose*		
Blutverluste	Trauma	innere Blutungen	▸ 4 B (Brusthöhle, Bauchhöhle, Beckenbrüche, Brüche großer Röhrenknochen) ▸ geplatzte Aneurysmen ▸ gynäkologische/geburtspathologische Blutungen ▸ Blutungen in den Magen-Darm-Trakt (Nasenbluten, *Ösophagusvarizen*, Magengeschwüre, Hämorrhoiden)
		äußere Blutungen	
Verbrennungen Verbrühungen			

Tabelle 1
Schockarten

renal
über die Niere

Pleuritis
Rippenfellentzündung

Peritonitis
Bauchfellentzündung

Ketoazidose
Säurevergiftung mit Ketonen beim Diabetes

Ösophagusvarizen
Erweiterung der Speiseröhrenvenen bei Leberzirrhose (narbige Leberverhärtung) oder Lebertumoren

Kardiogener Schock	
ungenügende Vorhoffüllung	▸ massive *Pulmonalembolie* ▸ *Spannungspneumothorax* ▸ *Herzbeuteltamponade*
akuter Myokardinfarkt	
akute Herzrhythmusstörung	▸ *Bradykardie* durch Überleitungsstörung ▸ *Tachykardie*/Kammerflimmern ▸ Elektrotrauma ▸ *Herzkontusion*
akute *dekompensierte* Herzmuskelschwäche	

Spannungspneumothorax
Durch einen Ventilmechanismus entsteht ein Überdruck in der Lunge.

Herzbeuteltamponade
Einblutung in den Herzbeutel

Bradykardie
Herzfrequenz unter 60 Schlägen pro Minute

Tachykardie
Herzfrequenz über 100
Schlägen pro Minute

Herzkontusion
Prellung des Herzmuskels

Dekompensation
Entgleisung

Verteilungsschock	
anaphylaktischer Schock	Allergie
neurogener Schock	Rückenmarksläsion mit Unterbrechung der Sympathikusfasern oberhalb des 6. Rückenmarksegments; Entgleisung des Parasympathikus
spinaler „Schock"	Rückenmarksläsion mit vollständiger Erschlaffung der Muskulatur unterhalb des 6. Rückenmarksegments
septischer Schock	Entzündungsreaktion gerät durch Bakterien oder Bakterientoxine außer Kontrolle

Der (drohende) Schock

Die besten Überlebenschancen hat die betroffene Person, wenn bereits der drohende Schock erkannt wird und die Entwicklung zum Vollbild des Schocks verhindert werden kann. Daher sind im Zuge der Ersten Hilfe bei jeder Person Schockbekämpfungsmaßnahmen einzuleiten!

Das frühe Erkennen der Gefahr ist eine Frage des Erkennens einer **Ursache** für eine mögliche Schockentwicklung. Werden zusätzlich bereits **Anzeichen** festgestellt, die für die betreffende Schockart typisch sind, ist rasches Handeln geboten.

Tabelle 2
Schockzeichen

	Volumenmangelschock	Kardiogener Schock	Verteilungsschock		
			Anaphylaxie	neurogener Schock	Sepsis
Hautfarbe	blass/ev. zyanotisch	blass, später zyanotisch	gerötet, ev. Nesselausschlag	normal, später blass	gerötet später blass/zyanotisch
Hauttemperatur	kühl, feucht		warm, trocken		
Bewusstsein	getrübt		klar		getrübt
Atemfrequenz	↑	↑	↑	↑ oder ↓	↑
Puls	↑	↓ oder ↑ ev. arrhythmisch	↑	↓	↑
Rekapzeit	verlängert		normal		verlängert
Blutdruck: Frühphase	normal	normal oder ↓	normal	normal oder ↓	normal
Blutdruck: Spätphase	↓ ab 1500 ml!	↓	↓	↓	↓

Der Blutdruck ist also in der Frühphase, mit welcher ein Ersthelfer oder eine Ersthelferin zumeist konfrontiert ist, ein **unbrauchbares** Schockzeichen. Wenn z. B. beim Volumenmangelschock der Butdruck erst einmal erkennbar vermindert ist, beträgt der Flüssigkeitsverlust bereits über 1500 ml (1 1/2 !).

Die **blasse, kühle, feuchte Haut**, eine **beschleunigte Atmung** mit mehr als 20 Atemzügen pro Minute und ein **beschleunigter Puls** von mehr als 100 Herzschlägen pro Minute sind zugängliche Warnsignale. Durch aufmerksames Beobachten ebenfalls erkennbar ist eine früh beginnende **Eintrübung des Bewusstseins**. Beim älteren Menschen ist eine – auch ganz geringfügige – Bewusstseinsänderung das verlässlichste, allererste Zeichen eines drohenden Schocks.

Wird im Zuge von Unfällen sehr häufig an den Schock gedacht, gibt es viele Beispiele für weithin unterschätzte Schockgeschehen: Der normale **Flüssigkeitsbedarf** eines erwachsenen Menschen beträgt täglich 2–3 Liter. Bei **großer Hitze** müssen 1–2 Liter zusätzlich getrunken werden. Ist dies nicht der Fall, kann es zum Volumenmangelschock kommen (z. B. jährliche „Sommertote" in Hitzeperioden).

Kann beim **Brechdurchfall** der zum Schock führende Flüssigkeits- und Elektrolytverlust durch Trinken entsprechend großer Mengen von natrium- und kaliumsalzhältigen Lösungen nicht ausgeglichen werden, weil die Flüssigkeit wieder erbrochen wird, muss der Volumenverlust durch Infusionen ausgeglichen werden. Die „Durchfalltoten" bei einheimischen Virusinfektionen oder auf Fernreisen sterben nicht an den Infektionen, sondern am Volumenmangelschock.

Ein **stumpfes Bauchtrauma**, z. B. durch die Lenkstange bei einem Fahrradsturz oder durch einen Fußtritt, muss nicht sofort starke Schmerzen verursachen und kann dennoch mit der Zeit zu massiven Einblutungen durch gerissene Blutgefäße führen. Jedes stumpfe Bauchtrauma gehört daher sofort in ärztliche Beobachtung, zumal wenn Prellmarken oder Hautabschürfungen am Bauch zu sehen sind oder untere Rippen gebrochen sind.

Bei Brüchen des knöchernen Beckenringes ist besonders in Kombination mit Oberschenkelbrüchen mit dramatischen inneren Blutverlusten zu rechnen. Personen mit solchen Verletzungen müssen auf schnellstem Wege in ein kompetentes Traumazentrum gebracht werden.

Guter Tipp

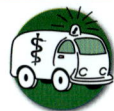

Ein **allergischer Zwischenfall** kann sehr rasch zu einem *Glottis*ödem mit Behinderung der Atmung und weiter zu einem lebensbedrohenden Schockzustand führen, so dass eine sofortige Behandlung notwendig wird. Ist diese Allergie bekannt, haben diese Personen zumeist das überlebensnotwendige Medikament (EpiPen®) bei sich.

Glottis
Stimmritze

Personen mit einem neurogenen (spinalen) Schock bei frischer Wirbelfraktur mit Rückenmarksverletzung haben stets eine warme, trockene Haut von normaler Farbe. Haben PatientInnen mit einer **akuten „Querschnittsläsion"** eine kühle, feuchte Haut, dann ist das nicht eine Ausnahme von der Regel, sondern Anzeichen einer blutenden inneren Verletzung. Es droht ein *hämorrhagischer* Schock.

hämorrhagisch
blutig, mit Blut verbunden

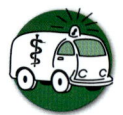

Ein Schock kann in kurzer Zeit die Person in einen lebensbedrohlichen Zustand versetzen. Mit Hilfe der Schockbekämpfung kann diese Entwicklung zumindest verlangsamt werden.

Möglichkeiten der Schockbehandlung durch ErsthelferInnen

Eine der wichtigsten Aufgaben der ErsthelferInnen ist die Schockbekämpfung.

1. Beseitigung der Schockursache

oral
über den Mund

offizinell
in der Apotheke verfügbar

Ein Volumenmangel durch einen anderen Flüssigkeitsverlust als Blut lässt sich beheben oder besser noch vermeiden, wenn ausreichend Flüssigkeit *oral* zugeführt wird. In diesem Fall darf nicht auf den Elektrolyt-/Salzverlust vergessen werden, ein Ersatz durch Wasser allein ist unzureichend. Steht kein *offizinelles* Präparat zur Verfügung, wird nach Empfehlung der Weltgesundheitsorganisation (WHO) in 1 l lauwarmem Schwarztee zur Hälfte der Saft von 3–4 Orangen (Kalium) und ein Würfel Traubenzucker gelöst, in der anderen Hälfte eine Messerspitze Kochsalz (Natrium) und ein Kaffeelöffel Speisesoda als Säurepufferung. Beide Lösungen sollten innerhalb von 20 Minuten ausgetrunken werden. Je nach verlorener Flüssigkeitsmenge ist diese Einnahme eventuell zu wiederholen.

Ein Trauma mit all seinen Folgen lässt sich hingegen nicht rückgängig machen, es bedarf der Behandlung in einem Traumazentrum.

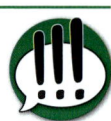

Eine heftige Blutung aus einer äußeren Verletzung kann provisorisch gestoppt werden. Innere Blutungen können weder von ErsthelferInnen noch von NotärztInnen gestillt, geschweige denn beherrscht werden und sind auf **schnellstem Wege** einer chirurgischen Behandlung zuzuführen.

2. Sicherstellung der Atmung

Da die Ursache für den Schock die zu geringe Sauerstoffversorgung des Gewebes infolge einer Perfusionsstörung ist, sollte wenigstens der Gasaustausch in der Lunge unbehindert sein. Die häufigste Beeinträchtigung der Atmung geschieht bei gestörtem Bewusstsein durch das Zurücksinken der Zunge. ErsthelferInnen können für eine möglichst unbehinderte Atmung sorgen.

Welche Maßnahmen ergreife ich, um die Atmung sicherzustellen?

▸ Öffne beengende Kleidung.

▸ Hebe den Oberkörper leicht an, um den Druck nach oben durch den Bauchinhalt zu vermindern. Öffne die Fenster und leite die vom Schock bedrohte Person zu tiefer, ruhiger Atmung an.

▸ Ist das Bewusstsein der betroffenen Person eingetrübt, bringe sie in die stabile Seitenlage.

▸ Bei notwendiger *CPR* in Rückenlage muss ein zweiter Ersthelfer oder eine zweite Ersthelferin angewiesen werden, den Kopf zu überstrecken und den Unterkiefer nach vorne zu drücken, damit die Zunge nicht die Atemwege verlegt.

▸ Sofern vorhanden, verabreiche der Person Sauerstoff möglichst über eine Maske.

CPR
cardiopulmonale Reanimation, also Herz-Lungen-Wiederbelebung

3. Erhaltung der Körpertemperatur

Erleidet eine Person in einer Hitzeperiode durch unzureichende Flüssigkeitszufuhr einen Volumenmangelschock, wird man sie zusätzlich zur Flüssigkeitszufuhr begreiflicherweise vorsichtig kühlen. Eine Kühlung nach schwerem Schädel-Hirn-Trauma, nach kardialem Schock und nach CPR dürfte auf die Überlebensdauer der Gehirnzellen einen positiven Einfluss haben. In allen anderen Fällen von (drohendem) Schock ist jedoch eine der wichtigsten, von ErsthelferInnen zu erbringenden Maßnahmen, für den **Körperwärmeerhalt** zu sorgen. Die körpereigene Wärmeproduktion ist energieaufwändig und bricht im Energiedefizit des Schocks zusammen. Durch reaktives Muskelzittern wird dieses Energiedefizit noch vergrößert.

Welche Maßnahmen ergreife ich, um die Körpertemperatur zu erhalten?

▸ Decke schockierte Personen zu, möglichst noch **bevor** es zum Muskelzittern kommt – auch wenn es warm ist.

▸ Lasse schockierte Personen niemals allein, höre ihnen zu, gib ihnen das Gefühl, dass du für sie da bist und für sie sorgst.

4. Besondere Lagerung

Schmerz verstärkt die Wirkung des Schocks. Personen, die Schmerzen haben, nehmen zumeist von sich aus eine Haltung ein, die ihnen möglichst wenig Schmerzen bereitet. Dasselbe gilt für Personen, die nur schlecht atmen können. ErsthelferInnen können jedoch, abhängig von der Schockursache, Lagerungen empfehlen, die neben der Erleichterung der Atmung oft auch die Schmerzen verringern.

Welche Lagerungen werden bei Personen mit intaktem Bewusstsein empfohlen?

Abbildung 29
Lagerung Atemnot

▶ Lagere bei Herz-Kreislauf-Erkrankungen, kardiogenem Schock oder Atemnot mit steil aufgerichtetem Oberkörper. So kann sich die Person seitlich mit den Armen abstützen und die Atemhilfsmuskulatur einsetzen.

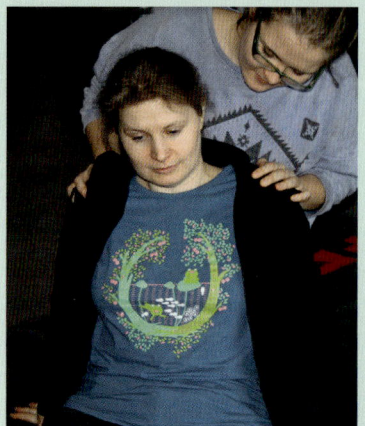

▶ Bei Verdacht auf Schädel-Hirn-Trauma lagere die Person mit leicht erhöhtem Oberkörper und Kopf, keinesfalls aber über 30 Grad.

Abbildung 30
Lagerung bei Bauchschmerzen

▶ Bei Bauchschmerzen belasse die Person in der typischen Schonhaltung mit angewinkelten Beinen. Unterstütze bei Rückenlagerung die Anwinkelung der Beine durch eine zusammengerollte Decke.

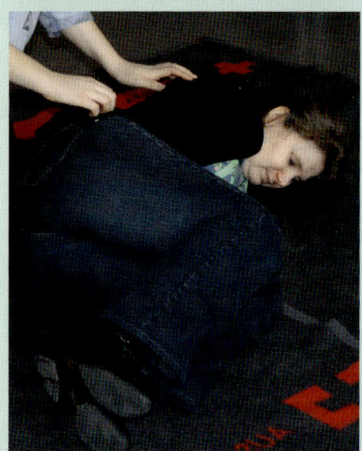

Abbildung 31
Lagerung Deckenrolle

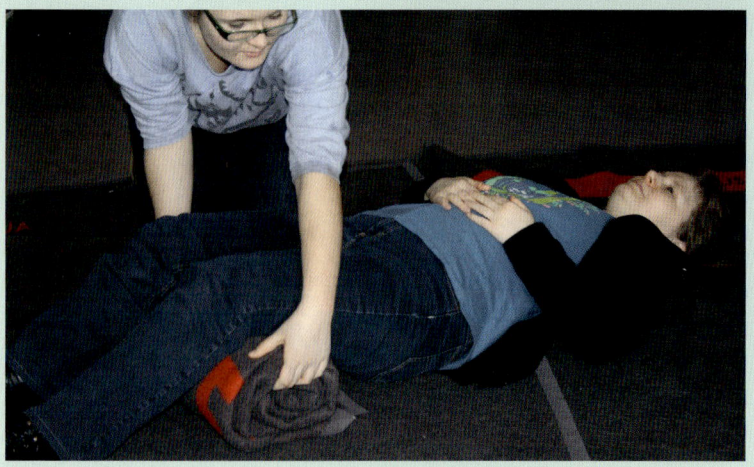

▶ Lagere bei Verdacht auf Wirbelsäulen- oder Beckenverletzung möglichst am Rücken. Ein Umdrehen aus einer anderen Position muss bei Verdacht auf Wirbelsäulenverletzungen stets *inline* erfolgen.

▶ Bei allen anderen Schockursachen lagere die Person flach am Rücken mit leicht erhöhten Beinen.

inline
ohne Rotationsbewegung in Längsachse

Abbildung 32
Lagerung Volumenmangel

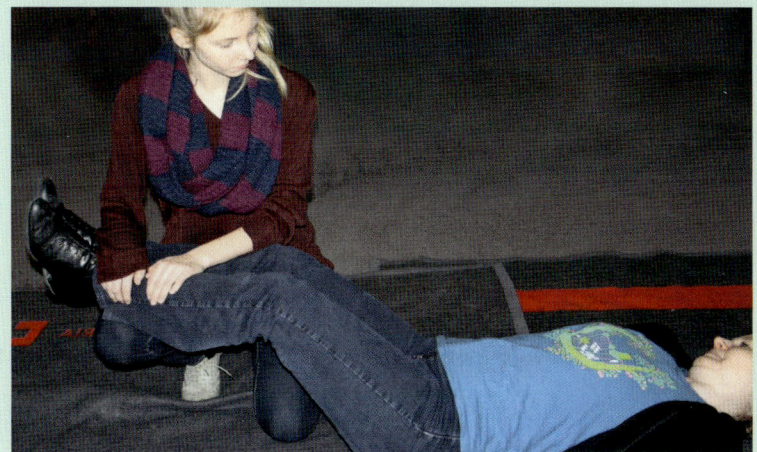

5. Medikamente

Vor einer oralen Medikamentenverabreichung durch ErsthelferInnen kann nur gewarnt werden. Ausnahmen sind der oben genannte Flüssigkeits- und Elektrolytersatz und die Verabreichung von Traubenzucker bei bekannten DiabetikerInnen mit schwerer Hypoglykämie. Intravenöse Infusionen und Medikamente zur Schockbekämpfung gehören ausschließlich in die Hand von ÄrztInnen oder NotfallsanitäterInnen mit entsprechenden Kompetenzen im Auftrag von ÄrztInnen. In einem einzigen Fall kann die rasch verabreichte Injektion durch ErsthelferInnen lebensrettend sein: die intramuskuläre Adrenalininjektion (EpiPen®) bei schweren AllergikerInnen zur Abwendung eines tödlichen anaphylaktischen Schocks, sofern diese AllergikerInnen um ihre Krankheit wissen und die entsprechende Fertigspritze bei sich tragen.

Zum Wiederholen

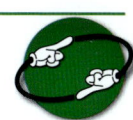

Lebensrettende Sofortmaßnahmen sind, wie der Name schon sagt, Maßnahmen, die unmittelbar nach einem Unfall, bei Auftreten einer Erkrankung oder einer Vergiftung durchgeführt werden müssen, um die Lebensfunktionen von NotfallpatientInnen zu erhalten.

Dazu gehören neben dem Bannen von Gefahren durch Absichern oder Retten das Überprüfen von Bewusstsein, Atmung und Kreis-

lauf inklusive der entsprechenden Maßnahmen wie stabiler Seitenlage, Wiederbelebung und Defibrillation. Auch wenn Personen nach einem Unfall bei Bewusstsein sind, sind lebensrettende Sofortmaßnahmen wesentlich. Es muss nach starken Blutungen gesucht werden und diese müssen unverzüglich versorgt werden.

Eine wichtige Rolle nimmt der Notruf ein. Je präziser und sachlicher er erfolgt, desto rascher können Rettungskräfte die NotfallpatientInnen übernehmen.

Der Schock im medizinischen Sinn ist ein lebensbedrohender Zustand. Deshalb spielt die Schockbekämpfung eine zentrale Rolle in der Ersten Hilfe. Gemäß den verschiedenen Schockursachen unterscheidet man drei Gruppen von Schocktypen: den Volumenmangelschock, den kardiogenen Schock und den Verteilungsschock. Allen Schocktypen gemeinsam ist, dass das Gewebe lebenswichtiger Organe infolge einer zu geringen Durchblutung nicht genügend Sauerstoff für seinen Stoffwechselbedarf erhält.

Unbehandelt führt der Schock bald zu einer unumkehrbaren Schädigung von Zellen lebenswichtiger Organe – bis hin zum Zelltod. Der Schlüssel zu einer erfolgreichen Schockbekämpfung ist das zeitgerechte Erkennen eines drohenden oder bereits eingetretenen Schocks. Personen, die davon betroffen sind, müssen auf schnellstem Wege einer kompetenten ärztlichen Behandlung zugeführt werden. Den ErsthelferInnen stehen nur wenige Schockbekämpfungsmaßnahmen zur Verfügung, doch darf auf diese keineswegs verzichtet werden.

Zum Üben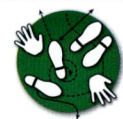

1. Wann ist eine Rettung aus der Gefahrenzone durch ErsthelferInnen notwendig?
2. Erkläre, wie du handelst, wenn eine Person mit Sturzhelm vor dir liegt, die nicht situationsgerecht reagiert.
3. Beschreibe den Vorgang von Bewusstseins-, Atem- und Kreislaufkontrolle.
4. Was ist eine Notfalldiagnose und wie kann sie lauten?
5. Erkläre die Grundregeln eines guten Notrufes.
6. Beschreibe deine Vorgehensweise bei NotfallpatientInnen mit Atem-Kreislauf-Stillstand.
7. Welche Blutstillungsmethoden kennst du und wie werden sie durchgeführt?
8. Was versteht man unter „Schock" im medizinischen Sinn?
9. Welche Schocktypen gibt es?

10. Was sind die ersten Anzeichen eines Volumenmangelschocks?

11. Wie unterscheidet sich die Haut bei den verschiedenen Schock-typen?

12. Welche Möglichkeiten zur Schockbekämpfung haben Ersthel-ferInnen?

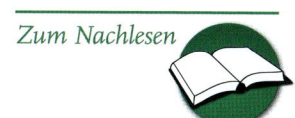

Zum Nachlesen

Böhmer, Roman/Schneider, Thomas/Wolcke, Benno (²2007): Reanimation kompakt. Mainz: Naseweis.

Bundesgesetz gegen den Missbrauch von Notzeichen, BGBl. Nr. 181/1929, in der Fassung BGBl. Nr. 422/1974.

Hansak, Peter/Bärnthaler, Martin/Pessenbacher, Klaus/Petutsch-nigg, Berthold (²2014): LPN-Notfall-San Österreich: Lehrbuch für Notfallsanitäter, Notfallsanitäter mit Notfallkompetenzen und Lehrsanitäter. Edewecht: Stumpf+Kossendey.

Köhnlein, Edzard/Weller, Siegfried (Hg.) (¹⁰2004): Erste Hilfe. Stuttgart: Thieme.

Malteser Hilfsdienst (Hg.) (2012): Erste-Hilfe-Handbuch. Wissen, Ratschläge, Selbsthilfe. München: Dorling Kindersley.

Nolan, Jerry/Soar, Jasmeet et al. (2010): European Resuscitation Council Guidelines for Resuscitation 2010. Elsevier. http://www.cprguidelines.eu/2010/ (abgerufen am 3.11.2010).

Österreichisches Rotes Kreuz (2011): Erste Hilfe – Unfallverhü-tung. Lehrbehelf für Lehrbeauftragte. Wien: Österreichisches Rotes Kreuz.

Österreichisches Rotes Kreuz (2013): Rettungssanitäter-Ausbil-dung. Manuskript. Wien: Österreichisches Rotes Kreuz.

Redelsteiner, Christoph/Kuderna, Heinz/Kühberger, Rudolf/Bau-bin, Michael/Feichtelbauer, Erwin/Prause, Gerhard et al. (Hg.) (²2011): Das Handbuch für Notfall- und Rettungssanitäter: Pati-entenbetreuung nach Leitsymptomen. Wien: Braumüller.

Rothe, Lutz/Skwarek, Volker (⁵2007): Erste Hilfe konkret für Aus-bildung und Praxis. Troisdorf: Bildungsverlag EINS.

Salomone, Jeffrey P./Pons, Peter T. et al. (⁶2006): PHTLS. Prehos-pital Trauma Life Support. Mosby: Elsevier.

Silbernagl, Stefan/Lang, Florian (³2009): Taschenatlas der Patho-physiologie. Stuttgart: Thieme.

Internet

Tipps von A bis Z zur Ersten Hilfe gibt es beim Österreichischen Roten Kreuz unter http://www.roteskreuz.at/site/erste-hilfe/ers-te-hilfe-im-detail/tipps-von-a-z/.

2 Weitere Erste Hilfe

Erste Hilfe umfasst neben den Maßnahmen, die sofort ergriffen werden müssen, um eine mögliche Lebensgefahr abzuwenden, auch Maßnahmen, die dazu beitragen, weitere, nicht lebensbedrohliche Schäden zu vermeiden. Hierzu gehört vor allem die Versorgung von Haut-, Knochen- und Gelenksverletzungen. Die Maßnahmen der weiteren Ersten Hilfe bringen Schmerzlinderung und erleichtern den betroffenen Personen das Warten auf professionelle Rettungskräfte.

2.1 Hautverletzungen

Heinz Kuderna und Bernhart Idinger

Lernziel

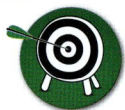

Nach dem Studium dieses Kapitels sollst du …

… die verschiedenen Arten von Wunden kennen.

… die Gefahren der einzelnen Wundarten erkennen können.

… die richtigen Versorgungsmaßnahmen rasch und sicher anwenden können.

Die Haut ist das größte, schwerste und vielseitigste Organ des menschlichen Körpers. Sie besteht aus den Schichten Oberhaut, Lederhaut, Unterhaut und erfüllt viele Aufgaben. Die Haut prägt das Erscheinungsbild des Menschen (ästhetische Funktion), schützt den Organismus gegen Krankheitserreger, Schmutz, Wärme und Kälte und isoliert gegen Flüssigkeitsverluste (Schutzfunktion). Sie ist für die Temperaturregulation zuständig, dient als Sinnes- und Ausscheidungsorgan und erfüllt Funktionen im Stoffwechsel- und Immunsystem.

Kernaussage

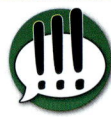

> Die Funktion des Organs Haut ist sehr vielfältig. Dementsprechend kann es bei Verletzungen oder Schädigungen auch zu weitreichenderen Störungen des Organismus kommen, als gemeinhin angenommen wird.

Restitutio ad integrum
Ausheilung einer Verletzung oder Erkrankung in den (unversehrten) Zustand zuvor

Kontamination
Berührung, Verseuchung

Hautverletzungen sind zwar sehr häufig, doch handelt es sich zumeist um banale oberflächliche Wunden, die in der Regel mit *Restitutio ad integrum* ausheilen. Die häufigsten Komplikationen bei Hautverletzungen sind Blutungen bei Verletzungen größerer Blutgefäße in der Tiefe bzw. Infektionen durch *Kontamination* mit Bakterien. Von **Infektion** spricht man, wenn die kontaminierenden Keime zu Krankheitserscheinungen führen.

Blutende Wunden reinigen sich zu einem gewissen Grad selbst, dennoch ist es bei allen Hautverletzungen wichtig, ein weiteres Eindringen von Keimen zu verhindern.

Welche Maßnahmen ergreife ich bei der Wundversorgung?

▶ Bitte die Person, sich zu setzen.

▶ Ziehe dir zu deinem eigenen Schutz Einmalhandschuhe an.

▶ Lege eine keimfreie Wundauflage auf die Wunde.

▶ Fixiere die Wundauflage.

▶ Stelle den betroffenen Körperteil ruhig und lagere ihn hoch.

Guter Tipp

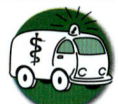

Abgesehen von Bagatellverletzungen müssen Wunden innerhalb der ersten 6 Stunden chirurgisch versorgt werden, weil sie später bereits mit so vielen Bakterien verunreinigt sind, dass ein chirurgischer Wundverschluss wegen der Infektionsgefahr nicht mehr möglich ist.

Die Haut ist auf ihrer Oberfläche bei allen Menschen üblicherweise von relativ harmlosen Keimen (Staphylokokken) besiedelt, die dennoch in Wunden zu Eitererregern werden. Infektionen mit Streptokokken führen zum Rotlauf (Wundscharlach, Erysipel). Besonders gefährlich sind die vor allem im Boden überall vorkommenden Tetanusbakterien (Clostridium tetani) und die etwas selteneren Gasbrandbakterien (Clostridium perfringens). Clostridien-Infektionen enden häufig tödlich.

Guter Tipp

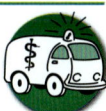

Achte bei allen Hautverletzungen auf einen aufrechten Impfschutz gegen Tetanus!

2.1.1 Mechanische Wunden

Wunden, die durch direkte oder indirekte Gewalteinwirkung entstehen, werden als mechanische Wunden bezeichnet.

Platz- und Rissquetschwunden

Platz- und Rissquetschwunden entstehen durch das Einwirken von stumpfer Gewalt oder Zugbelastungen auf die Haut. Körperstellen mit dem Knochen anliegender Haut sind besonders gefährdet – wie beispielsweise das Schienbein.

Schnitt- und Stichwunden

Schnittverletzungen entstehen durch die Einwirkung von scharfkantigen Gegenständen – meist Messer oder Glasscherben – auf die Haut. Hier ist der Wundrand zwar auch etwas gequetscht, aber meist scharf begrenzt. Schnittverletzungen reichen oft tiefer als Rissquetschwunden und führen daher eher zur Verletzung von tiefer liegenden Strukturen, wie etwa Gefäßen, Nerven oder Sehnen.

Stichwunden sind Hautverletzungen mit einem spitzen Gegenstand, bei denen die Gefahr einer Verletzung tiefer gelegener Strukturen meist größer ist, als sich angesichts der Größe der Hautwunde vermuten lässt.

Welche Maßnahmen ergreife ich bei der Versorgung einer Schnitt- oder Stichverletzung?

▶ Bedecke jede Wunde mit einer keimfreien Wundauflage.

Abbildung 33

Schnittwunde mit Wundauflage bedecken

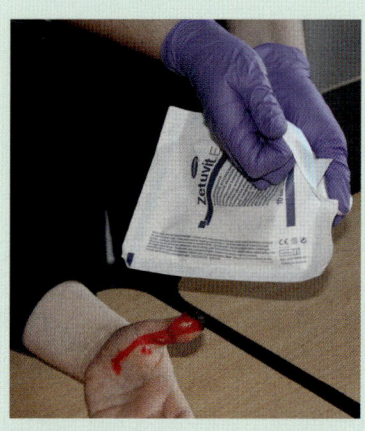

▶ Achte bei Schnitt- und Stichverletzungen auf allfällige innere Blutungen.

▶ Bei Schnittverletzungen sind zusätzlich Verletzungen von Gefäßen, Nerven oder Sehnen zu bedenken. Unterschätze nie die Tiefe eines schmalen Stichkanals, der Stich kann innere Blutungen ausgelöst haben.

▶ Achte bei Schnittverletzungen stets darauf, wodurch sie verursacht wurden: Ist es etwa ein Messer, mit dem zuvor Fleisch geschnitten wurde, ist die Wahrscheinlichkeit einer höheren Keimbelastung groß.

▶ Befindet sich ein **großer Fremdkörper** in der Wunde, belasse und fixiere ihn, um die tamponierende Funktion des Fremdkörpers nicht aufzuheben.

Abbildung 34

Fremdkörper in der Wunde fixieren

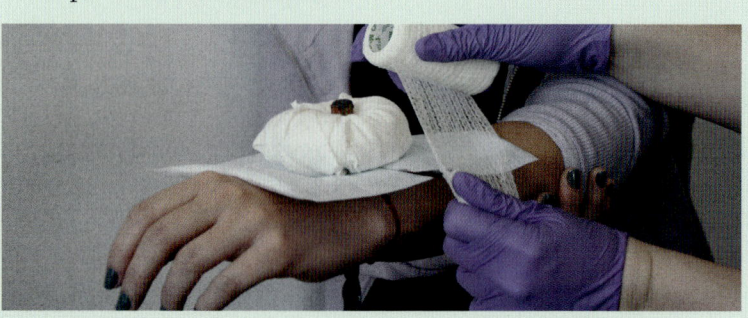

Bisswunden

Bisswunden sind Hautverletzungen, die durch Zähne hervorgerufen wurden. Umfang und Art der Verletzung sind von der Form der Zähne und vom Kaudruck der Kiefer abhängig. Bisswunden bluten meistens nur wenig, sind aber besonders infektionsgefährdet, vor allem bei Bissen durch Fleischfresser.

Die häufige Angst vor einer Übertragung von Tollwut durch **Bisswunden** ist in Österreich derzeit eher unbegründet. Österreich gilt seit September 2008 als tollwutfrei – der letzte nachgewiesene Tollwutfall bei Wildtieren stammt aus dem Jahr 2002. Das gilt nicht für im Ausland erlittene Tierbisse. Eine Tollwutschutzimpfung ist auch **unmittelbar** nach einem Tierbiss noch sinnvoll.

Menschenbisse sind gefährlicher als Tierbisse, weil die Zahnpflege mit antiseptischen oder antibiotikahältigen Zahnpasten („für Frischegefühl und gegen den Mundgeruch") zur Keimselektion resistenter Erreger führt, die im Fall einer Wundinfektion oft schwer zu bekämpfen sind.

Ein Sonderfall der Bissverletzung ist der Giftschlangenbiss, weil neben Keimen dabei ein Toxin direkt in die Wunde appliziert wird. In Österreich bedürfen nach einem Schlangenbiss alljährlich ca. 30 bis 40 Menschen einer stationären Behandlung. Heimische Giftschlangen sind Sandvipern, Kreuzottern und Wiesenottern, deren Bisse jedoch nicht lebensbedrohend sind.

Guter Tipp

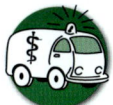

Spektakuläre Maßnahmen wie das Aussaugen mit dem Mund oder das Ausbrennen von Schlangenbissen sowie das Abbinden von Extremitäten oberhalb der Bissstelle machen wenig Sinn. Absaugevorrichtungen wie z. B. Aspivenin® o. Ä. haben nur Erfolg, wenn sie **unmittelbar nach dem Biss** zur Hand sind.

2.1.2 Thermische Wunden

Schädigungen der Haut, die durch hohe oder niedrige Temperaturen entstehen, werden unter dem Begriff „thermische Wunden" zusammengefasst.

Verbrennung und Verbrühung

Jede Schädigung der Haut und des darunter liegenden Gewebes durch hohe Temperaturen wird als Verbrennung bezeichnet. Je höher die Temperatur ist und je länger sie auf die Haut einwirkt, umso

Abbildung 35

Die vier Verbrennungsgrade

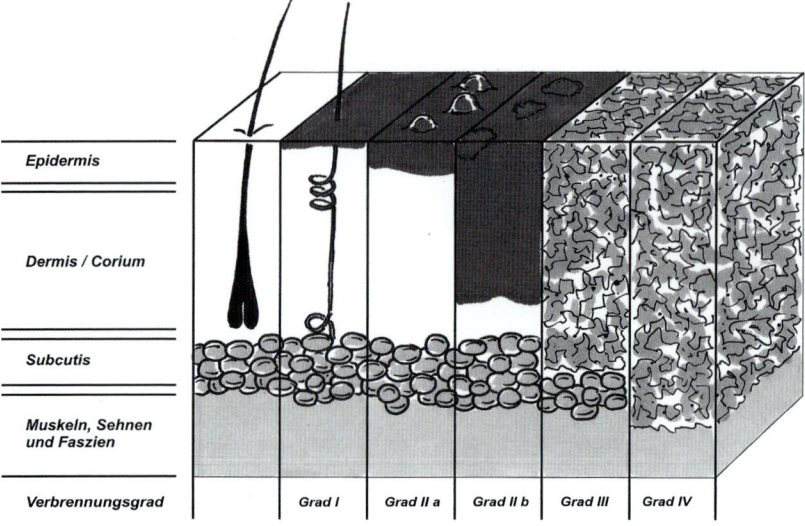

Epidermis					
Dermis / Corium					
Subcutis					
Muskeln, Sehnen und Faszien					
Verbrennungsgrad	Grad I	Grad II a	Grad II b	Grad III	Grad IV

größer ist der Defekt im Gewebe. Als Verbrühung wird eine Verbrennung mit heißen Flüssigkeiten oder Dampf bezeichnet. Die Hitzeeinleitung ins Gewebe erfolgt bei der Verbrühung noch schneller als bei der Verbrennung.

Nach der Tiefenausdehnung in den Hautschichten werden Verbrennungen in vier verschiedene Schweregrade unterteilt:

Abbildung 36

Verbrennung

Epidermis
Oberhaut

Dermis
Lederhaut; von ihren oberen Schichten aus regeneriert die Epidermis

Subkutis
Unterhaut

1. Grad: Rötung und leichte Schwellungen der Haut, Schmerzen, nur die *Epidermis* betroffen, vollständig reversibel

2. Grad: Blasenbildung, starke Schmerzen, Epidermis und *Dermis* betroffen

3. Grad: dunkle oder weiße Nekrosen, weniger Schmerzen, da viele Nervenendungen zerstört sind. Dermis und *Subkutis* betroffen, nur mehr Narbenheilung möglich

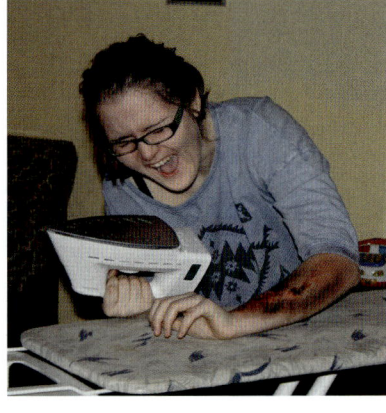

4. Grad: Verkohlung, wenig Schmerzen, alle Hautschichten und darunter liegende Muskeln, Sehnen und Faszien betroffen, nur mehr Narbenheilung möglich. Diesen Verbrennungsgrad gibt es bei Verbrühungen nicht.

Um das Ausmaß größerer Verbrennungen einzuschätzen, wurde vielfach die Fläche der verbrannten Haut mit der **Neunerregel nach Wallace** berechnet: Der Körper des Menschen wird in Flächen geteilt, die jeweils 9 oder ein Vielfaches davon betragen (z. B. Arm: 9 % und Bein: 18 %). Dies wird der Änderung der prozentuellen Flächenverteilung mit dem jeweiligen Lebensalter aber nicht ganz gerecht.

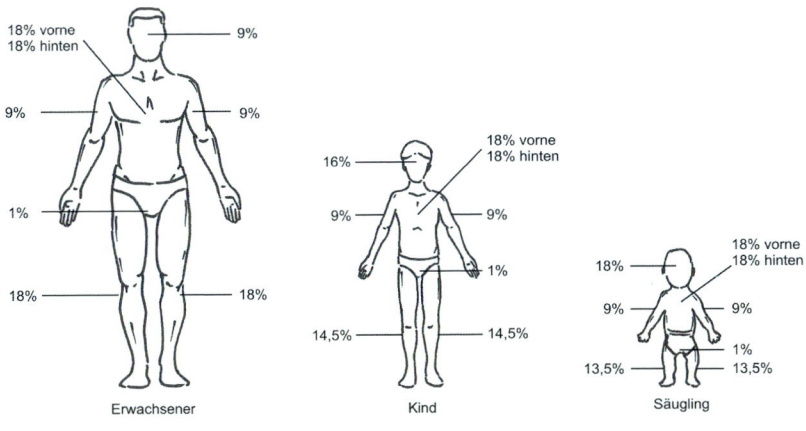

Abbildung 37
Neunerregel nach Wallace

Eine besser zutreffende Berechnung gewährleistet die **Handflächenregel**. Die Handfläche des Betroffenen inklusive der Fläche seiner ausgestreckten Finger beträgt ca. 1 % der Körperoberfläche. Verbrennungen ersten Grades bleiben bei der Einschätzung unberücksichtigt.

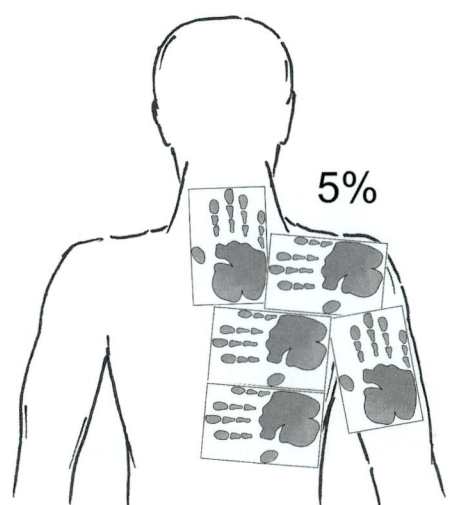
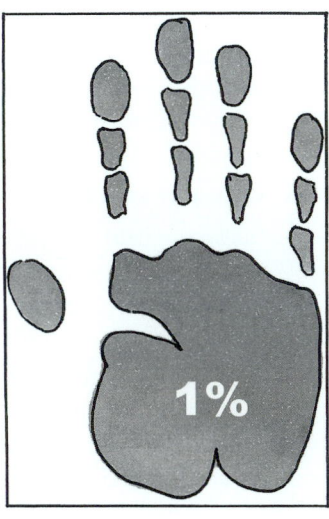

Abbildung 38
Handflächenregel

Bereits ab 10 % zweitgradiger Verbrennungen beim Erwachsenen und ab 5 % verbrannter Körperoberfläche beim Kind kann es zu einem lebensgefährlichen Schock kommen. Durch die von den zugrunde gegangenen Zellen ausgelöste Freisetzung von *Mediatoren* zur Kenntlichmachung und Aktivierung unspezifischer Antikörper wird die *Matrix* zwischen den Kapillarendothelzellen stark aufgelockert und abgebaut; es kommt bei gleichbleibendem Kapillardruck rasch zu erheblichem Flüssigkeits- und Eiweißverlust ins Gewebe. Zusätzlich verliert die verbrannte Haut ihre Kapazität zur Wärmeregulation und es kommt zu erheblichem Wärmeverlust. Die Toleranz für eine Verbrennung ist abhängig von

Mediatoren
chemische
Reaktionsvermittler

Matrix
interzelluläre Stütz- und
Verbindungsstrukturen

▶ Allgemeinzustand,

▶ bestehenden chronischen Erkrankungen,

▶ Begleitverletzungen und

▶ Alter der PatientInnen.

Schwere weitere Komplikationen sind Infektionen sowie ein begleitendes *Inhalationstrauma*.

Inhalationstrauma
ist eine Schädigung
der Luftröhre und des
Bronchialbaumes, die durch
Einatmen von heißer Luft
entsteht.

Welche Maßnahmen ergreife ich bei Verbrennungen oder Verbrühungen?

▶ Lösche Kleiderbrände möglichst rasch (siehe Kapitel 5.1 Brandschutz).

▶ Entferne verbrannte Kleidung oder andere in die Haut eingebrannte Gegenstände nur so weit, als diese nicht fest mit der Haut verschmolzen sind.

▶ Kühle die verbrannte Fläche **unmittelbar nach Entfernen** der Hitzequelle für etwa 5–10 Minuten mit fließendem Wasser, um die Schmerzen des Betroffenen zu lindern. Das Wasser soll eine Temperatur zwischen 20 und 30° C aufweisen, um die Hitzefortleitung in die benachbarten Strukturen sofort zu unterbinden. Wichtiger als die Temperatur ist dabei die Strömung des Wassers zur Hitzeableitung (= physikalisches Prinzip der Konvektion).

▶ Verwende **kein kälteres** Wasser – Gefahr der Unterkühlung!

▶ Decke die Brandwunde nach dem Kühlen mit einer keimfreien **metallisierten** Wundauflage ab. Noch besser eignen sich keimfreie Folien, wie etwa eine Op-Site-Folie aus der Apotheke oder eine Haushalts-Frischhaltefolie aus dem Supermarkt.

▶ Sind mehr als 10 % der Körperoberfläche verbrannt, sollte wegen des zu großen Wärmeverlustes keine Kühlung mehr erfolgen. Später als maximal 10 Minuten nach dem Verbrennungsunfall ist eine Kühlung zwecklos.

Guter Tipp

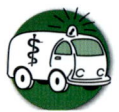

Bringe niemals Öl, Mehl oder andere Hausmittel auf die Brandwunde auf. Verwende Brandgel oder Brandsalben nur bei kleineren Verbrennungen.

Erfrierungen

Unter einer Erfrierung versteht man die Schädigung des Gewebes durch Kälteeinwirkung. Sie tritt bevorzugt an exponierten Körperstellen wie Ohrmuschel oder Nase auf sowie an ungenügend kältegeschützten peripheren Gliedmaßenteilen, wie Finger und Zehen. Hauptursache für Erfrierungen ist **unangepasste Kleidung** bei lang anhaltendem Aufenthalt in tiefen Temperaturen. Begünstigend für Erfrierungen ist eine gleichzeitige **Alkoholisierung**, da es aufgrund der erhöhten Hautdurchblutung zu einem stärkeren Wärmeverlust kommt. Weiters fehlt alkoholisierten Personen durch herabgesetztes Schmerzempfinden die Wahrnehmung der Kälte. Erfrierungen können mit einer allgemeinen Unterkühlung (siehe Kapitel 3.1) kombiniert sein.

Eine Gefahrenquelle ist der sogenannte **Windchill-Faktor**. Bei höheren Windgeschwindigkeiten kommt es zur Abkühlung der Haut unter die gemessene Außentemperatur. Dadurch kann es auch bei Lufttemperaturen über dem Gefrierpunkt zu lokalen Erfrierungen kommen.

Woran erkenne ich eine Erfrierung? Die Hautveränderungen in Erfrierungswunden ähneln denen in Verbrennungswunden, weshalb die Klassifikation nahezu gleich ist. Erfrierungen werden demnach in vier Grade eingeteilt:

1. Grad: blasse Hautfarbe, Schwellung der Haut, Schmerzen
2. Grad: blaurote Hautfarbe, Blasenbildung
3. Grad: beinahe schmerzfreies Absterben des Gewebes
4. Grad: Vereisung und völlige Gewebezerstörung

Erfrierungen ersten Grades heilen in der Regel von selbst ab und bedürfen keiner weiteren Maßnahmen. Kommt es bereits zur Blasenbildung mit starken Schmerzen, ist oft eine stationäre Behandlung erforderlich.

Hauptkomplikation der Erfrierung ist neben einer allfälligen Infektion der Erfrierungswunde eine lokale Thrombose.

> Welche Maßnahmen ergreife ich bei Erfrierungen?
> ▶ Schütze die betroffene Person vor weiterer Kälteeinwirkung.
> ▶ Lege einen trockenen, keimfreien Verband an und achte darauf, keinen Druck auf die erfrorenen Areale auszuüben.
> ▶ Versorge die Person mit heißen, gezuckerten, keinesfalls alkoholischen Getränken. Alkoholische Getränke führen zu einer *Vasodilatation*, wodurch das periphere Auskühlen beschleunigt wird.

Vasodilatation
Gefäßerweiterung

2.1.3 Chemische Wunden

Durch Laugen oder Säuren entstehen Verätzungen an der Haut. Viele Haushaltsputzmittel, auch Reinigungsmittel im Krankenhaus, haben eine ätzende Wirkung. Diese Flaschen sind mit einem schwarzen X auf orangem Hintergrund gekennzeichnet. Bis 2017 können Verpackungen sowohl mit dem schwarzen Kreuz auf orangem Hintergrund

Abbildung 39
neues Gefahrenzeichen
„ätzend"

(= altes Zeichen) als auch mit dem schwarzen Rufzeichen in der roten Raute (= neues Zeichen) versehen sein. Solange das Ätzmittel auf die Haut einwirkt, verursacht es Schäden.

Welche Maßnahmen ergreife ich bei Hautverätzungen?

▶ Achte besonders auf den Selbstschutz, damit du nicht mit dem Ätzmittel in Kontakt kommst.

▶ Trage bei der Versorgung geeignete Handschuhe.

▶ Entferne Kleidung, auf die das Ätzmittel gelangt ist.

▶ Spüle die Wunde mit reinem Wasser und achte darauf, dass das Ätzmittel nicht über die Haut verteilt wird.

▶ Lege eine keimfreie Wundauflage auf die Wunde.

▶ Setze vor allem bei großflächigen Verätzungen einen Notruf ab.

▶ Ergreife alle Maßnahmen der Schockbekämpfung, weil auch bei Verätzungen Schockgefahr besteht, wenn mehr als 10 % der Körperoberfläche (bei Kindern 5 %) betroffen sind.

Zum Wiederholen

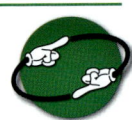

Die Haut ist ein vielseitiges Organ, das den Körper gegen Einflüsse von außen schützt. Kleinere Verletzungen der Haut kommen häufig vor, sind aber in den meisten Fällen ungefährlich und heilen ohne bleibende Schäden. Bei tieferen Wunden können auch Nerven und Gefäße verletzt sein und es kann zu erheblichen Blutungen kommen. Die größte Gefahr stellen aber Wundinfektionen dar. Neben den Platzwunden, den Rissquetschwunden, den Schnitt- und Stichverletzungen zählen auch Wunden durch Bisse, aber auch Verbrennungen und Erfrierungen zu den Hautverletzungen. Die wichtigste Erste-Hilfe-Maßnahme ist das keimfreie Abdecken der Wunden. Blutungen müssen gestoppt werden. Bei drohendem Schock wird mit Maßnahmen der Schockbekämpfung begonnen. Verbrennungen bis höchstens 10 % der Körperoberfläche werden sofort mit Wasser gekühlt, Verätzungen müssen mit Wasser gespült werden.

Zum Üben

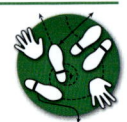

1. Welche Arten von Hautverletzungen kennst du?
2. Nenne die Erste-Hilfe-Maßnahmen bei den einfachen Wunden.
3. Worauf ist bei Stichverletzungen zu achten?
4. Nenne die Erste-Hilfe-Maßnahmen bei Verbrennungen.
5. Welche Maßnahmen musst du bei Verätzungen durchführen?

Zum Nachlesen

Deutschmann, Gerhard (2004): Die Haut und ihre Anhangsgebil-de. Lehrbuch für Krankenpflegepersonal und andere Gesund-heitsberufe. Wien: Springer.

Freudenberger, Tilo (2003): Dermatologie. In: Oestreicher, Elmar/ Burk, Annelie/Burk, Reinhard/Freudenberger, Tilo/Sökeland, Jürgen (Hg.): HNO, Augenheilkunde, Dermatologie und Uro-logie für Pflegeberufe. Stuttgart: Thieme, S. 189–258.

Spöttl, Peter (²2011): Verbrennung – Combustio. In: Redelsteiner, Christoph/Kuderna, Heinz (Hg.): Das Handbuch für Notfall- und Rettungssanitäter. Wien: Braumüller, S. 494–504.

Weidenauer, David/Metnitz, Philipp (²2012): Brandverletzungen. In: Hamp, Thomas/Weidenauer, David (Hg.): Lehrbuch Terti-ale Notfall- und Intensivmedizin. Wien: Springer, S. 257–269.

Im Internet
BurnCase 3D (kostenlose App – Risk-Software, die die Verbren-nungsfläche und die erforderliche Infusionsmenge errechnet)

2.2 Knochen- und Gelenkverletzungen

Heinz Kuderna und Bernhart Idinger

Nach dem Studium dieses Kapitels sollst du ...

... die Arten von Knochenbrüchen kennen.

... die Arten der Gelenkverletzungen kennen.

... verschiedene Knochen- und Gelenkverletzungen erkennen können.

... Erste-Hilfe-Maßnahmen bei Knochen- und Gelenkverletzungen durchführen können.

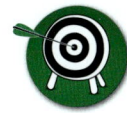
Lernziel

Der Stütz- und Bewegungsapparat besteht aus dem knöchernen Skelett, den Gelenken und Bändern sowie den Skelettmuskeln und Sehnen. Verlet-zungen können alle oder nur einzelne Teile dieses Organsystems betreffen.

Eine genaue Schilderung des Unfallherganges ist für das Erkennen von Verletzungen des Stütz- und Bewegungsapparates wichtig, weil die *Unfallkinematik* zumeist schon Schlüsse zulässt, welche Strukturen ver-letzt worden sein könnten. Die Verletzungswahrscheinlichkeit hängt von der *Unfalldynamik* ab. So sagt z. B. die Unfallkinematik „Sturz auf den rechten Arm und den Kopf" nur aus, **wo die traumatisierende Energie** eingeleitet wurde, d. h., welche Körperteile überhaupt betroffen sind. Ob und zu welchen Verletzungen dieser Sturz möglicherweise ge-führt hat, kann aber erst aus der Unfalldynamik eingeschätzt werden,

Kinematik
Teil der **Mechanik** (= Teil-gebiet der Physik, das die Bewegung materieller Systeme unter dem Einfluss von Kräften untersucht); die K. befasst sich mit den möglichen Bewegungen, ohne die einwirkenden Kräfte zu berücksichtigen

Dynamik
beschreibt die wirklichen Bewegungen unter dem Einfluss von Masse und Kraft; ein Sonderfall der D. ist die Statik (= Lehre vom Gleichgewicht der Kräfte)

d. h., wenn klar ist, **wie groß die eingeleitete Energie** war, nämlich aus welcher Geschwindigkeit heraus der Sturz erfolgt ist.

2.2.1 Knochenbrüche (Frakturen)

Knochenbrüche sind Kontinuitätsunterbrechungen oder Verformungen eines Knochens gegenüber seiner normalen Gestalt durch Einwirken äußerer Gewalt, welche seine Bruchfestigkeit und ohnedies geringe Elastizität übersteigt, und zwar

- ▶ durch direkte Gewalteinwirkung (z. B. ein Schlag direkt auf den Knochen),
- ▶ durch indirekte Gewalteinwirkung (z. B. durch Verdrehen des Unterschenkels im Skischuh).

Bei **geschlossenen Knochenbrüchen** bleibt die Haut intakt, der Weichteilmantel unter der Haut ist dennoch immer verschieden stark mitgeschädigt. Bei **offenen Knochenbrüchen** besteht eine Verbindung zwischen dem Bruch und einer Hautwunde, durch die Keime eindringen und zu einer Infektion des gebrochenen Knochens führen können.

Woran erkenne ich einen Knochenbruch? Sichere Zeichen eines Knochenbruches sind:

- ▶ Fehlstellungen (z. B. Fuß weist in die falsche Richtung, Unterarm weist zwischen Ellbogen- und Handgelenk einen Knick auf usw.),
- ▶ abnorme Beweglichkeit,
- ▶ *Krepitation* der Bruchstelle,
- ▶ Hautperforationen durch Knochenfragmente bei offenen Brüchen.

Krepitation
sehr schmerzhaftes hör- und fühlbares Aneinanderreiben von Frakturteilen

Unsichere Zeichen (wenn sie isoliert auftreten) eines Knochenbruches sind:

- ▶ Schmerz,
- ▶ Schwellung,
- ▶ Bluterguss (Hämatom),
- ▶ eingeschränkte Beweglichkeit.

Guter Tipp

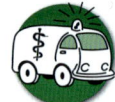

Jeder Knochenbruch führt zu einer Blutung im Frakturbereich. Das Blutvolumen, das dadurch verloren geht, darf nicht unterschätzt werden (vgl. Abbildung S. 77).

Welche Maßnahmen ergreife ich bei Knochenbrüchen?

- ▶ Bewege den Knochenbruch so wenig wie möglich. Neben den durch jede Bewegung ausgelösten Schmerzen besteht das Risiko, im Bruchbereich eine Mitverletzung benachbarter Strukturen wie Blutgefäße und Nerven zu verschlimmern sowie das Bruchhämatom zu vergrößern.

- Unternimm keine Versuche, einen verschobenen Bruch einzurichten.

- Überprüfe die Durchblutung durch Ertasten der Pulse peripher **und** zentral der Bruchstelle.

- Überprüfe die Sensibilität peripher der Bruchstelle.

- Überprüfe **vorsichtig** die aktive Beweglichkeit der angrenzenden Gelenke.

- Stelle den Bruch ruhig, da der größte Schmerz bei der Fraktur das Reiben der Bruchstücke aneinander ist. Für den Arm genügt dazu als erstes Hilfsmittel ein Dreieckstuch. Lege den Unterarm in eine zur Rinne gefaltete Zeitung und mit dieser in das Dreiecktuch. Stabilisiere das Bein mit weichem Polstermaterial (z. B. Tücher, Vlies, weicher Schaumstoff), ohne dabei Druck auszuüben.

- Achte darauf, wenn möglich, die dem gebrochenen Knochen angrenzenden Gelenke mit ruhigzustellen.

- Bedecke aus offenen Knochenbrüchen herausragende Knochenanteile bzw. große Fremdkörper, die belassen werden, mit sterilen Wundkompressen und sorge dafür, dass diese sich in der provisorischen Ruhigstellung nicht bewegen können.

- Führe **frühzeitig Schockbekämpfung** durch (siehe Kapitel 1.3.7).

- Lege **keine Druckverbände** über blutenden offenen Knochenbrüchen an!

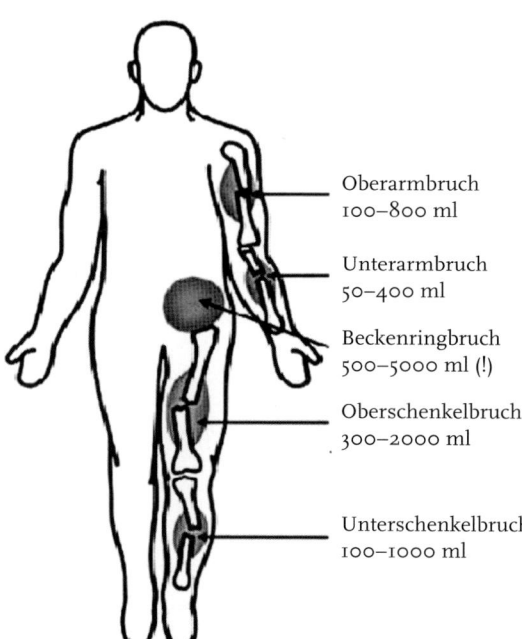

Abbildung 40

Bruchhämatome bei Knochenbrüchen

Oberarmbruch
100–800 ml

Unterarmbruch
50–400 ml

Beckenringbruch
500–5000 ml (!)

Oberschenkelbruch
300–2000 ml

Unterschenkelbruch
100–1000 ml

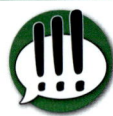

> Durch Knochenbrüche kann es zu begleitenden Verletzungen von Nerven, Gefäßen oder Gelenken kommen. Diese können sowohl primär durch den Unfall als auch sekundär durch unsachgemäße Verbände oder Lagerungen entstanden sein. Ziel jeder Versorgung muss sein, solche sekundären Schäden zu vermeiden.

2.2.2 Gelenkverletzungen

Gelenkverletzungen haben ihre Ursache zumeist in direkter oder indirekter Gewalteinwirkung auf das Gelenk bzw. den oder die gelenkbildenden Knochen. Sie sind oft schwer von Knochenverletzungen zu unterscheiden.

Verstauchung (= Distorsion)

Bei der Verstauchung kommt es zur Zerrung, Überdehnung und zu Teileinrissen in der Gelenkkapsel bzw. in einem oder mehreren dieser verstärkenden bindegewebigen Bändern. Die Stabilität des Gelenkes bleibt im Wesentlichen jedoch erhalten.

Bandriss (= Ligamentruptur)

Ist ein gelenkstabilisierendes Band vollständig gerissen, ist das Gelenk dadurch instabil. Der normale Bewegungsablauf ist nicht mehr gewährleistet. Es kommt bei Belastung zu Teilverrenkungen (= Subluxationen), bei deren Wiederholung der Gelenkknorpel Schaden nimmt. Solche Bandrisse betreffen z. B. die Seitenbänder der Fingergelenke, der Kniegelenke und Sprunggelenke und können mit anderen Bandrissen kombiniert sein, aber auch mit Knochenbrüchen sowie mit Verrenkungen.

Wie erkenne ich Verstauchungen und Bänderrisse?

Hinweise auf beide Gelenkverletzungen sind Schmerzen vor allem bei Bewegung und an der unteren Extremität auch bei Belastung, ferner eine zunehmende Schwellung und eventuell beginnende Hämatomverfärbung. Weiterführende Untersuchungen und die genaue Diagnose sind jedoch ärztliche Aufgaben.

> Welche Maßnahmen ergreife ich bei einer Verstauchung oder einem Bandriss?
> - Stelle das Gelenk ruhig.
> - Kühle die betroffene Stelle, um die Einblutung ins Gewebe und damit die Schwellung und weitere Schmerzen etwas zu reduzieren.
> - Lagere die Extremität zum selben Zweck hoch.
> - Hilf dem oder der Betroffenen, weitere Belastungen zu vermeiden.

▸ Die reine Verstauchung ist keine schwere Verletzung, dennoch sollte sie ärztlich geprüft werden, damit keine Verletzung übersehen wird.

Verrenkung (= Luxation)

Eine Verrenkung ist eine abnorme Verschiebung zwischen den beiden an einem Gelenk beteiligten knorpeligen Gelenkflächen, die so weit geht, dass diese einander nicht mehr berühren und mit eigener Kraft nicht mehr in ihre normale Position zurückgebracht werden können. Bei intaktem Kapselbandapparat sind Verrenkungen nicht möglich. Voraussetzung für eine Verrenkung ist eine stark überdehnte Gelenkkapsel, meistens aber ein Riss in der Gelenkkapsel, vorwiegend an Stellen, an welchen diese nicht durch ein Band verstärkt ist, oder in Verbindung mit einem Bandriss. Je straffer die Gelenkkapsel und der Bandapparat, desto mehr Gewalt ist für eine Verrenkung notwendig (z. B. bei den Fußwurzelgelenken). Je ungleicher das Größenverhältnis zweier zueinandergehörender Gelenkkörper und je lockerer zudem die Gelenkkapsel, um einen großen Bewegungsumfang zu ermöglichen, desto leichter kommt es zur Verrenkung (z. B. beim Schultergelenk, das vorwiegend durch die umgebenden Muskeln stabilisiert wird). Luxationsfrakturen sind Verrenkungen, bei welchen zusätzlich einer der beiden knöchernen Gelenkkörper gebrochen ist.

Woran erkenne ich eine Verrenkung? Sichere Zeichen sind:
▸ Fehlstellung im Gelenk,
▸ Bewegungsverlust mit „federnder Fixation" in Fehlstellung,
▸ anfangs sichtbare Gelenkdeformierung mit leerer Gelenkpfanne und abnormer Lage des Gelenkkopfes,
▸ später zunehmende Schwellung.

Guter Tipp

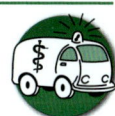

Auch bei einer scheinbar intakten Gelenkfunktion kann eine Luxation bestanden haben, die sich spontan selbst reponiert hat.
Verrenkte Gelenkkörper üben auf Gefäße und Nerven in ihrer Umgebung einen solchen Zug oder Druck aus, dass es rasch zu Funktionsstörungen in deren Versorgungsbereich kommt.
Leichter Zug und Ruhigstellung verringern die Schmerzen bei Knochenbrüchen etwas, verstärken diese aber bei Verrenkungen.

Welche Maßnahmen ergreife ich bei einer Verrenkung?
▸ Stelle das Gelenk unter möglichst wenig Manipulation ruhig, **wenn die Betroffenen einverstanden sind**.
▸ Zumeist wird die Extremität selbst in der Position gehalten, die am wenigsten schmerzt.
▸ Kühle das betroffene Gelenk.

▸ Überprüfe Durchblutung (Puls!), aktive Beweglichkeit und Sensibilität peripher des verrenkten Gelenkes.

▸ Hilf dem oder der Betroffenen, dass die Verrenkung möglichst rasch ärztlich behoben wird.

Guter Tipp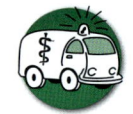

Eine alte Faustregel sagt, dass eine am Tag erlittene Verrenkung eingerichtet werden muss, bevor die Sonne untergeht, und eine in der Nacht erlittene, bevor die Sonne aufgeht, um bleibende Schäden durch eine zu lange bestehende Verrenkung zu vermeiden.

Zum Wiederholen

Knochen- und Gelenkverletzungen sind häufige Verletzungen nach Unfällen. Ohne Röntgengerät sind sie schwer zu diagnostizieren. Bei Verdacht auf eine Knochen- oder Gelenkverletzung ist daher immer ein Krankenhaus aufzusuchen. Die wichtigste Erste-Hilfe-Maßnahme ist das Ruhigstellen der betroffenen Extremität. Da bei Knochenbrüchen große Mengen Blut in das Gewebe verlorengehen können, muss frühzeitig mit der Schockbekämpfung begonnen werden.

Zum Üben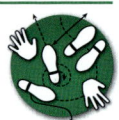

1. Woran erkennst du einen Knochenbruch?
2. Erkläre den Unterschied zwischen sicheren und unsicheren Zeichen eines Knochenbruches.
3. Welche Gelenkverletzungen kennst du?
4. Wie unterscheidet sich eine Distorsion von einer Luxation?
5. Welche Erste-Hilfe-Maßnahmen sind bei einer Luxation durchzuführen?
6. Welche Erste-Hilfe-Maßnahmen sind bei einem Knochenbruch durchzuführen?

Zum Nachlesen

Breusch, Steffen/Mau, Hans/Sabo, Desiderius/Clarius, Michael (Hg.) (⁶2009): Klinikleitfaden Orthopädie Unfallchirurgie. München: Elsevier, Urban & Fischer.

Wochele-Thoma, Erich/Kuderna, Heinz (²2011): Extremitätenverletzungen. In: Redelsteiner, Christoph/Kuderna, Heinz/Kühberger, Rudolf/Baubin, Michael/Feichtelbauer, Erwin/Prause, Gerhard et al. (Hg.): Das Handbuch für Notfall- und Rettungssanitäter: Patientenbetreuung nach Leitsymptomen. Wien: Braumüller, S. 480–493.

2.3 Skelettmuskel- und Sehnenverletzungen

Heinz Kuderna

Nach dem Studium dieses Kapitels sollst du ...

... über die anatomischen Voraussetzungen für die Muskel- und Sehnenfunktion Bescheid wissen.

... wissen, wie Muskel- und Sehnenverletzungen zustande kommen können.

... wissen, wie Muskel- und Sehnenverletzungen zu erkennen sind.

... die Komplikationen von Muskel- und Sehnenverletzungen kennen.

... über die Erste-Hilfe-Maßnahmen von Muskel- und Sehnenverletzungen Bescheid wissen.

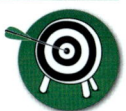

Lernziel

Die Skelettmuskeln sind die Motoren der aktiven Bewegungen der Knochen in den Gelenken. Ihre Aktivität wird von willentlichen oder reflektorischen Impulsen ausgelöst, die – in der Endphase vom Rückenmark ausgehend – über motorische Nerven und deren sogenannte „motorische Endplatten" auf die Muskelfasern übertragen werden und deren Kontraktion hervorrufen. Ein einzelner Skelettmuskel besteht aus einer großen Zahl solcher Muskelfasern, die zumeist am *Periost* eines der zu bewegenden Knochen breitflächig entspringen, dann in zugfeste, nicht kontrahierbare Sehnenfasern übergehen, die zusammen eine Sehne bildend, und schließlich am zweiten zu bewegenden Knochen kleinflächig ansetzen.

Periost
„Bein"haut, die den Knochen überzieht

Da der Muskel die Tendenz hat, dass bei seiner Kontraktion sein Querschnitt zunimmt, wodurch er an Kraft verliert, verläuft er, ev. zusammen mit *synergistischen* Muskeln, in einem aus straffem Bindegewebe gebildeten Schlauch, einer sogenannten **Faszienloge**. Die Unversehrtheit dieser Faszienloge gewährleistet einerseits seine volle Kraft, führt ihn andererseits aber auch und grenzt ihn von seinen *Antagonisten* ab.

synergistisch
zusammenarbeitend

antagonistisch
entgegenarbeitend

Die Faszienlogen gehen in eine Sehnenscheide über, in der die Sehne gegenüber ihrer Umgebung gleiten kann, wenn sich der zugehörige Muskel verkürzt. An den „Streck"seiten der Gelenke sind diese Gleitschichten eher zart. Nur genau über dem Gelenk sind sie durch stärkere quere, bindegewebige Faserzüge gegen seitliches Abgleiten gesichert. An den „Beuge"seiten der Gelenke sind die Sehnen aber nicht nur von einer zarten Gleitschicht umgeben, sondern zusätzlich von einem derben Bindegewebeschlauch, der – ähnlich einem *Bowdenzug* für die Fahrradbremse oder für das Gaspedal beim Auto – verhindert, dass sich die Sehne vom gebeugten Gelenk abhebt, wenn sie unter Zug kommt. Zusätzlich ist diese Beugesehnenscheide oft noch mit bindegewebigen Verstärkungen zu beiden Seiten des Gelenkes am Knochen angeheftet (z. B. die Fingerbeugesehnenscheiden an den Fingergliedern).

Bowdenzug
vom Engländer Sir H. Bowden erfundener Drahtzug, der die Kraft durch einen in einem Metallschlauch befindlichen, verschiebbaren Draht überträgt

2.3.1 Entstehung von Muskel- und Sehnenrissen

Muskel- und Sehnenrisse können durch folgende Einwirkungen entstehen:

- durch ein direktes Trauma von außen am Grund einer tiefen Wunde,
- durch ein direktes Trauma von innen durch einen scharfkantigen Knochenbruch,
- durch ein indirektes Trauma im Rahmen einer plötzlichen, übermäßigen Zugbelastung, die die Gewebereißfestigkeit übersteigt (z. B. Achillessehnenriss beim Skisturz nach vorne bei Nichtauslösen der Fersenautomatik).
- durch ein indirektes Trauma im Rahmen einer Zugbelastung, welche die normale Funktion **nicht** übersteigt, wenn eine chronische Durchblutungsstörung (z. B. Wadenmuskelriss oder Achillessehnenriss nach Trainingspause) oder eine chronische Entzündung vorliegt (z. B. rheumatischer Sehnenriss am Handgelenk),
- durch Abrieb, wenn ein nach einer Fraktur fehlgeheilter Knochen in eine eng anliegende, straffe Sehnenscheide hineinragt (z. B. Daumenstrecksehnenriss am Handgelenk).

Guter Tipp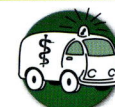

Die Räume der für die Funktion von Muskeln und Sehnen wichtigen Logen und Sehnenscheiden werden von straffem, wenig elastischem Bindegewebe gebildet und sind daher (unverletzt) nicht erweiterbar. Ödeme, Einblutungen, aber auch frakturbedingte Knochenvorsprünge führen daher zur Raumforderung und damit durch Drucksteigerung (insbesondere in den Muskellogen) sehr rasch zu Durchblutungsstörung und/oder Nervenlähmung.

Abbildung 41

schematischer Querschnitt durch einen Unterschenkel, oben die Loge für den vorderen Fußheber und die langen Zehenheber, rechts für den seitlichen Fußheber, hinten für die Fuß- und Zehenbeuger und die Wadenmuskeln

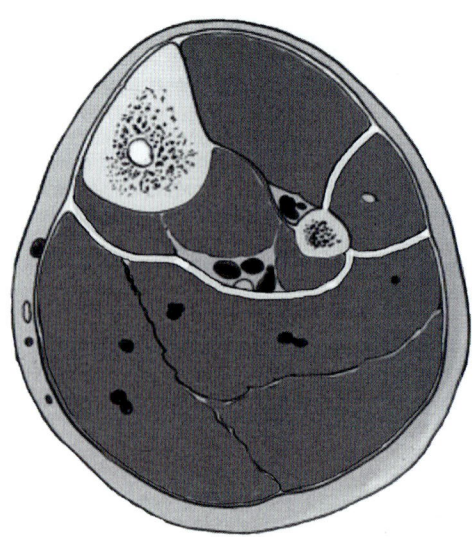

Wie erkenne ich einen **Muskelriss?**

▶ Plötzlich auftretende Schmerzen, die auch als Stoß oder Schlag empfunden werden

▶ Neuerliche Schmerzauslösung beim Versuch, den betreffenden Muskel aktiv zu benützen

▶ Deutliche Kraftverminderung bei jedoch zumeist erhaltenem Funktionsumfang

▶ Anfangs tastbare, schmerzhafte Delle im Muskel

▶ Später zunehmende Schwellung **ohne** Hämatomverfärbung, wenn die Faszie nicht ebenfalls gerissen ist, sowie eine allmählich zunehmende Verhärtung

Guter Tipp

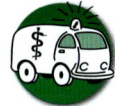

Fühlt sich der betreffende Muskel in seinem Verlauf zunehmend hart an und zeichnen sich gleichzeitig **beginnende neurologische Funktionsausfälle** ab, besteht Verdacht auf einen **gesteigerten Logendruck**, der durch chirurgische Logenspaltung rasch behoben werden muss, damit es nicht zu bleibenden Funktionsausfällen kommt. Hauptursachen für gesteigerten Logendruck sind Einblutungen bei geschlossenen Frakturen, Schwellungen bei Entzündungen oder nach Überanstrengung auch **ohne** Muskelriss.

Wie erkenne ich einen **Sehnenriss?**

▶ Plötzlich auftretende Schmerzen

▶ Zumeist vollkommener Funktionsverlust der betreffenden Sehne (z. B. Streckunfähigkeit des Daumenendgelenkes bei Riss der langen Daumenstrecksehne, Geh- und Stehschwierigkeiten unmittelbar nach Riss der Achillessehne)

▶ Tastbare Delle im Verlauf der Sehne

Welche Maßnahmen ergreife ich bei einem Muskel- oder Sehnenriss?

▶ Kühle die Rissstelle, das lindert die Schmerzen und vermindert den sich entwickelnden Bluterguss.

▶ Lagere die betreffende Extremität zum selben Zweck hoch.

▶ Hilf den Betroffenen, Belastungen zu vermeiden.

▶ Muskel- und Sehnenrisse bedürfen der ärztlichen Behandlung. Solche der unteren Extremitäten auch dann, wenn sie nicht chirurgisch zu versorgen sind, weil sie einer medikamentösen Thromboseprophylaxe bedürfen. Die Gefahr tiefer Wadenvenenthrombosen ist bei diesen Verletzungen besonders groß.

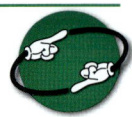

Zum Wiederholen

Muskel und Sehnen können durch direkte Traumata von außen oder von innen im Rahmen von Knochenbrüchen verletzt werden, durch plötzliche übermäßige Zugbeanspruchung oder durch normale Beanspruchung bei chronischer Durchblutungsstörung, Entzündung oder mechanischem Abrieb reißen. Muskeln und Sehnen bedürfen für ihre Funktion intakter Faszienlogen bzw. Sehnenscheiden. Diese sind wenig elastisch. Kommt es darin durch Ödeme, Einblutungen, Entzündungen oder verschobene Knochen zur Raumforderung, kann die dadurch bedingte Logendrucksteigerung so groß sein, dass es zur akuten Durchblutungsstörung und Nervenlähmung kommt. Diese Alarmzeichen machen eine rasche chirurgische Intervention notwendig, damit nicht eine bleibende Funktionsstörung entsteht. Muskel- und Sehnenrisse bedürfen in jedem Fall ärztlicher Diagnose und Behandlung.

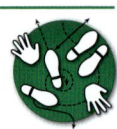

Zum Üben

1. Wozu dienen Muskeln und Sehnen und wie funktionieren sie?
2. Was sind die Anzeichen für einen Muskelriss und wie unterscheiden sich diese von den Anzeichen eines Sehnenrisses?
3. Worin bestehen die anatomisch bedingten Gefahren nach einem Muskelriss?
4. Welche Erste-Hilfe-Maßnahmen sind nach einem Muskel- oder Sehnenriss zu ergreifen?

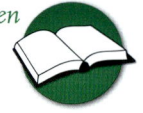

Zum Nachlesen

Wochele-Thoma, Erich/Kuderna, Heinz (²2011): Extremitätenverletzungen. In: Redelsteiner, Christoph/Kuderna, Heinz/Kühberger, Rudolf/Baubin, Michael/Feichtelbauer, Erwin/Prause, Gerhard et al. (Hg.): Das Handbuch für Notfall- und Rettungssanitäter: Patientenbetreuung nach Leitsymptomen. Wien: Braumüller, S. 480–493.

3 Besondere Notfälle

Die Maßnahmen in Kapitel 2 „Weitere Erste Hilfe" beziehen sich in erster Linie auf Personen, welche einfache, unkomplizierte Verletzungen duch leichte Unfälle erlitten haben. Unter dem aktuellen Kapitel „Besondere Notfälle" sind jene Erste-Hilfe-Maßnahmen beschrieben, die bei komplexen Ereignissen vonnöten sind. Die lebensrettenden Sofortmaßnahmen und die Maßnahmen der weiteren Ersten Hilfe sind Grundlagen für die Versorgung dieser Verletzungsmuster.

3.1 Störungen durch Wärme- und Kälteeinwirkung

Markus Winnisch

Nach dem Studium dieses Kapitels sollst du ...

... verstehen, wie der Körper die Körperkerntemperatur regulieren kann und warum das für ein Überleben unbedingt notwendig ist.

... die verschiedenen Störungen im Temperaturhaushalt erkennen können.

... wissen, welche Maßnahmen der Ersten Hilfe bei Überhitzung, Sonnenstich, Unterkühlung und Fieber anzuwenden sind.

Lernziel

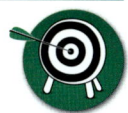

3.1.1 Die Körpertemperatur

Der Mensch ist auf die Aufrechterhaltung einer bestimmten, relativ konstanten Körperkerntemperatur angewiesen. Nahezu alle biochemischen und physiologischen Vorgänge im Körper benötigen diese Temperatur, um regelrecht ablaufen zu können.

Da die Umgebungstemperatur in Mitteleuropa meistens unterhalb der Körpertemperatur des Menschen liegt, müssen Vorgänge stattfinden, die eine normale Körpertemperatur trotzdem ermöglichen (Bekleidung, Bewegung etc.). Ebenso muss der Körper auf überschüssige Wärme, die z. B. durch starke Muskelbewegung entsteht, reagieren können. Sind die körpereigenen Mechanismen zur Wärmeregulation erschöpft, kann es zu Entgleisungen der Körpertemperatur kommen, was zu Funktionseinschränkungen bis hin zu Funktionsausfällen und zum Tod des Menschen führen kann.

3.1.2 Wie funktioniert die Temperaturregulation beim Menschen?

Die normale **Körperkerntemperatur** des Menschen liegt zwischen 36–37,5 °C. Sie ist beim gesunden Menschen normalen, hormonell bedingten und tageszeitlichen Schwankungen unterworfen. Minimale Werte finden sich zwischen Mitternacht und dem Morgen, ein Maximum gegen Abend. Bei Frauen gibt es außerdem menstruationszyklusabhängige Schwankungen. Da der Körper an der Oberfläche Wärme an die Umgebung abgibt (sofern diese kühler ist), entsteht ein Temperaturgefälle zwischen dem Körperkern (innerer Rumpf und Schädel), den Extremitäten und der Haut. Bei korrekter Messung der Körpertemperatur wird die Temperatur des Körperkerns bestimmt und zur Beurteilung einer möglichen Störung herangezogen. Dies ist an verschiedenen relativ gut zugänglichen Stellen möglich (unter der Zunge, unter den Achseln, im *Rektum* am *Trommelfell*) wobei besonders die Messung per *Infrarotthermometer* am Trommelfell schnell durchführbar ist, sehr exakte Werte liefert (Trommelfelltemperatur = Temperatur im Innenohr = Körperkerntemperatur) und zum klinischen Standard zählt.

Sinkt die Körperkerntemperatur unter den normalen Wert ab, sprechen wir von *Hypothermie*. Steigt die Temperatur aufgrund einer Überlastung der körpereigenen Regulationsmechanismen über den normalen Wert an, sprechen wir von *Hyperthermie*. Unter der Bezeichnung „Fieber" verstehen wir eine Erhöhung der Körperkerntemperatur über 37,5 °C, die vom Körper aktiv eingeleitet und aktiv gesteuert wird, um z. B. in den Körper eingedrungene Erreger (Bakterien, Viren etc.) unschädlich zu machen. Reguliert wird die Körpertemperatur über den *Hypothalamus*, ein Mess- und Regelsystem, dessen Zentrum im Gehirn liegt. Als Messfühler dienen Nerven in der Körperschale (Haut, Extremitäten etc.), im Körperkern und im zentralen Nervensystem.

Mechanismen zur Temperaturregulation beim gesunden Menschen

Im zentralen Temperaturregelsystem des Körpers wird eine bestimmte Soll-Temperatur eingestellt. Diese liegt beim gesunden Menschen im Normalbereich (36–37,5 °C), kann aber bei Bedarf wesentlich erhöht werden (Fieber). Kommt es zu einem Unterschied zwischen der Soll- und der momentanen Ist-Temperatur, benötigt der Körper aktive Mechanismen zur Temperaturänderung. Einer dieser Mechanismen ist die Hautdurchblutung. Gesteuert vom vegetativen Nervensystem, kann die Durchblutung der Blutgefäße in der Haut je nach Bedarf reguliert werden. Warmes Blut an der Körperoberfläche führt nach dem gleichen Prinzip wie bei Heizkörpern dazu, dass mehr Wärme an die Umgebung abgegeben wird.

Durch *Vasokonstriktion* wird weniger warmes Blut an die Körperoberfläche gebracht und daher auch weniger Wärme abgegeben. Die Haut erscheint blass, im Extremfall sogar *zyanotisch,* und fühlt sich kühl an. Diese Engstellung kann so weit führen, dass es zu Gewebeschäden aufgrund mangelnder Blutversorgung kommt, wie dies beispielsweise bei Erfrierungen der Fall ist.

Rektum
Enddarm

Trommelfell
Verbindung Gehörgang und Mittelohr; dient der Schallweiterleitung

Infrarotthermometer
Durch Infrarotlicht kann das Thermometer die Temperatur einer beliebigen Oberfläche bestimmen.

Hypothermie
Unterkühlung; die Körperkerntemperatur ist niedriger als 36 °C

Hyperthermie
Überhitzung; die Körperkerntemperatur ist höher als 37,5 °C. Im Gegensatz zum Fieber ist diese Temperaturerhöhung aber NICHT vom Körper gewünscht.

Hypothalamus
Teil des Gehirns; Regelstelle für viele wichtige Körperfunktionen

Vasokonstriktion
Verengung der Blutgefäße

Zyanose
Blaufärbung der Haut, beginnend an den Schleimhäuten (Lippen, Mundhöhle), welche auf eine Unterversorgung mit Sauerstoff hinweisen kann

Durch *Vasodilatation* wird mehr warmes Blut an die Körperoberfläche gebracht und somit mehr Wärme abgegeben. Die Haut ist gerötet und fühlt sich warm an.

Weitere Mechanismen für die Temperaturregulation sind:

- ▶ Schwitzen: Über Schweißdrüsen der Haut wird Schweiß an die Hautoberfläche gebracht und verdunstet dort. Die entstehende Kälte kühlt den Körper ab.
- ▶ Muskelbewegung, Muskelzittern: Durch das Bewegen der Muskulatur (willkürlich) und das Zittern der Muskeln (unwillkürlich) kommt es zur Produktion von Wärme.
- ▶ Bewusste Handlungen zur Temperaturregulation: Durch das bewusste An- oder Ausziehen von Kleidung oder das Zu- oder Abdecken kann der Mensch auch bewusst die Körpertemperatur regulieren. Ist der Soll-Wert höher als der Ist-Wert, fühlen wir Kälte und versuchen, uns bewusst aufzuwärmen. Ist der Soll-Wert niedriger als der Ist-Wert, fühlen wir Hitze und versuchen, uns abzukühlen.

Meistens greifen mehrere Regulationsmechanismen gleichzeitig ein.

3.1.3 Temperaturbereiche außerhalb der Norm: Hypo- und Hyperthermie

Je nach Ausprägung einer Hypo- oder Hyperthermie kommt es zu verschiedenen Mechanismen, mit dem Zweck, eine normale Temperatur wiederherzustellen.

> Je weiter die Körperkerntemperatur vom Normalwert entfernt ist, desto eher kommt es zu Funktionseinschränkungen oder sogar zum Ausfall bestimmter Organsysteme.

Die Einteilung der Temperaturwerte über dem Normalwert ist nur bei Fieber üblich. Im Rahmen der Hyperthermie gibt es keine genauen Unterteilungen. Die Definition der Temperaturgrenzen ist in der Literatur sehr variabel gewählt und variiert auch individuell bei den PatientInnen. Deshalb sollen die Grenzen als fließende Übergänge interpretiert werden.

Hypothermie

Zu den Ursachen einer Hypothermie zählen:

- ▶ Unangepasstes Verhalten: zu dünne Kleidung bei kalten Außentemperaturen, regendurchnässte Kleidung und Wind

Vasodilatation
Erweiterung der Blutgefäße

Das Gegenteil von Vasodilatation ist die Vasokonstriktion.

Kernaussage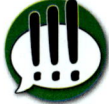

	Körperkern	Bezeichnung	Gegenregulation	Klinische Symptome
HYPERTHERMIE/FIEBER	> 40 °C	sehr hohes Fieber	Zur **Fiebersenkung:** Schwitzen, aktives Entkleiden, starke Hautdurchblutung	Bewusstseinsstörungen bis zur Bewusstlosigkeit, Atemfrequenz massiv erhöht, Herzfrequenz massiv erhöht, Halluzinationen, Unruhe, Krämpfe, oft trockene Haut, Übelkeit, Erbrechen, Kopfschmerz
	39,1 °C–39,9 °C	hohes Fieber	Zur **Fiebererhöhung:** Kältegefühl, aktives Bekleiden, Schüttelfrost, geringe Hautdurchblutung	Müdigkeit, Atemfrequenz erhöht, Herzfrequenz erhöht, warme Haut, Krankheitsgefühl
	38,6 °C–39 °C	mäßiges Fieber		
	38,1 °C–38,5 °C	leicht erhöhte Temperatur		
	37,5 °C–38 °C	subfebrile Temperatur		
	36 °C–37,5 °C	NORMAL		
HYPOTHERMIE	34 °C–36 °C	Erregungsstadium	Kältezittern, Hautdurchblutung minimal, aktives Bekleiden	Atemfrequenz hoch, Herzfrequenz hoch, Blutdruck hoch, Blässe, Zyanose, Schmerzen (Finger, Zehen)
	32 °C–34 °C	Erschöpfungsstadium	Zittern kaum möglich	zunehmende Muskelstarre, Bewusstseinstrübung, Atemfrequenz niedrig, Herzfrequenz niedrig, Blutdruck niedrig, Halluzinationen, Müdigkeit, Sprachstörungen, Amnesie
	28 °C–32 °C	Lähmungsstadium		extreme Schläfrigkeit, Bewusstseinsstörungen bis Bewusstseinsverlust, Atmung sehr flach und langsam, Blutdruck kaum messbar, Herzfrequenz langsam, Herzrhythmusstörungen, *Pupillenreflex* noch auslösbar
	< 28 °C	„Scheintod"		

Tabelle 3
Thermoregulations-
störungen

Pupillenreflex
= normal, wenn sich die
Pupillen bei einem hellen
Lichtreiz rasch verengen
(beim Hineinleuchten in
ein Auge müssen sich beide
Pupillen verengen)

▶ Vergiftungen: Kommt es zu Bewusstseinsstörungen oder Bewusstlosigkeit, fällt die Möglichkeit der bewussten Steuerung der Körpertemperatur weg. (Beispiel: Schlafmittelüberdosierung: PatientIn schläft leicht bekleidet bei offenem Fenster auf dem Bett ein, Absinken der Raumtemperatur, eventuell lebensbedrohliche Unterkühlung)

▶ Alkoholeinnahme: Durch die alkoholbedingte Fehleinstellung des Soll-Wertes entsteht ein Hitzegefühl. Alkoholisierte Personen entkleiden sich bewusst und versuchen sich abzukühlen. Dadurch sinkt die Körperkerntemperatur tatsächlich unter normale Werte ab. Hier sind auch kombinierte Probleme durch alkoholbedingte Vasodilatation und Bewusstseinseinschränkungen möglich.

▶ Trauma in kalter Umgebung, wenn etwa nach einem Sturz und einer damit einhergehenden Verletzung keine Hilfe geholt werden kann

▶ Schock: Mangelnde körpereigene Regulationsmechanismen im Rahmen des Schocks können zur raschen Unterkühlung führen.

Guter Tipp

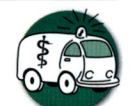

Auch bei Außentemperaturen von 20–25 °C kann es zur Unterkühlung kommen!

Physiologische Mechanismen bei der Unterkühlung: Im Laufe der Abkühlung versucht der Körper mit allen zur Verfügung stehenden Mechanismen ein weiteres Auskühlen des Körperkerns und damit der lebenswichtigen Organe zu verhindern. Dies hat zur Folge, dass schon am Beginn der Abkühlung vor allem Haut und Extremitäten kaum durchblutet werden. Aktive Mechanismen des Körpers zur Erwärmung (wie z. B. Muskelzittern) sind nur bis zu einer gewissen Temperatur möglich, da es darunter zu Lähmungen der Muskulatur kommt. Auch das Herz, das ja ein Muskel ist, kann seine Tätigkeit nur bis zu einer bestimmten Temperatur regelrecht ausführen.

Wie erkenne ich eine Unterkühlung? Die klinischen Symptome und die Unterkühlungsstadien sind in Tabelle 3 zusammengefasst. Aus der Auffindesituation (ein Schifahrer wird von der Rettungsmannschaft entdeckt, eine alkoholisierte Person wird in der Nacht nur leicht bekleidet und schlafend im Freien gefunden u. Ä.) können Rückschlüsse auf Thermoregulationsstörungen gemacht werden, aber auch aus der Anamnese:

▶ Erregungsstadium: Unruhe, bewusste „wärmende Muskelbewegungen", unwillkürliches Muskelzittern, Blässe, kalte Haut, eventuell Zyanose (besonders der Schleimhäute), Atem- und Herzfrequenz erhöht, schmerzende Gliedmaßen

▶ Erschöpfungsstadium: Muskelstarre, Bewusstseinstrübung, Halluzinationen, Müdigkeit, Sprachstörungen, Gedächtnisstörungen, Herzfrequenz niedrig, Blutdruck niedrig, Atemfrequenz niedrig

▶ Lähmungsstadium: extreme Schläfrigkeit, Bewusstseinsstörungen bis zum Bewusstseinsverlust, Herzrhythmusstörungen, Atmung sehr flach und langsam, Blutdruck kaum messbar, Herzfrequenz langsam, Pupillenreflex noch auslösbar

▶ Endstadium, „Scheintod": Bewusstlosigkeit, Herzstillstand, Kammerflimmern, Asystolie, unregelmäßige Atmung – Atemstillstand, Pupillenreflex nicht auslösbar

Guter Tipp

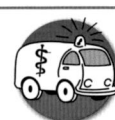

Welche Maßnahmen ergreife ich bei einer Unterkühlung?
▶ Unterkühlte Personen dürfen sich nicht bewegen und auch nicht bewegt werden.

Das aktive und passive Bewegungsverbot ist wichtig, weil durch beginnende, wenn auch passive körperliche Aktivität kaltes Blut aus den Extremitäten in den wärmeren, jedoch schon grenzwertig kalten Körperkern transportiert wird. Dadurch kann es sein, dass die Körperkerntemperatur rasch so tief abfällt, dass es zum Herzstillstand und damit zum Atem-Kreislauf-Stillstand kommt. Dieses Phänomen wird Bergetod genannt und kann selbst durch nur geringe Lageveränderungen eintreten.

► Stelle die Notfalldiagnose und handle dementsprechend.

Guter Tipp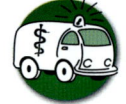

Wenn du im Rahmen einer Reanimation den Verdacht hast, dass die Körperkerntemperatur niedriger als 30 °C ist, darfst du in Summe maximal 3-mal defibrillieren, bis die Körpertemperatur wieder auf über 30 °C gestiegen ist.

Bei ansprechbaren Personen gilt:

► Entferne nasse Kleidung und ersetze sie durch trockene.

► Bedecke den Kopf, denn hier ist der Wärmeverlust besonders groß.

► Schütze die Person vor weiterem Wärmeverlust.

► Setze den Notruf ab.

► Sorge für warme Luft zum Atmen, aber wärme die unterkühlte Person NICHT AKTIV mit einem Heizlüfter.

► Gib der Person warme und gezuckerte Getränke, aber keinen Alkohol.

► Wärme die Person am Körperstamm passiv durch Decken, aber nicht aktiv durch warmes Wasser.

Sonnenstich

Der Sonnenstich entsteht durch direkte Sonneneinstrahlung auf den Kopf. Betroffen sind daher Personen, die sich ohne Kopfbedeckung in der Sonne aufhalten.

Woran erkenne ich einen Sonnenstich? Die Symptome treten meist mit einiger Verzögerung auf. Charakteristisch sind Kopfschmerzen, Schwindel, Rötung des Kopfes, aber auch Nackensteifigkeit, Übelkeit und Erbrechen.

Welche Maßnahmen ergreife ich bei einem Sonnenstich?

► Schütze Betroffene vor weiterer Sonneneinstrahlung.

► Kühle den Kopf durch Auflegen kalter, feuchter Tücher.

► Lagere die Person mit erhöhtem Oberkörper.

Hyperthermie

Zu den Ursachen einer Hyperthermie zählen:

- unzureichende Abkühlung der Atemluft und unzureichende Schweißabgabe als Folge von unzureichender Kompensation des Flüssigkeitsverlustes,
- übermäßige körperliche Anstrengung, kombiniert mit warmer, feuchter Umgebungsluft,
- erschwerte Schweißabgabe durch übermäßige Bekleidung,
- heiße Umgebung (Kleinkind in einem geschlossenen Auto in der Sonne oder eine verriegelte Saunatüre).

Physiologische Mechanismen bei einer Hyperthermie: Der Körper ist nicht in der Lage, durch eigene Mechanismen die Körpertemperatur auf normale Werte abzukühlen. Dadurch kommt es zu einem unkontrollierbaren Anstieg der Temperatur, oft auf über 40 °C.

> Hyperthermie ist vom Fieber abzugrenzen, das eine gewollte Sollwert-Erhöhung der Temperatur zu bestimmten Zwecken darstellt.

Kernaussage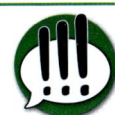

Bei direkter Einwirkung der Hitze auf den Kopf kommt es zu einem allmählichen Anschwellen des Gehirns. Da sich das Gehirn im harten Schädel nicht ausdehnen kann, steigt der Druck innerhalb der Schädelhöhle an (siehe Kapitel 3.4 Schädel-Hirn-Trauma).

Wie erkenne ich eine Überhitzung?

- Heiße, rote Haut, eventuell auch Blässe
- Kalter, klebriger Schweiß oder fehlende Schweißabsonderung
- Bewusstseinsstörungen, Halluzinationen
- Unruhe
- Krämpfe
- Atem- und Herzfrequenz massiv erhöht

Welche Maßnahmen ergreife ich bei einer Überhitzung?
- Stelle die Notfalldiagnose und handle dementsprechend.

Bei ansprechbaren Personen gilt:
- Schütze Betroffene vor weiterer Sonneneinstrahlung oder Temperatureinwirkung, indem du sie in den Schatten oder aus dem überhitzten Raum ins Freie bringst.
- Entferne die Kleidung. Achte dabei auf das Schamgefühl der überhitzten Person.

> ▸ Kühle den Körper durch Auflegen kalter, feuchter Tücher auf Kopf und Oberkörper.
>
> ▸ Wenn keine Bewusstseinstrübung vorliegt, gib den Betroffenen kühle, aber **nicht eiskalte** Elektrolytgetränke oder Ähnliches zu trinken.
>
> ▸ Bitte Personen mit blasser, kalter Haut sich hinzulegen und lagere die Beine erhöht, Personen mit roter, heißer Haut lagere mit erhöhtem Oberkörper.
>
> ▸ Führe alle Maßnahmen der Schockbekämpfung durch.
>
> ▸ Treten Bewusstseinsstörungen oder Erbrechen auf, setze einen Notruf ab.

Guter Tipp

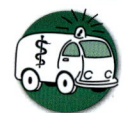

Komplikationen sind Hirnschwellung mit Hirndrucksteigerung, die zu Atem-Kreislauf-Stillstand und Tod führen können.

Fieber

Folgende Ursachen können Fieber zu Grunde liegen:

> ▸ Infektionen durch Bakterien, Viren, Pilze, Parasiten
>
> ▸ Fieber als unspezifisches Symptom diverser Erkrankungen (z. B. Tumore)
>
> ▸ Fieber im Rahmen einer leichten Impfreaktion
>
> ▸ Störungen des Temperaturregulationszentrums durch Trauma – **selten**
>
> ▸ FUO *(fever of unknown origin)* = Fieber unbekannter Ursache

Welche Maßnahmen ergreife ich bei Fieber?

Da Fieber ein Symptom und keine eigenständige Erkrankung ist, beziehen sich die Maßnahmen sehr stark auf die Ursache des Fiebers. Fiebersenkung sollte nicht ohne ärztliche Konsultation eigenständig durch die Gabe von Medikamenten erfolgen, auch wenn diese in der Apotheke frei erhältlich sind. Fieber dient dem Körper vor allem zur Bekämpfung von Infektionserregern. Wird nun medikamentös eine nicht adäquate Fiebersenkung durchgeführt, kann das schwerwiegende Folgen wie Ausbreitung einer Infektion haben.

Allgemein unterstützende Maßnahmen bei Fieber:

> ▸ Da fiebernde Personen viel Flüssigkeit verlieren, gib ihnen ausreichend zu trinken.
>
> ▸ Lindere einen Schüttelfrost durch Zudecken und Wärmeerhaltung.
>
> ▸ Lüfte im Krankenraum ausreichend.

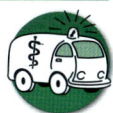

Guter Tipp

In der Phase des Fieberanstiegs (Ist-Temperatur ist zu niedrig) ist den Betroffenen eher kalt, sie haben eventuell Schüttelfrost, ziehen sich bewusst wärmer an und ihre Haut ist eher schlecht durchblutet. In der Phase des Abfieberns (Ist-Temperatur ist zu hoch) ist den Betroffenen heiß, sie schwitzen stark, sie entkleiden sich oder decken sich im Bett ab, ihre Haut ist heiß und rot.

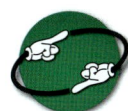

Zum Wiederholen

Der menschliche Körper ist ständig bemüht, die Körperkerntemperatur im Normalbereich zwischen 36 und 37,5 °C zu halten. Dafür steht ihm eine Reihe an Regulationsmechanismen zur Verfügung. Ist der Körper nicht mehr in der Lage, die Normaltemperatur einzustellen, kommt es zur Hypothermie (Unterkühlung) oder zur Hyperthermie (Überhitzung). Bei Fieber wird die Körpertemperatur aktiv erhöht. Schwere Temperaturentgleisungen können zu lebensbedrohlichen Zuständen führen, die rasch erkannt und richtig behandelt werden müssen.

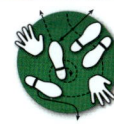

Zum Üben

- Ab welcher Körperkerntemperatur sprechen wir von Unterkühlung?
- Warum sprechen wir von „Körperkerntemperatur"?
- Mit welchen Mechanismen kann der Körper die Körperkerntemperatur steuern?
- Wie werden unterkühlte Personen im Rahmen der Ersten Hilfe richtig versorgt?
- Was ist der Unterschied zwischen Hyperthermie und Fieber?
- Wie wird eine Person, bei der wir eine Überhitzung vermuten, richtig versorgt?
- Wie fühlen sich Personen, deren Körpertemperatur bei der Entwicklung von Fieber gerade ansteigt?

Zum Nachlesen

Hick, Christian/Hick, Astrid (Hg.) (⁴2002): Kurzlehrbuch Physiologie, München, Jena: Urban & Fischer.

Janata, Karin (²2011): Fieber. In: Redelsteiner, Christoph/Kuderna, Heinz/Kühberger, Rudolf/Baubin, Michael/Feichtelbauer, Erwin/Prause, Gerhard et al. (Hg.): Das Handbuch für Notfall- und Rettungssanitäter. Wien: Braumüller, S. 383–387.

Madler, Christian/Jauch, Karl-Walter/Werdan, Karl (³2005): Das NAW-Buch. Akutmedizin der ersten 24 Stunden. München, Jena: Urban & Fischer.

Röggla, Martin/Domanovits, Hans (²2011): Umweltbedingte Notfälle. Notfälle durch Sonnen- und Hitzeeinwirkung. In: Redelsteiner, Christoph/Kuderna, Heinz/Kühberger, Rudolf/Baubin, Michael/Feichtelbauer, Erwin/Prause, Gerhard et al. (Hg.): Das Handbuch für Notfall- und Rettungssanitäter. Wien: Braumüller, S. 412–415.

Röggla, Martin/Domanovits, Hans/Elsensohn, Fidel (²2011): Umweltbedingte Notfälle. Notfälle durch Kälteeinwirkung. In: Redelsteiner, Christoph/Kuderna, Heinz/Kühberger, Rudolf/Baubin, Michael/Feichtelbauer, Erwin/Prause, Gerhard et al. (Hg.): Das Handbuch für Notfall- und Rettungssanitäter. Wien: Braumüller, S. 405–411.

Schewior-Popp, Susanne/Sitzmann, Franz/Ullrich, Lothar (Hg.) (¹¹2009): THIEMEs Pflege. Das Lehrbuch für Pflegende in Ausbildung. Stuttgart: Thieme.

3.2 Strom- und Blitzunfälle

Mario Krammel

Lernziel

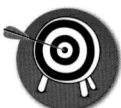

Nach dem Studium dieses Kapitels sollst du …

… über die gesundheitlichen Folgen von Stromunfällen Bescheid wissen.

… die Einflussfaktoren bei Stromunfällen kennen.

… zwischen Nieder- und Hochspannungsunfällen unterscheiden können.

… die wichtigsten Präventionsmaßnahmen gegen Stromunfälle kennen.

… über die Besonderheiten von Blitzunfällen Bescheid wissen.

Stromunfälle sind größtenteils vermeidbar, sie sind in 95 % der Fälle auf Leichtsinn und missachtete Sicherheitsregeln zurückzuführen. Nur in 5 % der Fälle liegen technische Gerätedefekte vor.

Verletzungen durch Strom und Blitzschlag betreffen in erster Linie Männer im dritten Lebensjahrzehnt. Ein großer Teil der Verletzungen ereignet sich während der Arbeit. Zirka 60 bis 70 % der Stromunfälle ereignen sich durch Haushaltsstrom. Sechs Menschen kamen 2012 bei Elektrounfällen ums Leben. Drei Personen im Alter zwischen 25 und 64 Jahren starben durch einen Blitzschlag.

3.2.1 Der Stromunfall

Die Verletzungen bei einem Stromunfall werden durch die Elektrizität, die in den Körper eintritt, verursacht. Damit ein schädigender Stromfluss durch den Körper stattfinden kann, muss eine Spannungsdifferenz, d. h. ein elektrisches Potenzial zwischen zwei Punkten, vorhanden sein. Gerät der Körper zwischen diese beiden Punkte, kommt es aufgrund des vorhandenen Potenzials zum Stromfluss durch den Körper, der somit Teil des Stromkreises wird. Die gesundheitlichen Folgen sind von der **Stromstärke** (Ampère) der **Stromspannung** (Volt), der **Art des Stroms** (Gleich- oder Wechselstrom), dem **Weg des Stromflusses** durch den Körper und der **Einwirkzeit** des Stroms auf den Körper abhängig.

Zu unterscheiden sind grundsätzlich **Niederspannung** (bis 1.000 V = 1 kV) und **Hochspannung** (über 1.000 V). Niederspannung findet sich vor allem im Haushalt, während Hochspannung hauptsächlich im industriellen Bereich eingesetzt wird. Unfälle mit Niederspannung enden in etwa 3 % der Fälle tödlich, während bei Hochspannungsunfällen in bis zu 30 % mit einem tödlichen Ausgang zu rechnen ist.

	Niederspannung	Hochspannung
Spannungsbereich	< 1 kV	> 1 kV
Unfallanteil	80 %	20 %
Überwiegende Art der Schädigung	elektrophysiologisch (Herzrhythmusstörungen)	thermisch (Verbrennungen)
Letalität	ca. 3 %	ca. 30 %
Anwendungsbereiche	Lichtstrom: 230 V Kraftstrom: 400 V (E-Herd)	Eisenbahnoberleitung: 15 kV Hochspannungsleitung: 20 kV Höchstspannungsleitung: 110–380 kV

Tabelle 4

Unterschied Niederspannung und Hochspannung

Im Hochspannungsbereich existieren zwei weitere wesentliche Phänomene: Durch Unterschreiten des Mindestabstandes zu Freileitungen kann es zum „Leitfähigwerden" der Luft kommen. Die Annäherung an einen hochspannungsführenden Leiter kann zu einem Stromfluss ohne Berührung des Stromleiters, dem sogenannten Überschlag führen. Die überbrückbare Distanz liegt bei 1 cm bei 1.000 V und kann somit bei einer Hochspannungsleitung mit 380 kV bis zu 4 m betragen.

Nach Herabfallen von Leiterseilen bei einem Seilriss nach Blitzschlag wird der Strom zumeist nicht sofort durch den Netzbetreiber abgeschaltet. Es bildet sich vom Auflagepunkt des Seiles aufgrund des Ausbreitungswiderstandes im Erdreich ein **Spannungstrichter.** Nähert man sich dem Auflagepunkt des Leiterseiles, kann es zur Schrittspannung kommen. Diese Schrittspannung kann, abhängig von der Spannungshöhe und dem Ausbreitungswiderstand, eine lebensgefährliche Höhe erreichen.

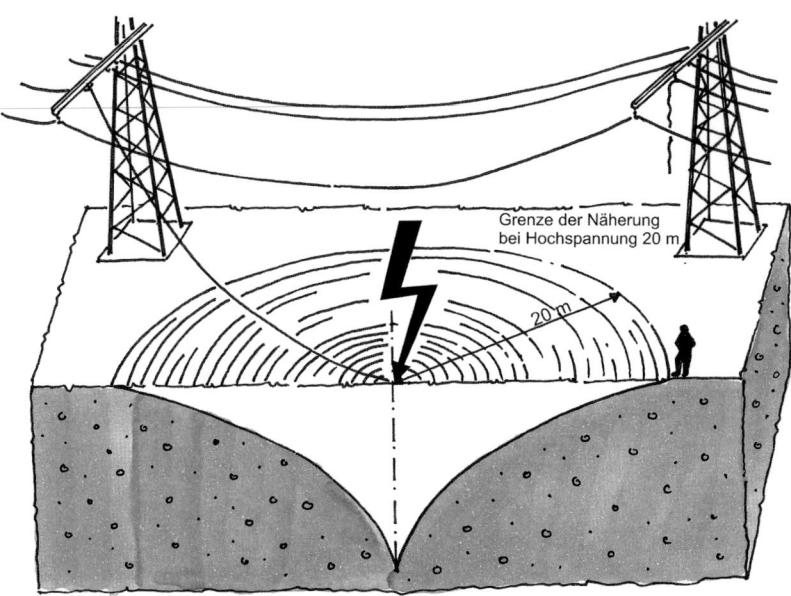

Abbildung 42
Spannungstrichter

Grenze der Näherung
bei Hochspannung 20 m

20 m

Welche Maßnahmen ergreife ich beim Auftreten eines Spannungstrichters?

▸ Sorge dafür, dass ein Betreten des Spannungstrichters durch Absperrmaßnahmen bis zur Freischaltung durch den Betreiber verhindert wird.

▸ Halte einen Mindestabstand von 20 m ein.

▸ Leite Personen, die sich im Spannungstrichter befinden, dazu an, durch **kleine Schritte** oder **Hüpfen mit geschlossenen Beinen** aus dem Spannungstrichter zu gelangen!

▸ Versuche nie dich Personen in einem Spannungstrichter anzunähern.

Niederspannungsunfall

Stromunfälle im Niederspannungsbereich sind keineswegs ungefährlich. Stromstärken über 0,5 Milliampere (mA) werden als Kribbeln wahrgenommen, sie finden Anwendung in der medizinischen Reizstrombehandlung. Im Bereich zwischen 15 bis 25 mA liegt die sogenannte „**Loslassgrenze**". Durch Muskelkontraktionen, die vorwiegend die *Flexoren* betreffen, kommt es zu einem „Festhalten" an der Stromquelle. Dies erklärt das „Festkleben" an einem stromführenden Teil. Ab 25 mA kann es zu irreversiblen *Arrhythmien* bis hin zum Atem-Kreislauf-Stillstand kommen.

Zu beachten sind auch Sekundärunfälle, wie das Abstürzen von einer Leiter oder einem Gerüst nach dem Stromschlag.

Flexoren
Beugemuskeln

Arrhythmien
oft lebensbedrohliche
Herzrhythmusstörungen

Wie erkenne ich einen Niederspannungsunfall?

▶ Verkrampfte Muskeln

▶ „Klebenbleiben" an der Stromquelle

▶ Nach Unterbrechen des Stromkreises: Bewusstlosigkeit

▶ Brandwunden, sogenannte „Strommarken"

▶ Eventuell Atemnot, Engegefühl in der Brust, Herzrasen und Unruhegefühle

Welche Maßnahmen ergreife ich bei einem Niederspannungsunfall?

▶ Beachte hier besonders den Selbstschutz.

▶ Veranlasse die Unterbrechung des Stromkreislaufes oder ziehe den Netzstecker. Sichere die Stromzufuhr gegen Wiedereinschalten durch nichts ahnende Dritte.

▶ Ist dies nicht möglich, weil beispielsweise der Standort des Sicherungskastens nicht bekannt ist oder die Abschaltung nicht rasch genug erfolgen kann, trenne die Person mit Hilfe eines trockenen, nicht leitenden Gegenstandes (z. B. mit einem Holzstuhl oder einem Besenstiel aus Holz oder Plastik) von der Stromquelle.

▶ Stelle die Nofalldiagnose und handle entsprechend.

▶ Setze einen Notruf ab.

▶ Verbinde Verbrennungen keimfrei.

Alle Menschen müssen nach einem Stromunfall, selbst wenn sie unverletzt erscheinen, von der Rettung ins Krankenhaus gebracht werden, da bis zu 24 Stunden nach dem Unfall Herzrhythmusstörungen auftreten können.

Guter Tipp

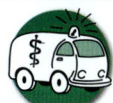

Hochspannungsunfall

Woran erkenne ich einen Hochspannungsunfall?

▶ Stromdurchflossene Gewebe wie Muskeln, Nerven und Gefäße können unter der Haut verkochen.

▶ Zusätzliche Verbrennungen können entstehen, wenn die Kleidung der Person dabei Feuer fängt.

▶ An den Stellen des Stromeintritts und des Stromaustritts zeigen sich Verbrennungen, die sogenannten **„Strommarken"**.

▶ Stromstärken ab 3 mA im Hochspannungsbereich haben thermische Schädigungen wie Verbrennungen und Verkochungen zur Folge.

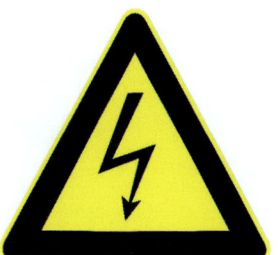

Abbildung 43

Warnsymbol vor gefährlicher elektrischer Spannung

Welche Maßnahmen ergreife ich bei einem Hochspannungsunfall?

▶ Beachte besonders den Selbstschutz.

▶ Setze zuerst den Notruf ab.

Guter Tipp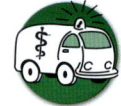

Die sachkompetente technische Menschenrettung, unter Berücksichtigung des Eigen- und Fremdschutzes, muss vor der medizinischen Versorgung der PatientInnen stehen. Spezialkräfte der Feuerwehr, der ÖBB oder des Stromversorgungsunternehmens sind zur Rettung von verunfallten Personen zwingend erforderlich. Gib daher **bereits beim Absetzen des Notrufes** bekannt, dass es sich um einen **Hochspannungsunfall** handelt, und fordere entsprechend Spezialkräfte an.

▶ Halte einen Sicherheitsabstand von 20 m zum Gefahrenbereich ein.

▶ Versuche **nicht** Personen aus dem Bereich von Hochspannungsanlagen zu retten. Dies darf nur durch Fachpersonal erfolgen.

Bei der Hochspannungsunterbrechung müssen folgende Maßnahmen durch Fachleute garantiert werden:

▶ Abschalten der Stromzufuhr (Freischaltung)

▶ Rückmeldung

▶ Sicherung vor Wiedereinschaltung

▶ Überprüfung auf Spannungsfreiheit

▶ Sichtbare Erdung

▶ Schriftliche Freigabe des Arbeitsbereiches durch Betreiber der Hochspannungsanlage! (z. B. E-Werk, ÖBB)

▶ Sobald die Person aus der Gefahrenzone gerettet ist, stelle die Notfalldiagnose und handle entsprechend.

Guter Tipp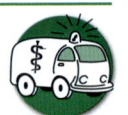

Personen nach einem Hochspannungsunfall benötigen eine kontinuierliche EKG-Überwachung.

▶ Verbinde Verbrennungen keimfrei.

▶ Suche gezielt nach Begleitverletzungen, wie Knochenbrüchen durch intensive und andauernde Muskelkrämpfe während des Kontaktes mit der Stromquelle, und versorge sie entsprechend.

3.2.2 Der Blitzunfall

Durch Beachtung der **regionalen** Wettervorhersage kann weitgehend vermieden werden, dass jemand in freier Natur von einem Gewitter überrascht wird. Bei Blitzgefahr müssen WassersportlerInnen das Wasser sofort verlassen und sich auch vom Wasserrand entfernen.

Am häufigsten erfolgen Blitzschlagverletzungen nicht durch direkte Treffer, sondern durch indirekte Einwirkungen. Dieses Überspringen passiert durch direkten Überschlag oder durch die entstehende Schrittspannung im Boden, wenn der Blitz in einen nahegelegenen Baum oder Mast einschlägt. Dies erklärt auch den gleichzeitigen Anfall mehrerer Blitzschlagopfer (z. B. auf einem Fußballfeld). Dass ein Überleben nach einem Blitzschlag überhaupt möglich ist, liegt an der sehr kurzen Einwirkzeit des Blitzes (0,1–3 Millisekunden). Dabei wird der Hautwiderstand meist nicht überwunden und der Strom fließt über die Körperoberfläche ab. Dieser oberflächliche Verlaufsweg und das rasche Verdampfen von Regenwasser und Schweiß auf der Haut führen zu farnblattähnlichen Verbrennungen mit oberflächlicher Verrußung, auch **Lichtenberg'sche Blitzfigur** genannt. Die Sterberate beim Blitzunfall liegt mit 40 bis 60 % deutlich höher als beim Hochspannungsunfall (Koppenberg 2001).

> Beim Blitzschlag wirken eine extreme Spannung und Stromstärke in minimal kurzer Zeit.

Kernaussage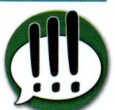

Woran erkenne ich einen Blitzunfall? Beim Blitzschlag kann es durch Einwirkung von elektrischer, thermischer oder mechanischer Energie zu

- ▶ Atemlähmung,
- ▶ Arrhythmien,
- ▶ Verbrennungen,
- ▶ Frakturen und
- ▶ Blutungen kommen,
- ▶ welche bei etwa einem Drittel der PatientInnen unmittelbar oder in der Folge zu einem Atem-Kreislauf-Stillstand führen.

Welche Maßnahmen ergreife ich bei einem Blitzunfall?
- ▶ Beachte besonders den Selbstschutz.
- ▶ Stelle die Notfalldiagnose und handle entsprechend.
- ▶ Setze den Notruf ab.
- ▶ Verbinde Verbrennungen keimfrei.
- ▶ Suche gezielt nach Begleitverletzungen und versorge sie entsprechend.

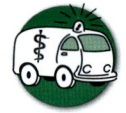

Guter Tipp

Das Berühren der PatientInnen unmittelbar nach einem Blitz-schlag ist für HelferInnen ungefährlich.

Erschwerend kommen bei der Ersten Hilfe die Witterungsbedingungen und die damit verbundene Gefahr weiterer Blitzeinschläge in unmittelbarer Nähe hinzu. Ideal ist die Erstversorgung in einer trockenen, überdachten Umgebung. Wenn mehrere Personen gleichzeitig durch Blitzschlag verletzt wurden, so sind bewusstlose Personen primär zu versorgen.

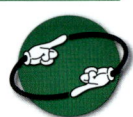

Zum
Wiederholen

Bei einem Strom- oder Blitzunfall dürfen Erste-Hilfe-Maßnah-men erst nach Ausschluss möglicher Gefahren für die HelferIn-nen erfolgen. Bei Hochspannungsunfällen kann nur durch Fach-leute garantiert werden, dass keine Selbstgefährdung besteht. Die Schwere der Verletzung durch Elektrizität ist abhängig von der Stromstärke, der Spannung, der Art des Stroms (Gleich- oder Wechselstrom), dem Weg des Stromflusses durch den Körper und der Einwirkzeit des Stroms auf den Körper. Bei Niederspan-nungsunfällen stehen vor allem Herz-Kreislauf-Probleme im Vor-dergrund, während bei Hochspannungsunfällen zusätzlich mit schweren thermischen Schäden zu rechnen ist.

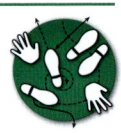

Zum Üben

1. Erkläre die Begriffe „Überschlag" und „Schrittspannung".
2. Wie groß ist der Mindestsicherheitsabstand bei Hochspannungs-unfällen?
3. Erkläre die Maßnahmen zur Selbstrettung aus einem Spannungs-trichter.
4. Welche Folgen sind nach Niederspannungsunfällen zu erwarten?
5. Welche Verletzungen sind nach Hochspannungsunfällen zu erwarten?
6. Nenne die Besonderheiten bei Blitzunfällen.

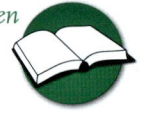

Zum Nachlesen

Kuratorium für Verkehrssicherheit (2009): Freizeitunfallstatistik 2008. Wien: Kuratorium für Verkehrssicherheit. http://www.kfv.at/fileadmin/webcontent/Publikationen/Freizeitunfallstatis-tiken/Freizeitunfallstatistik_2008.pdf (abgerufen am 3.11.2010).

Schöchl, Herbert (²2011): Strom- und Blitzunfälle. In: Redelsteiner, Christoph/Kuderna, Heinz/Kühberger, Rudolf/Baubin, Michael/Feichtelbauer, Erwin/Prause, Gerhard et al. (Hg.): Das Handbuch für Notfall- und Rettungssanitäter. Wien: Braumüller, S. 612–617.

3.3 Ertrinkungs- und Tauchunfälle

Kurt Schunder

Lernziel

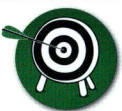

Nach dem Studium dieses Kapitels sollst du …

… über Ertrinkungsursachen, Ertrinkungsmechanismen und die Stadien des Ertrinkens Bescheid wissen.

… die notwendigen Erste-Hilfe-Maßnahmen rasch und sicher durchführen können.

… wissen, wie man bei einem Tauchunfall richtig reagiert.

Bei Ertrinkungs- und Tauchunfällen ist das rasche und richtige Verhalten der ErsthelferInnen von besonderer Bedeutung. Du kannst mit deinen Erste-Hilfe-Maßnahmen nicht nur Leben retten, sondern auch wesentlich dazu beitragen, die häufig auftretenden schweren Folgeschäden zu vermindern oder sogar zu verhindern.

3.3.1 Ertrinken

Der Tod eines Menschen im Wasser wird allgemein als Ertrinken bezeichnet. Es gibt aber verschiedene Ursachen:

▶ Verletzungen, die beim Sprung ins Wasser auftreten (z. B. Kopfsprung in unbekanntes, seichtes Wasser)

▶ Schockreaktion auf plötzliches Eintauchen ins Wasser, besonders in kaltes Wasser (z. B. schiffbrüchige Personen)

▶ Ertrinken (= Ersticken nach völligem Untertauchen oder Eintauchen)

▶ Tod mit „natürlicher" Ursache, der im Wasser eintritt (z. B. Krankheiten wie Herzinfarkt)

Durchschnittlich versterben in Österreich jährlich etwa 80 Menschen durch Ertrinken in natürlichen Gewässern (70 %), aber auch in Schwimmbecken, Badewannen und Pfützen und sogar in Fässern und Kübeln.

Kernaussage

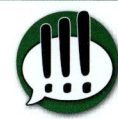

> Ertrinken ist eine Form des Erstickens.

Der Sauerstoffmangel verursacht eine rasch eintretende Nervenschädigung im Hirn und den Atem-Kreislauf-Stillstand. Diese Nervenschädigung kann zu bleibenden neurologischen Ausfällen führen.

Phasen des Ertrinkens:

1. Ertrinkende rufen nicht um Hilfe!
2. Ertrinkende haben die Augen und den Mund offen, versuchen den Kopf über Wasser zu halten und schlagen mit den Händen. Das wird von Zuschauern oft als Spielen im Wasser fehlgedeutet. Erwachsene kämpfen etwa eine Minute, Kinder gehen nach 10 Sekunden unter.
3. Ertrinkende halten den Atem an.
4. Ein Stimmritzenkrampf (Laryngospasmus) verschließt die Atemwege, viel Wasser wird geschluckt.
5. Es entwickelt sich rasch ein bedrohlicher Sauerstoffmangel im Körper, vor allem im Hirn.
6. Die ertrinkende Person wird bewusstlos, verliert die Reflexe und atmet Wasser in die Lunge, der Sauerstoffmangel wird größer.
7. Der Herzrhythmus wird dadurch verlangsamt, es tritt nach letzten Atembewegungen ...
8. ... der Atem-Kreislauf-Stillstand in Folge der Hypoxie (siehe S. 55) ein.

Welche Maßnahmen ergreife ich, wenn eine Person zu ertrinken droht?

▶ Achte bei der Rettung aus dem Wasser immer zuerst auf deine Sicherheit.

▶ Versuche dein eigenes Risiko und das der ertrinkenden Person so gering wie möglich zu halten.

▶ Rufe um Hilfe.

▶ Halte immer Blickkontakt zur ertrinkenden Person.

▶ Geht sie unter, zeige sofort auf die Stelle, an der du sie zuletzt gesehen hast.

▶ Versuche der Person unter Verwendung einer Rettungshilfe (Rettungsring, Luftmatratze, Boot oder Ähnliches) zu helfen.

▶ Nimm immer einen Rettungsring oder anderen Schwimmkörper mit.

▶ Vermeide, wenn immer möglich, selbst ins Wasser zu steigen.

▶ Versuche immer zu zweit ins Wasser zu gehen.

▶ Spring nicht ins Wasser!

▶ Bring die Person rasch ans Ufer.

Guter Tipp

Nur wenn die Entfernung zum Ufer nicht groß ist und du gelernt und geübt hast, im Wasser zu Beatmen, beginne mit 12 Beatmungen pro Minunte (Mund zu Nase).

- ▶ Ist die Person sicher an Land, stelle die Notfalldiagnose und handle entsprechend.
- ▶ Ist die Person ansprechbar, entferne nasse Bekleidung und wickle die verunfallte Person rasch in Decken.
- ▶ Achte auf weiche, horizontale Lagerung.
- ▶ Versuche nicht Wasser aus der Lunge zu entfernen, das ist sinnlos und gefährlich.
- ▶ Verabreiche der Person Sauerstoff.

Guter Tipp

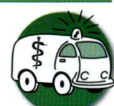

Auch Personen, die den Unfall ohne offensichtliche Schäden überlebt haben, müssen im Krankenhaus weiter überwacht werden. Noch Stunden nach dem Unfall kann sich eine tödliche Flüssigkeitsansammlung in der Lunge bilden (Lungenödem).

3.3.2 Tauchunfälle

Die Zahl der Tauchunfälle wächst durch die zunehmende Verbreitung des Tauchsports. In der Auflistung des Unfallrisikos der Sportarten ist Tauchen an 16. Stelle von 19 genannten mit 0,5 Unfällen auf 1000 SportlerInnen (Kuratorium für Verkehrssicherheit 2009). TaucherInnen wissen im Allgemeinen durch ihre Ausbildung über Tauchunfälle und die spezielle Erste Hilfe Bescheid.

Unter Tauchunfall fasst man jene Notfälle zusammen, die beim Gerätetauchen vorkommen können, und zwar unabhängig von der Dauer und Tiefe des Tauchgangs:

- ▶ Ertrinken
- ▶ Druckbedingte Verletzungen (Barotrauma)
- ▶ Dekompressionsunfall (Taucherkrankheit)

Barotrauma

Druckbedingte Verletzungen treten auf, wenn aus luftgefüllten Körperhöhlen wie Lunge, Mittelohr und Nasennebenhöhlen beim Ab- oder Auftauchen der entstehende Druckunterschied nicht rasch genug durch Entweichen der Luft abgebaut werden kann. Je nachdem, welcher Hohlraum betroffen ist, können folgende Schäden auftreten:

- ▶ Nasenbluten (Nasennebenhöhle)
- ▶ Schwindel, Orientierungsverlust, Gehörschäden (Mittelohr)
- ▶ Lungenriss mit Pneumothorax, Hautemphysem, Gasembolie (Lunge)

Der Lungenriss kann rasch zur Lebensbedrohung werden.

Ein Barotrauma tritt plötzlich auf und wird zumeist von den Betroffenen sofort bemerkt.

Dekompressionsunfall (Caissonkrankheit)

Der Dekompressionsunfall wird durch die Entstehung und das Wachstum von Gasblasen im Körpergewebe verursacht. Während eines Tauchgangs absorbiert das Körpergewebe – abhängig von der Tauchtiefe und der Tauchzeit – Stickstoff aus dem Atemgas. Beim Auftauchen verringert sich der Umgebungsdruck und das im Gewebe gelöste Gas wird abgeatmet. Bei zu langem Aufenthalt in der Tiefe und/oder raschem Auftauchen können sich Blasen bilden. (Ein Effekt wie beim Öffnen einer Flasche mit Mineralwasser: Durch den raschen Druckabfall beim Öffnen entweicht das gelöste Gas aus dem Mineralwasser in Form von Blasen, es schäumt.)

Die Anzeichen eines Dekompressionsunfalls können bereits während des Tauchgangs, aber auch verzögert bis zu 4 Tage nach dem Tauchgang auftreten. Zumeist werden sie aber in den ersten zwei Stunden nach dem Tauchgang bemerkt.

Woran erkenne ich den Dekompressionsunfall? Es gibt **keine eindeutigen Anzeichen** für einen Dekompressionsunfall! Je nach der Lokalisation der Gasblasen können auftreten:

▶ neurologische Störungen, Krampfanfälle, ungewöhnliche Müdigkeit, Hautjucken, Schmerzen in den Gelenken, Schwindel, Ohrensausen, Taubheit, Kribbeln und Lähmungen, Kurzatmigkeit, Bewusstseinsstörungen

Guter Tipp

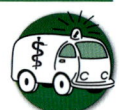

Daher gilt: Jedes Anzeichen, das nach einem Tauchgang auftritt, unabhängig von der erreichten Tiefe und der Dauer, ist als Tauchunfall anzusehen und zu versorgen!

Welche Maßnahmen ergreife ich bei einem Tauchunfall?

▶ Alles, was beim Ertrinkungsnotfall notwendig ist, erfolgt auch beim Tauchunfall.

Zusätzliche Maßnahmen:

▶ Hilf dem Taucher/der Taucherin, den Anzug auszuziehen, wenn notwendig schneide den Anzug mit einer Schere aus dem Erste-Hilfe-Set auf.

▸ Lagere den Taucher oder die Taucherin möglichst flach, waagrecht und ohne Druckstellen, leg die Beine nicht übereinander.

▸ Schütze die Person vor dem Auskühlen.

▸ Besteht die Möglichkeit einer Sauerstoffversorgung: 15 l/min über einen Beatmungsbeutel oder ein *Demand-System*. Versorge die betreffende Person mit höchstmöglicher Sauerstoffkonzentration. (Besser eine halbe Stunde 100 % Sauerstoff als eine Stunde 50 % Sauerstoff!)

▸ Ist der Taucher bzw. die Taucherin bei Bewusstsein und kann schlucken, so gib der Person nach Belieben zu trinken.

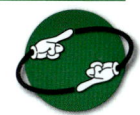

Zum Wiederholen

Notfälle, die im Wasser auftreten, können verschiedene Ursachen haben. Das Hauptproblem der Verunfallten ist aber in allen Fällen der Sauerstoffmangel. Die Maßnahmen der ErsthelferInnen müssen daher immer das Ziel haben, die Sauerstoffversorgung möglichst rasch wiederherzustellen.

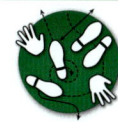

Zum Üben

1. Was kann zum Tod im Wasser führen?
2. Was ist Ertrinken?
3. Was ist das Hauptproblem beim Ertrinken?
4. Was ist ein Tauchunfall?
5. Was habe ich als ErsthelferIn bei Notfällen im Wasser als Erstes zu beachten?
6. Nenne die Erste-Hilfe-Maßnahmen beim Ertrinken.
7. Nenne die Erste-Hilfe-Maßnahmen beim Tauchunfall.

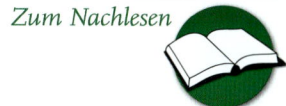

Zum Nachlesen

Ehm, Oskar F. ([10]2007): Tauchen noch sicherer. Tauchmedizin für Freizeittaucher, Berufstaucher und Ärzte. Cham: Müller Rüschlikon.

Unger, Wolfgang/Trimmel, Helmut ([2]2011): Der Wassernotfall. In: Redelsteiner, Christoph/Kuderna, Heinz/Kühberger, Rudolf/Baubin, Michael/Feichtelbauer, Erwin/Prause, Gerhard et al. (Hg.): Das Handbuch für Notfall- und Rettungssanitäter. Wien: Braumüller, S. 622–630.

Internet

ARGE Österreichisches Wasserrettungswesen,
  http://www.schwimmabzeichen.at

Kuratorium für Verkehrssicherheit, http://www.kfv.at/

Organisation für Badesicherheit in Europa. Aktionen gegen das
  Ertrinken, http://www.blausand.de

Österreichische Gesellschaft für Tauch- und Hyperbarmedizin,
  http://www.oegth.at/

Österreichisches Jugendrotkreuz: Rettungsschwimmen,
  http://www.jugendrotkreuz.at

Österreichische Wasserrettung, http://www.owr.at

3.4 Schädel-Hirn-Trauma

Heinz Kuderna

Lernziel

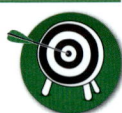

Nach dem Studium dieses Kapitels sollst du ...

... die Besonderheiten der Anatomie des Schädels kennen.

... wissen, welche Hirnverletzungen es gibt, wie deren Schwere eingeschätzt werden kann und was deren Komplikationen sind.

... wissen, welche Faktoren den Verlauf nach einer Hirnverletzung beeinflussen.

... über die Gefahren der Hirndrucksteigerung Bescheid wissen.

... die Erste-Hilfe-Maßnahmen bei Verletzungen am Kopf kennen.

Wer hat sich noch nicht den Kopf angeschlagen und sich dabei eine
Beule, eine Schramme oder sogar eine Rissquetschwunde zugezogen?
Ja, sogar ein Knochenbruch im Bereich des Kopfes ist möglich, ohne
dass dabei das Gehirn verletzt sein muss. Bei den meisten Kopfverlet-
zungen bleibt das Gehirn unverletzt. Ist aber das Gehirn von einem
„Trauma" betroffen, dann ist fast immer auch der „Schädel" verletzt.
Die äußerst seltene Ausnahme ist das Schleudertrauma, bei dem im
Moment der *Deceleration* auch ohne Anprall des Kopfes *intrakranielle*
Blutgefäße Schaden nehmen können. In den meisten Fällen schädigt
ein Schleudertrauma aber nur die Halswirbelsäule.

Deceleration
Entschleunigung beim
Abbremsen

intrakraniell
innerhalb der Schädelhöhle;
Cranium = (knöcherner)
Schädel

Zur kombinierten **Schädel- plus Gehirnverletzung** kommt es, wenn die
einwirkende mechanische Gewalt eine größere ist als bei Traumen, die
nur eine Kopfverletzung ohne Gehirnbeteiligung nach sich ziehen.

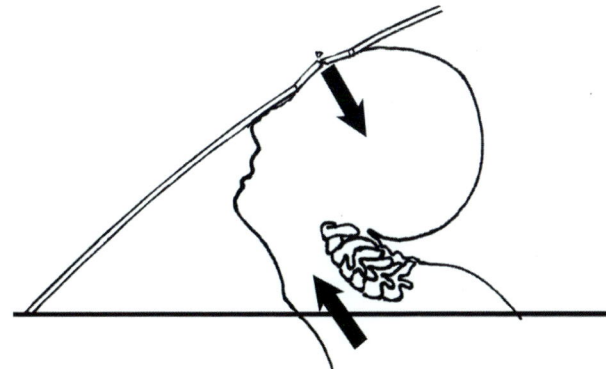

Abbildung 44
Krafteinwirkung auf Kopf
und Halswirbelsäule bei
Kollision eines nicht ange-
gurteten Pkw-Insassen mit
der Windschutzscheibe
(kinetische Energie des
Kopfes beim Anprall aus
40 km/h entspricht 1 Tonne
Gewicht)

Da der Schädel der **Halswirbelsäule** aufsitzt, wird diese in bis zu 20 % der Fälle mitgeschädigt. Sie erfährt durch die Gewalteinwirkung auf den Kopf zugleich einen abnormen, passiven Bewegungsimpuls. Daher gilt: **Bei jedem Schädel-Hirn-Trauma (SHT) muss auch ein Halswirbel-säulen-Trauma angenommen werden, bis das Gegenteil bewiesen ist!**

3.4.1 Unfallursachen und Unfallhäufigkeit

Häufige Ursachen sind **Sturz und Fall**, gefolgt vom **Verkehrsunfall**, seltener sind **herabfallende Gegenstände** und **gezielte Hiebe**. Bis zum 40. Lebensjahr ist das Schädel-Hirn-Trauma die häufigste Unfalltodesursache.

Viele Überlebende tragen nach einem schweren SHT bleibende Behinderungen durch Gehirnfunktionsstörungen davon.

3.4.2 Intrakranieller Raum und Gehirndruck

Das Gehirn ist in der Schädelhöhle durch den allseits umgebenden Knochen besonders geschützt. Der *Liquor cerebrospinalis* zwischen harter und weicher Hirnhaut stellt noch einen zusätzlichen Schutz dar, der einen Aufprall des Gehirns am Knochen bei plötzlicher Verzögerung einer Bewegung erheblich mildert. Andererseits besteht **innerhalb der Schädelhöhle für das Gehirn** nur eine sehr **geringe Raumreserve**, weil der Liquor wie alle Flüssigkeiten nicht komprimiert werden kann, sondern bestenfalls in einer Menge von 20 bis 30 ccm (Kubikzentimetern) aus dem Schädelinneren verdrängt werden kann.

Liquor cerebrospinalis
Flüssigkeit, in der das
Gehirn und das Rückenmark
gleichsam „schwimmen"

Jede Raumforderung in der Schädelhöhle, sei es durch eingedrückte Knochen, sei es durch zunehmende Schwellungen oder Einblutungen, führt deshalb sehr bald zum **intrakraniellen Druckanstieg**. Noch dazu ist der Raum in der Schädelhöhle vom Rand her teilweise durch zwei straffe Falten der *Dura* unterteilt, und zwar der *Falx* zwischen den beiden Großhirnhälften sowie dem *Tentorium* zwischen Groß- und Kleinhirn. Bei einer Raumforderung oberhalb des Tentoriums wird das Gehirn gegen die Kante dieser Falte gepresst und zusammen mit Hirnnerven (Nervus oculomotorius für die Pupillenbewegung) und wichtigen Blutgefäßen eingeklemmt.

Dura (mater)
harte Hirnhaut

Falx
Sichel

Tentorium
Zelt

Abbildung 45

Knöcherner Schädel, durch Falx und Tentorium unterteilte Schädelhöhle

Quelle: Redelsteiner et. al. (2005)

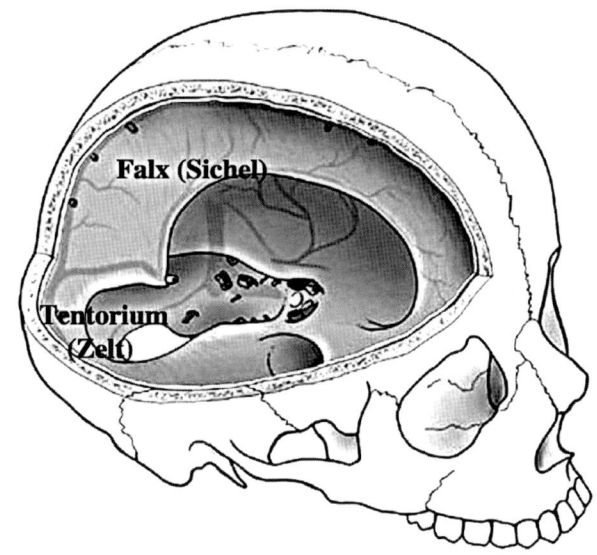

Abbildung 46

Einklemmung durch intrakranielle Raumforderung infolge Hirnschwellung (linkes Bild) und epiduralem Hämatom (rechtes Bild)

Bei Hirnschwellung gleichseitig nicht reagierende Pupillen, primär eng, im Spätstadium weit, ev. entrundet. Beim Hämatom Pupillendifferenz: weite, nicht reagierende Pupille auf der Seite der Einblutung. Ursache: Druck auf N. oculomotorius durch die Tentoriumkante

Quelle: Redelsteiner et. al. (2005)

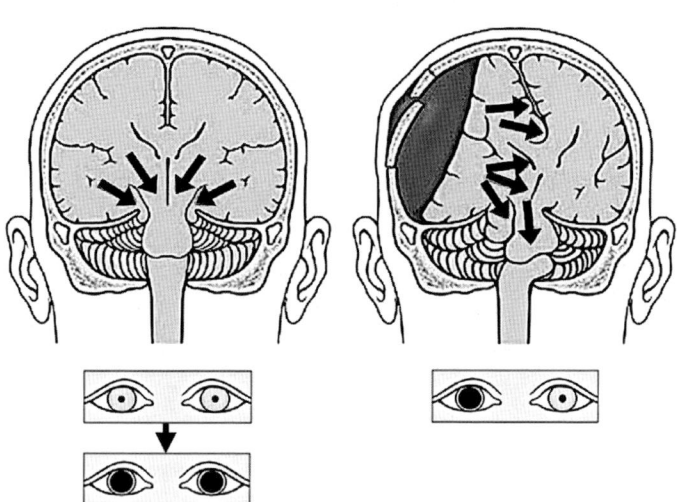

Hypertonie
erhöhter Blutdruck

„Erfordernishochdruck"
Versuch des Organismus, bei Hirndruckanstieg durch einen reaktiven Blutdruckanstieg den für eine ausreichende Hirndurchblutung notwendigen Perfusionsdruck zu erhalten

Warnzeichen für eine Hirndrucksteigerung und beginnende Einklemmung sind:

▸ Einseitig oder beidseitig **nicht mehr** auf Licht normal **reagierende Pupille(n)**

▸ **Verschlechterung** in der Bewertung nach der **Glasgow Coma Scale** (siehe Kapitel 3.4.3)

▸ Auftretende **Halbseitenlähmungen**

▸ Bradykardie, *Hypertonie* (sogenannter *„Erfordernishochdruck"*) und ein verändertes Atemmuster, oft mit Herabsetzung der Atemfrequenz und mit vertieften Atemzügen (= Cushing-Trias)

Das **Gehirn** ist das anspruchsvollste Organ des Menschen. Es hat den **höchsten Energiebedarf** und daher auch den höchsten Glukose- und Sauerstoffbedarf. Die **Hirndurchblutung** hängt einerseits vom **zerebralen Perfusionsdruck** ab. Sinkt der Perfusionsdruck durch einen Blutdruckabfall oder durch einen intrakraniellen Druckanstieg bei gleichbleibendem Blutdruck, wird die Hirndurchblutung herabgesetzt. Im gesunden Gehirn werden Blutdruckschwankungen bis zu einem gewissen Grad ausgeglichen (**Autoregulation** des Perfusionsdruckes), in traumatisierten Gehirnarealen jedoch nicht. Dort wird der durch das Trauma entstandene Schaden durch eine Blutdruckverminderung noch weiter verstärkt. Andererseits ändert sich die Gehirndurchblutung parallel zum CO_2-Spiegel im Blut. Steigt dieser an, kommt es zur *Hyperämie,* Schwellung und vermehrten Blutungsneigung. Sinkt der CO_2-Spiegel ab (bei Hyperventilation!), verringert sich zwar das Hirnvolumen, aber auch die Durchblutung. Eine **verminderte Hirndurchblutung** führt zunächst zur **Funktionsstörung** (z. B. Bewusstseinsstörung), bei weiterem Fortbestehen oder Absinken unter eine kritische Grenze aber bald zum Zelltod und damit zum **unumkehrbaren Gehirngewebeschaden**.

Hyperämie
Überangebot an Blut

3.4.3 Symptome und Beurteilung der Schwere der Gehirnschädigung

Die Symptomatik hängt von der Schwere der Schädigung des Gehirnes ab. **Objektives Leitsymptom** ist die fortbestehende oder vorübergehende, auch noch so kurze **Bewusstlosigkeit** mit *retro- und/oder anterograder Amnesie.* Zur genaueren Differenzierung der Schwere ist weltweit die **Glasgow Coma Scale** (Teasdale/Jennett 1974*) üblich, die ein Bewertungsschema nach Punkten vorsieht: Von einem **leichten** Schädel-Hirn-Trauma spricht man bei 13–15 Punkten, von einem **mittelschweren** bei 9–12 Punkten und von einem **schweren** bei 3–8 Punkten.

retrograd
rückwärts reichend

anterograd
vorwärts reichend

Amnesie
Gedächtnisverlust

Gehirnerschütterung (= Commotio cerebri)

Die leichte *Commotio cerebri* mit kurzer, manchmal nur sekundenlanger Bewusstlosigkeit mit Gedächtnisstörungen ist **die leichteste Form** des SHT. Subjektiv bestehen Benommenheit, Kopfschmerzen, Übelkeit, Schwindel sowie Seh- und Hörstörungen.

Commotio
Erschütterung

Cerebrum
Gehirn
zerebral: das Gehirn betreffend

Die **schwere Gehirnerschütterung** mit länger dauernder Bewusstlosigkeit hinterlässt oft wochenlange Beschwerden wie Gedächtnisstörungen, Konzentrationsschwäche, Schwindelattacken und Kopfschmerzen.

In beiden Formen bestehen keine sichtbaren Schäden am Gehirn, bei der schweren Commotio treten länger anhaltende Störungen im zerebralen Zellstoffwechsel auf.

*) Download unter
www.facultas.at/
list/978-3-7089-1147-2

Gehirnprellung (= Contusio cerebri)

Bestehen **Schäden am Gehirngewebe** wie Schwellungen, punktförmige oder auch größere intrazerebrale Einblutungen, spricht man analog zu ähnlichen Verletzungen am übrigen Körper von einer Contusio cerebri. Zu den Symptomen, die bei schwerer Gehirnerschütterung auftreten, können zusätzlich **neurologische Ausfälle** wie Sensibilitätsstörungen, Störungen im Bewegungsablauf oder in der Funktion von Sinnesorganen sowie epileptische Anfälle, auch als Spätfolge, kommen.

Gehirnwunde (= Laceratio cerebri)

Laceratio
Wunde

Hirnrinde
graues, zellreiches
Hirngewebe unmittelbar
unter der Hirnoberfläche

Eine *Laceratio* cerebri entsteht **durch Knochenbrüche im Schädelbereich**, bei denen Knochenbruchstücke so weit verschoben werden, dass sie die Hirnhäute und das Gehirn selbst verletzen. Daraus folgen **jedenfalls neurologische Ausfälle**, deren Art vom Ort des Knochenbruches und der Gehirnbeschädigung abhängen, sowie öfters auch **epileptische Anfälle,** vor allem auch als Spätfolge einer **Narbe** in der *Hirnrinde.*

3.4.4 Schädelknochenbrüche

Schädelknochenbrüche reichen von kleinsten Sprüngen bis zu schweren Zertrümmerungen und können den Gehirnschädel und/oder den Gesichtsschädel betreffen. Sie können offen oder geschlossen sein.

Guter Tipp

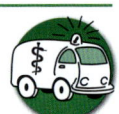

Schädelknochenbrüche erhöhen die Gefahr einer inneren Schädelblutung auf das 400-fache!

Schädelbasisbrüche sind oft mit Gesichtsschädelbrüchen kombiniert und sind auch ohne primäre Beteiligung des Gehirns gefährlich. Der Knochen zwischen der Schädelhöhle und den angrenzenden, oft **keimbesiedelten Nasennebenhöhlen** ist sehr dünn und bricht leicht. Außerdem haftet die harte Hirnhaut an der Schädelbasis fest an und reißt manchmal auch bei kleinsten Sprüngen im Knochen ein. Durch den entstehenden offenen Kanal zwischen Schädelhöhle und Nebenhöhle kann es zur **aufsteigenden Infektion in das Schädelinnere** kommen.

Verdacht auf einen auf diese Weise „offenen" Schädelbasisbruch erweckt jedes „**Monokel-" oder „Brillenhämatom"** und aus der Nase austretende Flüssigkeit. Auch wenn diese Flüssigkeit zunächst vorwiegend blutig erscheint, kann es sich um Liquor cerebrospinalis handeln. Aufsteigende Infektionen können dort über **Hirnhautentzündungen** bis zur Gehirnentzündung und zum **Hirnabszess** führen.

3.4.5 Endokranielle Hämatome (= innere Schädelblutungen)

Bei den Blutungen innerhalb der Schädelhöhle unterscheidet man:

▸ **Epidurale Hämatome:** wenn die Dura im Blutungsbereich **unverletzt** ist

▸ **Subdurale Hämatome:** wenn die Dura im Blutungsbereich **eingerissen** ist und es in den Liquorraum hineinblutet

▸ *Subarachnoidale* **Blutungen:** das sind zumeist flache Blutauflagerungen auf dem Gehirn, die bei Contusio cerebri auch ohne Knochenbruch entstehen

Arachnoidea
Spinnwebhaut

▸ **Intrazerebrale Hämatome:** entstehen durch stärkere Contusio cerebri oder Laceratio cerebri, oft in Kombination mit subduralen Hämatomen

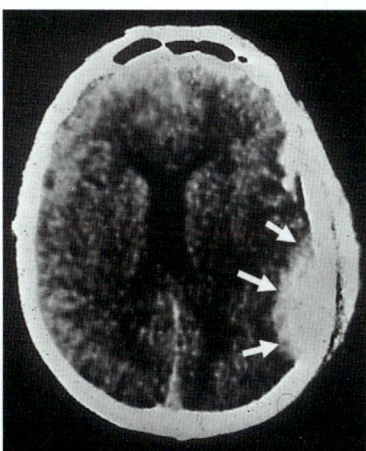 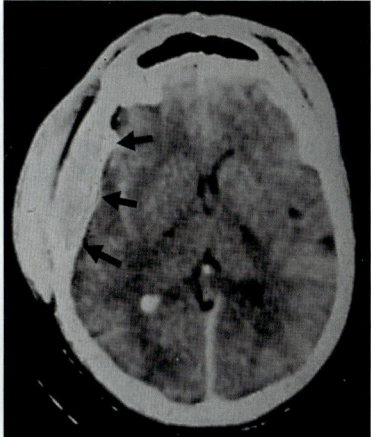 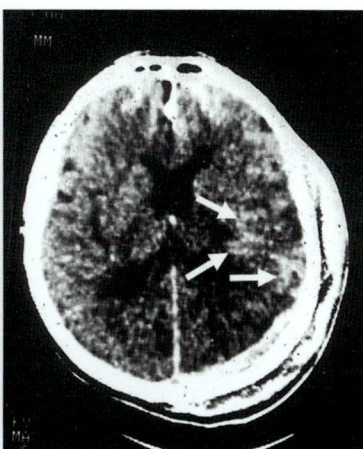

Beim SHT ist grundsätzlich zwischen dem primären Gehirnschaden, der durch das Unfallereignis selbst eingetreten ist und hinterher durch keine noch so perfekte Behandlung rückgängig gemacht werden kann, und dem sekundären Gehirnschaden, der nach dem Unfallereignis eintritt, zu unterscheiden.

Abbildung 47 a), b) und c)
Computertomogramm des Schädels mit mit a) epiduraler, b) subduraler und c) intrazerebraler Einblutung

Die Aufgabe einer effizienten präklinischen Versorgung nach einem SHT ist es, den sekundären Gehirngewebeschaden durch systemische Ursachen zu verhindern bzw. möglichst gering zu halten.

Guter Tipp

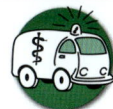

Nicht jede nach einem Unfall bewusstlose Person hat ein Schädel-Hirn-Trauma erlitten! Eine **Eintrübung des Bewusstseins** ist auch das erste Anzeichen eines sich entwickelnden **Schocks**, besonders beim älteren Menschen. Suche beim isolierten SHT gezielt nach zusätzlichen äußeren Anzeichen einer Kopfverletzung.

Polytrauma
Mehrfachverletzung,
wovon zumindest eine
lebensgefährlich ist

Hat eine Person ein *Polytrauma* **mit Schädel-Hirn-Trauma** erlitten, können die Zeichen des Volumenmangels im Vordergrund stehen, eine zusätzliche **Verletzungsfolge am Kopf**, wie beschrieben, gibt dann aber den Hinweis auf ein gleichzeitig erlittenes SHT.

Welche Maßnahmen ergreife ich bei einem Schädel-Hirn-Trauma?

▶ Stelle fest, ob die betroffene Person bei Bewusstsein ist.

▶ Stelle fest, ob die betroffene Person ausreichend atmet (regelmäßig, zwischen 10 und 20 Atemzüge pro Minute).

▶ Bei Bewusstlosigkeit ist die wichtigste Maßnahme, eine **ausreichende Atmung** sicherzustellen und gleichzeitig die Halswirbelsäule mit beiden Händen **verlässlich** ruhigzustellen: Knie dich hinter den Kopf der betroffenen Person, fasse sie mit beiden Händen fest am Unterkiefer und schiebe den Unterkiefer in die Höhe. Dadurch wird die Zunge von der hinteren Rachenwand abgehoben und einer allfälligen Beugestellung der Halswirbelsäule entgegengewirkt.

Guter Tipp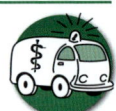

Du musst diesen Handgriff **ununterbrochen beibehalten**, bis professionelle Hilfe eintrifft.

▶ Bist du allein mit der/dem Betroffenen, rufe laut um Hilfe, um PassantInnen oder KollegInnen auf die Situation aufmerksam zu machen.

▶ Sorge dafür, dass der Notruf rasch abgesetzt wird: PatientInnen mit **Schädel-Hirn-Traumen** sind **präklinisch nicht definitiv zu versorgen** und bedürfen in jedem Fall der klinischen Diagnostik und Behandlung.

▶ Blutungen aus Kopfwunden, die relativ stark sein können, müssen sofort gestoppt werden (manuelle Kompression durch zweiten Ersthelfer; wenn von der Lokalisation möglich und Material vorhanden: Druckverband).

▶ Sichere die Halswirbelsäule manuell gegen Bewegung (insbesondere Verdrehung). Dazu ist eine zweite Person notwendig.

▶ Lagere die Person wie in Kapitel 1.3 Lebensrettende Sofortmaßnahmen beschrieben mit leicht erhöhtem Oberkörper und Kopf.

Guter Tipp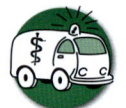

Bringe Personen mit isoliertem **Schädel-Hirn-Trauma** mit ausreichender Spontanatmung prophylaktisch in eine stabile **Seitenlage**.

Lagere beim Polytrauma die Person NICHT auf die Seite der zusätzlichen Verletzungen, ausgenommen bei Brustkorbverletzungen.

Nur in wenigen Fällen führt eine Kopfverletzung auch zu einem SHT. Leitsymptom eines SHT ist der Bewusstseinsverlust mit Amnesie im Zusammenhang mit einer Kopfverletzung. Die Beurteilung der Schwere eines SHT erfolgt durch Beurteilung nach der Glasgow Coma Scale sowie durch Beobachtung der Pupillenreaktion. Diese Beurteilung muss in kurzen Abständen wiederholt werden. Das allseits schützende knöcherne Behältnis bietet dem Gehirn als anspruchvollstem Organ des Menschen zwar einen höheren Schutz gegen Verletzungen, bedingt aber zugleich durch das Fehlen einer größeren Raumreserve die besonderen Gefahren im Falle einer Verletzung. Eine Raumforderung innerhalb der knöchernen Schädelhöhle führt dort zum Druckanstieg, der die Hirndurchblutung beeinträchtigt. Eine zweckmäßige Behandlung einer solchen Raumforderung ist präklinisch nicht möglich. Da die Hirndurchblutung aber auch systemisch von einem funktionierenden Kreislauf und Gasaustausch abhängt, müssen eine ausreichende Atmung und die Blutstillung erstes Ziel aller präklinischen Maßnahmen – beginnend mit der Ersten Hilfe – sein. Da immer, bis das Gegenteil bewiesen ist, mit einer Mitverletzung der Halswirbelsäule gerechnet werden muss, ist diese manuell ruhigzustellen.

Zum Wiederholen

Zum Üben
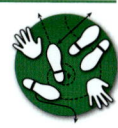

1. Wodurch unterscheidet sich ein Schädel-Hirn-Trauma prinzipiell von anderen Verletzungen?

2. Wie unterscheidet man, ob eine Bewusstseinstrübung durch ein Schädel-Hirn-Trauma bedingt ist oder andere Ursachen hat?

3. Wie erkennt man eine Steigerung des Innendruckes in der Schädelhöhle?

4. Welche allgemeinen Faktoren beeinflussen die Hirndurchblutung?

5. Welche Möglichkeiten der Ersten Hilfe gibt es beim Schädel-Hirn-Trauma?

Zum Nachlesen
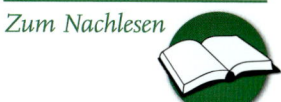

Kuderna, Heinz (²2011): Patienten mit Schädel-Hirn-Trauma. In: Redelsteiner, Christoph/Kuderna, Heinz/Kühberger, Rudolf/Baubin, Michael/Feichtelbauer, Erwin/Prause, Gerhard et al. (Hg.): Das Handbuch für Notfall- und Rettungssanitäter. Wien: Braumüller, S. 427–441.

Silbernagl, Stefan/Lang, Florian (²2005): Taschenatlas der Pathophysiologie. Stuttgart: Thieme.

3.5 Vergiftungen

David Weidenauer

Lernziel

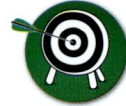

Nach dem Studium dieses Kapitels sollst du ...

... die Wege von Giften in den Körper kennen.

... über die häufigsten Vergiftungsursachen Bescheid wissen.

... Vergiftungen erkennen können.

... die Wirkung ausgewählter Gifte beschreiben können.

... die Erste-Hilfe-Maßnahmen bei Vergiftungen beherrschen.

Als Gifte bezeichnet man Substanzen, die nach Aufnahme im Körper schwere funktionelle und/oder organische Schäden hervorrufen. Allerdings kann man sich mit jeder Substanz vergiften. Nicht umsonst lautet ein Zitat: „Die Dosis macht das Gift." So ist auch die Aufnahme von sehr großen Mengen an Salz oder Wasser lebensgefährlich. Die Giftaufnahme kann unabsichtlich oder auch absichtlich in mörderischer oder suizidaler Absicht geschehen.

Die Substanz, die Giftmenge und die Art der Aufnahme entscheiden über den Schweregrad der Vergiftung: So kann ein starkes Gift, das in großer Menge intravenös appliziert wird, innerhalb weniger Sekunden bzw. Minuten zum Tod führen. Wird aber ein starkes Gift in sehr geringer Menge täglich oral aufgenommen, ruft es eine chronische *Intoxikation* mit Folgeschäden (z. B. bei Blei) hervor.

Intoxikation
Vergiftung

Gifte können über verschiedene Wege in den Körper gelangen:

- über den Magen durch Schlucken oder Trinken
- über die Atemwege oder Lunge (z. B. Dämpfe, Gase)
- über die Haut (z. B. direkter Kontakt mit Pflanzenschutzmittel, Blei, Opioiden)
- durch Injektion in den Muskel, unter die Haut oder direkt in die Vene

Vergiftungen erfolgen häufig durch:

- Alkohol
- Medikamente wie Schlaftabletten, Antidepressiva, Aspirin®, Mexalen®
- Drogen wie Heroin, Kokain, Speed, LSD
- Gase wie Kohlenmonoxid, Kohlendioxid, Blausäure, Formaldehyd
- Pflanzen wie Tollkirsche, Knollenblätterpilz, Herbstzeitlose
- Tabakreste

Überdosierte Medikamente oder Medikamente, die vom Körper aufgrund einer Leber- oder Niereninsuffizienz nicht ausgeschieden werden, sammeln sich im Körper an und vergiften ihn.

Woran erkenne ich eine Vergiftung? Die Symptome sind je nach Substanz, Giftmenge und Aufnahmeweg sehr unterschiedlich ausgeprägt:

- ▶ Bewusstseinsstörung
- ▶ Übelkeit, Erbrechen, Durchfall, Verstopfung, Koliken
- ▶ Pupillenveränderung
- ▶ Atemstörung, Atemnot
- ▶ Krampfanfall
- ▶ Kopfschmerz
- ▶ Verwirrtheit, Rauschzustände
- ▶ Kreislauf- und Herzrhythmusstörungen

Welche Maßnahmen ergreife ich bei einer Vergiftung?
- ▶ Achte besonders auf den Selbstschutz.
- ▶ Überlasse die Rettung aus giftiger Atmosphäre immer der Feuerwehr.
- ▶ Ziehe Einmalhandschuhe an.
- ▶ **Unterlasse** bei Vergiftungen mit Insektenschutzmitteln und Cyaniden die Mund-zu-Mund-Beatmung.
- ▶ Stelle die Notfalldiagnose und handle entsprechend.
- ▶ Ist der Patient oder die Patientin bei Bewusstsein und die giftige Substanz bekannt, rufe die Vergiftungsinformationszentrale (VIZ) an und gib folgende Daten bekannt:
  - ▶ Wie alt und wie schwer ist die Person ungefähr?
  - ▶ Was und wie viel davon hat die Person zu sich genommen?
  - ▶ Wie hat er bzw. sie das Gift zu sich genommen (z. B. intravenös, oral)?

  Die VIZ gibt Auskunft über mögliche Gegengifte (Antidote) und durchzuführende Maßnahmen.
- ▶ Stelle für eine allenfalls notwendige Analyse stets Reste der Substanz sicher, die zur Vergiftung geführt hat, sofern das ohne Eigengefährdung möglich ist.

Guter Tipp

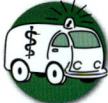

Die Beratungsstelle der Vergiftungsinformationszentrale ist unter der Telefonnummer +43 1 406 43 43 jederzeit erreichbar.

3.5.1 Ausgewählte Gifte

Heroin, **Morphium** und **Fentanyl** sind Substanzen, die zur Gruppe der Opiate bzw. Opioide gehören. Gemeinsam ist ihnen, dass sie in einer bestimmten Menge zur lebensgefährlichen *Hypoventilation* führen. Weitere typische Symptome sind Bewusstseinstrübung und *Miosis*.

Hypoventilation
Atemdepression

Miosis
Verengung der Pupillen

Vergiftungen dieser Art können durch Drogeninjektion (z. B. Heroin), aber auch durch eine Überdosierung im Rahmen einer Schmerztherapie mit Schmerzpflastern (z. B. Fentanyl) geschehen. Eine wichtige Maßnahme ist die Unterbindung der Giftaufnahme, beispielsweise durch Entfernung des Schmerzpflasters.

Kohlendioxid (CO$_2$) ist ein farb- und geruchloses sowie allenfalls angedeutet säuerlich riechendes Gas (Gärkeller). Es ist nicht brennbar und schwerer als Luft. Daher sammelt es sich am Boden an und verdrängt die Luft mit dem lebensnotwendigen Sauerstoff. Betroffene ersticken in dem See aus Kohlendioxid. Besondere Vorsicht ist in Silos, Gärkellern, Stollen und Brunnenschächten geboten. Aus dieser Umgebung darf die Rettung nur durch die Feuerwehr mit Hilfe von Atemschutzgeräten erfolgen.

Kohlenmonoxid (CO) ist ein giftiges, farb- und geruchloses Gas. Es entsteht bei unvollständiger Verbrennung wie in schlecht ziehenden Öfen und Durchlauferhitzern. Im Gegensatz zum Kohlendioxid (di bedeutet zwei) ist Kohlenmonoxid (mono bedeutet eins) leichter als Luft, es hat ja auch nur ein Sauerstoffatom. Besondere Vorsicht ist in geschlossenen Räumen geboten. Wird dieses Gas eingeatmet, lagert es sich an die *Erythrozyten* stabiler an als Sauerstoff und verhindert damit den Sauerstofftransport.

Erythrozyten
rote Blutkörperchen

Besteht der Verdacht auf eine CO-Vergiftung, darf die Rettung nur durch die Feuerwehr mit Hilfe von Atemschutzgeräten erfolgen. Es besteht erhöhte Explosionsgefahr durch elektrische Zündquellen wie Lichtschalter oder Türklingel.

Tabelle 5
Der CO-Gehalt des Blutes

	CO-Gehalt im Blut
Normalbereich	0,3–0,7%
Bei starken Rauchern (pathologisch)	bis 10%
Verwirrung, Kopfschmerz	10–20%
Müdigkeit, Übelkeit, Sehstörungen	20–40%
Krämpfe, Koma, Schock	40–60%
Letalität 50 %	> 60%
Letalität 100 %	> 70%

Zum Wiederholen

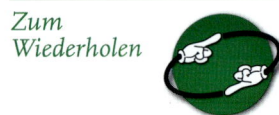

Vergiftungen können durch jede Substanz ausgelöst werden. Wesentlich ist die Menge der aufgenommenen Substanz. Die häufigsten Vergiftungsursachen sind Alkohol, Medikamente und Drogen. Die Symptome von Vergiftungen sind sehr unterschied-

lich und reichen von Übelkeit bis Bewusstlosigkeit. Bei der Ersten Hilfe stehen die Symptome im Vordergrund. Die wichtigste Maßnahme ist die Erhaltung der Lebensfunktionen. Ist das Gift bekannt, gibt die Vergiftungsinformationszentrale weitere Hinweise zur Ersten Hilfe. Giftreste sollten stets sichergestellt werden, sofern das ohne Eigengefährdung möglich ist.

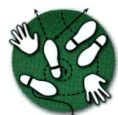

Zum Üben

1. Auf welchen Wegen kann Gift in den Körper gelangen?
2. Nenne die häufigsten Vergiftungsursachen.
3. Welche Symptome sind bei Vergiftungen oft vorhanden?
4. Was sind die Besonderheiten einer Kohlenmonoxidvergiftung?
5. Nenne die Erste-Hilfe-Maßnahmen bei Vergiftungen.
6. Welche Telefonnummer hat die Vergiftungsinformationszentrale?

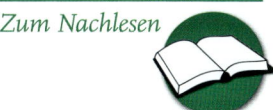

Zum Nachlesen

Buers, Dennis (2006): Rettungsdienst kompakt. 1. Vergiftungen. Edewecht: Stumpf & Kossendey.

Ludewig, Reinhard/Regenthal, Ralf ([10]2007): Akute Vergiftungen und Arzneimittelüberdosierungen: Ratgeber zu Erkennung, Verlauf, Behandlung und Verhütung. Stuttgart: Wissenschaftliche Verlagsgesellschaft.

Mühlendahl, Karl Ernst von/Oberdisse, Ursula/Bunjes, Reinhard/Brockstedt, Matthias (Hg.) ([4]2003): Vergiftungen im Kindesalter. Stuttgart: Thieme.

Internet

Vergiftungsinformationszentrale, http://www.meduniwien.ac.at/viz/

4 Notfälle bei verschiedenen Erkrankungen

In den ersten drei Kapiteln lag der Schwerpunkt auf Verletzungen, die durch ein traumatologisches Geschehen, also einen Unfall entstanden sind. Daneben gibt es Notfälle, die durch das Akutwerden von Krankheitsbildern entstehen können. In diesen Fällen gilt es zumeist, neben dem Anwenden der lebensrettenden Sofortmaßnahmen für einen raschen Transport in ein Krankenhaus zu sorgen.

4.1 Der akute Bauchschmerz (das „akute Abdomen")

Sabine Binder

Lernziel

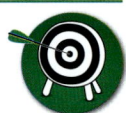

Nach dem Studium dieses Kapitels sollst du ...
... die Differenzialdiagnosen beim akuten Bauchschmerz kennen.
... den akuten Bauchschmerz den verschiedenen Ursachen zuordnen können.
... die Erste-Hilfe-Maßnahmen beim akuten Bauchschmerz beherrschen.

Ein „akutes Abdomen" ist ein plötzlich auftretender, noch nicht näher definierter Bauchschmerz, der eine Vielzahl an Ursachen haben kann und oftmals Ausdruck einer Erkrankung ist, die rasch lebensbedrohlich werden kann. Deshalb muss der akute Bauchschmerz unverzüglich differenzialdiagnostisch abgeklärt und die betroffene Person meistens auch notfallmäßig operiert werden.

Kernaussage

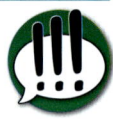

Akutes Abdomen ist **noch keine Diagnose**, sondern nur die Beschreibung eines Zustands, der einer sofortigen ärztlichen Diagnose bedarf!

Um später dem Arzt bzw. der Ärztin die Diagnose zu erleichtern, kannst du schon vor dem Eintreffen einige sinnvolle Handlungen setzen.

Welche Maßnahmen ergreife ich beim akuten Bauchschmerz?
▶ Stelle fest, ob ein Unfall stattgefunden hat und wenn ja, versuche den genauen Unfallhergang abzuklären.

▶ Stelle folgende Fragen: Wann sind die Schmerzen aufgetreten? Wo haben sie begonnen? Wo sind die Schmerzen im Augenblick lokalisierbar?

▶ Versuche den Schmerzcharakter zu erheben: Ist es ein *somatischer* **Schmerz** (stark, brennend, stechend, scharf, gut lokalisierbar, laufend zunehmend, in andere Körperteile ausstrahlend), ein von *parenchymatösen* **Organen** (Leber, Milz, Bauchspeicheldrüse, Nieren) ausgehender *viszeraler Schmerz* (dumpf, nicht so stark, schlecht lokalisierbar) oder ein von **Hohlorganen** (Speiseröhre, Magen-Darm-Trakt, Gallenblase, Gallengang, Nierenbecken, Harnleiter, Harnblase, Harnröhre) ausgehender **viszeraler Schmerz** (kolikartig, heftig, wellenförmig nachlassend und wiederkehrend).

somatisch
körperlich

parenchymatös
von weichem, aber dichtem Gewebe gebildet

viszeraler Schmerz
Eingeweideschmerz

▶ Stelle weitere Fragen:

  ▶ Haben Sie Brechreiz? Wann haben Sie zuletzt getrunken und gegessen? Was haben Sie getrunken und gegessen? Haben andere Personen dasselbe getrunken und gegessen?

  ▶ Haben Sie Medikamente eingenommen? Wann zuletzt und was?

  ▶ Wann haben Sie zuletzt uriniert? Wie hat der Harn ausgesehen?

  ▶ Wann war der letzte Stuhlgang? Wie war der Stuhl beschaffen?

  ▶ Bei Frauen: Wann war die letzte Regelblutung? Sind Sie schwanger?

  ▶ Hatten Sie eine Bauchoperation? Wenn ja, wann? Warum?

▶ Wie ist das allgemeine Erscheinungsbild der betroffenen Person hinsichtlich des Gesichtsausdruckes, der Körperhaltung, der Gestik, der Mimik? Krümmt sie sich und zieht die Beine an (bei Koliken)? Presst sie die Hand in die Flanke (bei Koliken)?

▶ Betrachte den Bauch: Wie ist die Hautfarbe? Siehst du Verletzungszeichen, Operationsnarben? Erscheint die Bauchdecke gespannt? Ist der Bauch aufgetrieben, gebläht? Siehst du lokalisierte Schwellungen (Hernien)? Siehst du Blutergüsse? Siehst du sternförmige kleine Gefäßerweiterungen (sog. „Spider naevi" bei Leberkranken)?

▶ Hörst du auf Distanz Darmgeräusche?

▶ Untersuche, wenn die Person es zulässt, die Bauchdecke *palpatorisch:* Mit den Fingern oder der ganzen Hand werden Körperstrukturen ertastet. Beide Hände werden flach auf den Bauch aufgelegt und mit den Fingerspitzen wird oberflächlich ca. alle 2 cm getastet. Achte dabei auf Druckempfindlichkeit, Loslassschmerz, Dauerspannung oder reflektorische Abwehrspannung und ob tastbare umschriebene Verhärtungen (Geschwülste) bestehen.

palpatorisch
durch Abtasten

Abbildung 48

Die vier Quadranten des
Abdomens

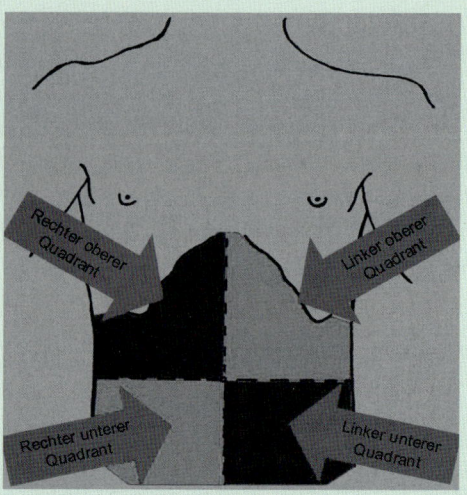

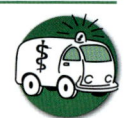

Guter Tipp

Das Abdomen wird gezielt in 4 Quadranten palpiert (= abgetastet):
rechts oben, links oben, rechts unten, links unten. **Beginne** immer
im schmerzfreien Quadranten und untersuche die **schmerzhafte
Stelle am Schluss.** Achte dabei besonders auf Abwehrspannung,
Druck- und Loslassschmerz. Halte auch fest, ob die Bauchdecke
gespannt, gebläht oder eingefallen ist.

▶ Gib Personen mit Bauchschmerzen niemals zu essen oder zu trinken und lasse sie nicht rauchen, gib ihnen niemals Medikamente!

▶ Lagere Personen mit Bauchschmerzen so, wie diese es, ihrem
Zustand gemäß, am erträglichsten empfinden.

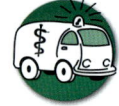

Guter Tipp

Meist wird eine sitzende, vornübergebeugte Haltung oder eine
Seitenlage mit angezogenen Beinen bevorzugt. Wenn die Person
es toleriert, kannst du sie auch am Rücken liegend mit einer Knie-
rolle (zusammengerollte Decke) lagern.

▶ Decke die Person zu, wenn sie das wünscht.

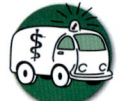

Guter Tipp

Thermophor oder Wärmeapplikationen werden bei unklaren
Bauchschmerzen manchmal subjektiv als wohltuend empfunden. Dadurch kann aber die tatsächliche Ursache nicht behoben
werden. Die Wärme erweitert die Blutgefäße und Blutungen im
Bauch werden dadurch verstärkt.

▶ Vergiss nicht, die erhobene Anamnese und deine Befunde zu
dokumentieren.

4.1.1 Ursachen nach Quadranten

Tabelle 6 fasst die Ursachen eines akuten Abdomens entsprechend der Lokalisation der Beschwerden in den einzelnen Quadranten zusammen.

> Beachte, dass die Bezeichnungen „rechts" und „links" immer vom Patienten aus gesehen werden müssen und nicht von dir aus. Tabelle 6 spiegelt diese umgekehrte Sicht wider.

Guter Tipp

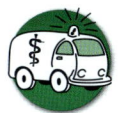

Rechts oben:	Links oben:
Magen- oder Zwölffingerdarmgeschwür (ev. Durchbruch), Entzündung von Gallenblase (ev. Gallenstein), Bauchspeicheldrüse, Leber, Nierenbecken (ev. Nierenstein)	Erkrankungen der Milz (Milzriss), Entzündung der Bauchspeicheldrüse, Herzinfarkt! Pleuritis
Rechts unten:	**Links unten:**
Appendizitis, Meckel'sches Divertikel, Harnblasenentzündung, Eileiterschwangerschaft, Entzündung von Eileiter und/oder Eierstock, Leistenhernie	*Sigmadivertikulitis* oder Tumor im Dickdarm, Harnblasenentzündung, Eileiterschwangerschaft, Entzündung von Eileiter und/oder Eierstock, Leistenhernie
Eher mittig lokalisierter oder diffuser akuter Bauchschmerz:	
Mesenterialinfarkt, Aneurysmaruptur, *Gastroenteritis,* Ileus, Tumor im Unterbauch	

Tabelle 6

Ursachen eines akuten Abdomens nach Quadranten

Appendizitis
Entzündung des Blinddarm-Wurmfortsatzes

Meckel'sches Divertikel
Ausstülpung des unteren Dünndarms, die sich ev. entzündet

Sigmadivertikulitis
Entzündung einer Ausstülpung im vorletzten Dickdarmabschnitt

Mesenterialinfarkt
Verschluss einer großen Darmarterie, der zur Darmnekrose führt

Gastroenteritis
Entzündung des gesamten Magen-Dünndarm-Traktes

4.1.2 Die häufigsten akuten Bauchschmerz-Ursachen und Erste-Hilfe-Maßnahmen

Magen- und Zwölffingerdarmgeschwür (= Ulcus ventriculi, Ulcus duodeni)

Das Ulcus ventriculi ist ein entzündeter Schleimhautdefekt der Magenschleimhaut. Das Ulcus duodeni ist ein Schleimhautdefekt im Zwölffingerdarm.

Die Ursache ist meist ein Missverhältnis zwischen schützenden und aggressiven Faktoren. Aggressive Faktoren sind die Magensäure selbst (eine Salzsäure), der Helicobacter pylori (eine Bakterienart, die in der Magensäure überlebt und lokale Entzündungen hervorruft), Stress, Einnahme entzündungshemmender Medikamente (NSAR = nichtsteroidale Antirheumatika) über einen längeren Zeitraum ohne entsprechenden Magenschutz sowie Alkohol- und Nikotinabusus.

Woran erkenne ich ein Magen- oder Zwölffingerdarmgeschwür?

▸ Schmerzen nach dem Essen, aber auch bei leerem Magen
▸ Manche Speisen werden nicht vertragen.
▸ Oft Übelkeit und Erbrechen

Die **häufigste Komplikation** ist die **Blutung**, die sich durch Bluterbrechen oder durch Blut im Stuhl anzeigt. Sie kann lebensbedrohlich sein (Letalität bei ca. 10 %!).

Perforation
Durchlöcherung

Bricht ein Ulcus durch die Magenwand durch, spricht man von einer *Perforation*. Durch die entstehende Lücke tritt Magensäure und anderer Mageninhalt in die Bauchhöhle aus und bewirkt eine generalisierte Peritonitis, die oft zum Tod führt. Die Betroffenen haben neben fast unerträglichen Schmerzen eine sehr harte Bauchdecke (Abwehrspannung) und alle Anzeichen eines beginnenden Schocks.

Welche Maßnahmen ergreife ich bei einem Magen- und Zwölffingerdarmgeschwür?
▶ Erste-Hilfe-Maßnahmen wie beschrieben
▶ Schwerpunkte: Notruf, rasche Hospitalisierung, Schockbekämpfung

Gallensteinkolik, Gallenblasenentzündung

Gallenblasenentzündungen werden zu 90 % durch Gallensteine hervorgerufen. Diese behindern den Abfluss der Gallenflüssigkeit, deren Stau (Hydrops) führt zur Entzündung.

Woran erkenne ich eine Gallenkolik bzw. eine Gallenblasenentzündung?
▶ Heftige, krampfartige Schmerzen im rechten Oberbauch, die in die Schulter ausstrahlen können, eventuell kombiniert mit Übelkeit und Erbrechen
▶ Abneigung gegen fette Speisen, Alkohol und Kaffee

Ikterus
Gelbfärbung der Haut durch Gallenfarbstoff

▶ Der Rückstau der Gallenflüssigkeit und der fehlende Abfluss in den Darm kann zum *Ikterus,* zu weißem bis grauweißem Stuhl und zur Dunkelfärbung des Harns führen.

Durch eine bakterielle Infektion der gestauten Gallenblase kann sich diese mit Eiter füllen und in die Leber oder die Bauchhöhle durchbrechen. Dies führt zum Leberabszess bzw. zur Peritonitis.

Welche Maßnahmen ergreife ich bei einer Gallenkolik bzw. einer Gallenblasenentzündung?
▶ Erste-Hilfe-Maßnahmen wie beschrieben
▶ Schwerpunkte: Notruf absetzen, **nicht** selbst Schmerzmittel, Nahrung oder Flüssigkeiten verabreichen, eine Spitalsaufnahme ist unumgänglich

Nierensteinkolik, Nierenbeckenentzündung

Die **Nierenbeckenentzündung** ist die zumeist bakterielle Entzündung des Nierenbeckens, in dem der in der Niere gebildete Harn gesammelt wird. Von einer Nierenbeckenentzündung ist das Nierengewebe unvermeidlich stets mitbetroffen. **Nierensteine** sind zusammengeklumpte Ausscheidungsprodukte, die zu groß sind, um auf natürlichem Wege den Körper verlassen zu können. Sie befinden sich zunächst im Nierenbecken, dann aber auch im Harnleiter, der Blase und der Harnröhre.

Nierensteine entstehen bei zu geringer Flüssigkeitsaufnahme über einen langen Zeitraum, aber auch durch Einnahme bestimmter Medikamente, durch stark eiweißhaltige oder *oxalatreiche* Ernährung sowie wiederholte Harnwegsinfektionen.

oxalatreich
Oxalate sind Salze der Oxalsäure, die in der Natur reichlich in manchen Obst- und Gemüsesorten vorkommt (Rhabarber, Paradeiser)

Woran erkenne ich Nierensteine?

▶ Ziehender oder dumpfer Schmerz im Bereich der Flanke

▶ Bleibt der Stein im Harnleiter „stecken", treten kolikartige Schmerzen auf, die über den seitlichen Unterbauch bis in den Genitalbereich hin ausstrahlen können.

▶ Durch oberflächliche Schleimhautverletzungen kann der Harn auch blutig sein.

Welche Maßnahmen ergreife ich bei einer Nierensteinkolik bzw. einer Nierenbeckenentzündung?

▶ Erste-Hilfe-Maßnahmen wie beschrieben

▶ Verabreiche **nicht** selbst Schmerzmittel, Nahrung oder Flüssigkeiten.

Guter Tipp

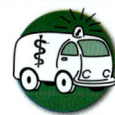

Die Schmerzbekämpfung ist dem Arzt/der Ärztin vorbehalten, ebenso die Abklärung und Behandlung einer allfälligen Harnwegsinfektion oder *Hämaturie*.

Hämaturie
Ausscheidung blutigen Harnes

Herzinfarkt, Angina Pectoris

Der Herzinfarkt und die Angina Pectoris werden in Kapitel 4.5 Pulmonale und kardiologische Notfälle ausführlich dargestellt.

Brustfellentzündung (Pleuritis)

Die Pleuritis tritt in zwei Formen auf: Bei der Pleuritis sicca (= trockene Pleuritis) sind bei *Auskultation* trockene Reibegeräusche zu hören, bei der Pleuritis *exsudativa* entwickelt sich ein Pleuraerguss, der durch die Raumforderung im Thorax die Atmung beeinträchtigt. Die Pleuritis

Auskultation
Abhorchen

exsudativ
Flüssigkeit ausschwitzend

tritt meist als Sekundärerkrankung zu einer Pneumonie auf, aber auch die Tuberkulose oder eine Lungenembolie können eine Brustfellentzündung auslösen. Das Lungen- bzw. Bronchuskarzinom wird ebenfalls oft von einer Pleuritis begleitet.

Woran erkenne ich eine Brustfellentzündung?

- ▶ Stechende Schmerzen im Brustkorb, die in den Bauchraum ausstrahlen können.
- ▶ Husten und Einatmen verstärken den Schmerz.
- ▶ Der Husten ist trocken.

Welche Maßnahmen ergreife ich bei einer Brustfellentzündung? Da bei der Brustfellentzündung die eigentliche Ursache im Lungenbereich zu finden ist, unterscheiden sich die Maßnahmen von jenen bei anderen akuten Bauchschmerzursachen:

- ▶ Lagere die Person mit aufrechtem Oberkörper sitzend.
- ▶ Sorge dafür, dass jede körperliche Anstrengung unterlassen wird.
- ▶ Öffne beengende Kleidungsstücke.
- ▶ Wenn vorhanden, verabreiche der Person Sauerstoff oder sorge für Frischluftzufuhr.
- ▶ Sorge besonders bei Atemnot für möglichst rasche ärztliche Hilfe.

Appendizitis (= „Blinddarmentzündung")

Am Blinddarm (Anfangsteil des Dickdarms) befindet sich als „Anhängsel" der Wurmfortsatz (Appendix vermiformis), der zur Entzündung neigt, weil sein Inhalt oft lange stagniert.

Woran erkenne ich eine Appendizitis?

- ▶ Die Schmerzen beginnen eher im Mittelbauch und verlagern sich dann in den rechten Unterbauch. Beim Laufen oder Hüpfen kommt es zum Erschütterungsschmerz.
- ▶ Weitere Anzeichen sind Appetitlosigkeit, Übelkeit, Temperaturanstieg, Erbrechen und eventuell Veränderungen des Stuhlverhaltens.
- ▶ Schmerz bei Druck auf den rechten Unterbauch, Loslassschmerz rechts, wenn langsam steigender Druck auf den linken Unterbauch ausgeübt und dann plötzlich losgelassen wird.

Guter Tipp

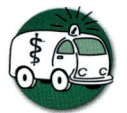

Die gefährliche Komplikation ist die spontane Perforation und (lebensgefährliche!) Peritonitis. Im Moment der Perforation kann der Schmerz vorübergehend nachlassen, was oft als Besserung missdeutet wird!

Welche Maßnahmen ergreife ich bei einer Appendizitis?

▶ Erste-Hilfe-Maßnahmen wie beschrieben.

▶ Jeder Verdacht auf Appendizitis muss ärztlich abgeklärt werden, weil es schon innerhalb weniger Stunden zur Perforation kommen kann.

Hernien

Hernien („Bauchwandbrüche") sind sackartige Ausstülpungen des Bauchfells durch Lücken in der bindegewebigen inneren Bauchwand. Diese „Bruchpforten" entstehen an Schwachstellen, welche durch Gebilde vorgegeben sind, die durch die Bauchwand durchtreten (Nabelschnur, bei Männern der Samenstrang im Bereich der Leiste), oder an durch Operationsnarben verursachten Schwachstellen. In diese „Brüche" können Darmschlingen beweglich verlagert werden, aber auch darin verkleben und festwachsen. Bei Vergrößerung des Inhaltes dieser Darmschlingen, auch bei Obstipation, kann es zu deren Einklemmung in der Bruchpforte, zum Ileus, aber auch zur Durchblutungsstörung bis zur Darmnekrose kommen.

Wie erkenne ich die „Einklemmung"/Hernie?

▶ Betroffene haben Blähungen und kolikartige Bauchschmerzen bei zumeist bekannter Hernie.

▶ Brechreiz

▶ Gelegentlich sogar Anzeichen eines beginnenden Schocks.

▶ sicht- und spürbare „Erhebungen" der Bauchdecke.

Welche Maßnahmen ergreife ich bei Hernien?

▶ Erste-Hilfe-Maßnahmen wie beschrieben

▶ Vorsicht bei einer allfälligen Palpation der Hernie: Versuche **keine** Reponierung der eingeklemmten Darmschlingen, die bereits so geschädigt sein können, dass sie dabei in die Bauchhöhle perforieren.

▶ PatientInnen mit eingeklemmter Hernie bedürfen der stationären Aufnahme und ärztlichen Behandlung.

Mesenterialinfarkt

Die Verstopfung einer Darmschlagader kann durch eine lokale Thrombose, meist nach einer traumatischen Schädigung, oder durch eine Embolie (oft bei PatientInnen mit Vorhofflimmern oder Herzklappenfehlern) erfolgen. Am häufigsten ist die Arteria mesenterica superior betroffen, die den Dünndarm und den rechten, aufsteigenden Teil des Dickdarms versorgt. Der Darm wird zunächst gelähmt, bald auch nekrotisch. Schließlich kommt es zur Perforation, zur Peritonitis und zur Sepsis.

Wie erkenne ich einen Mesenterialinfarkt?

▶ Durch die Ischämie im betroffenen Darmabschnitt treten heftige Schmerzen auf, oft von Durchfällen begleitet.

▶ 6 bis 12 Stunden nach dem Infarkt Darmlähmung (= paralytischer Ileus) und vorübergehend Nachlassen der Schmerzen

▶ Mit rasch fortschreitender (meistens tödlicher) Peritonitis treten dann Zeichen des septischen Schocks auf.

Welche Maßnahmen ergreife ich bei einem Mesenterialinfarkt?

▶ Erste-Hilfe-Maßnahmen wie beschrieben

▶ Schwerpunkt: Notruf absetzen, die rascheste chirurgische Versorgung ist unabdingbar für eine **Überlebenschance**.

Zum Wiederholen

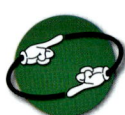

Akut auftretende Bauchschmerzen können sehr unterschiedliche Ursachen haben, von der einfachen Magenverstimmung bis zu lebensgefährlichen Erkrankungen. Der Begriff „akutes Abdomen" sagt noch nichts über die Ursache aus. Alle Personen mit akuten Bauchschmerzen bedürfen der ärztlichen Diagnose und Behandlung.

ErsthelferInnen können durch strukturierte Anamnese und Beobachtung zur rascheren Differenzialdiagnose durch den Arzt/die Ärztin wertvolle Hilfe leisten. Aus dem Charakter des Schmerzes, seinem Verlauf, seiner Intensität, seiner Lokalisation und eventuellen Fortleitung können bereits Rückschlüsse auf die mögliche Ursache gezogen werden. Da auch durch Angina Pectoris, Herzinfarkt oder Pleuritis bedingte Schmerzen stark in den Bauch ausstrahlen können, darf auf diese Ursachen nicht vergessen werden.

Die allgemeinen Erste-Hilfe-Maßnahmen beim akuten Bauchschmerz beginnen mit dem ev. sehr dringlichen Notruf, haben weiters eine Schmerzlinderung durch Lagerung und Öffnen beengender Kleidung sowie Gewährleistung einer ausreichenden Versorgung mit Sauerstoff oder zumindest Frischluft zum Ziel. Zugleich muss strikt darauf geachtet werden, dass die Betroffenen keine Medikamente, keine Flüssigkeiten und keine Nahrung mehr zu sich nehmen und nicht mehr rauchen. Besondere Maßnahmen hängen davon ab, wie weit sich die mögliche Ursache bereits abschätzen lässt.

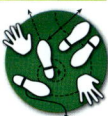

1. Nenne mindestens 5 Leitfragen, die du Personen mit Bauchschmerzen zur Differenzialdiagnose stellen kannst, und erkläre, welche Schlüsse du daraus ziehst.
2. Erkläre den Vorgang und den Sinn der palpatorischen Untersuchung der Bauchdecke.
3. Welche Erste-Hilfe-Maßnahmen ergreifst du bei „akutem Abdomen"?
4. Welche Gefahren drohen bei einem „akuten Abdomen"?
5. Was sind die klassischen Zeichen einer Appendizitis?

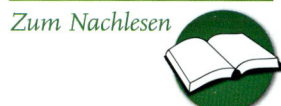

Böcker, Werner/Denk, Helmut/Heitz, Phillip U. (Hg.) (³2004): Pathologie. München, Jena: Urban & Fischer.

Epstein, Owen/Perkin, G. David/Cookson, John/de Bono, David P. (2006): Anamnese und Untersuchung – auf einen Blick. München: Elsevir, Urban & Fischer.

Feige, Axel/Rempen, Andreas/Würfel, Wolfgang et al. (³2006): Frauenheilkunde. München, Jena: Urban & Fischer.

Renz-Polster, Herbert/Krautzig, Steffen/Braun, Jörg (Hg.) (³2006): Basislehrbuch Innere Medizin. Kompakt, greifbar, verständlich. München, Jena: Urban & Fischer.

4.2 Gynäkologische Notfälle und Geburt

Thomas Hamp

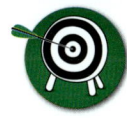

Nach dem Studium dieses Kapitels sollst du ...

... über die wichtigsten Komplikationen während der Schwangerschaft Bescheid wissen.

... den Ablauf einer normalen Geburt beschreiben können.

... die Maßnahmen im Zuge einer unvorhergesehenen Geburt beherrschen.

4.2.1 Akute Komplikationen während der Schwangerschaft

Schwangerschaft und Geburt gehören zu den natürlichen Vorkommnissen des menschlichen Lebens. Dennoch gibt es einige Komplikationen, die dringende und rasche Erste-Hilfe-Maßnahmen unbedingt erforderlich machen.

Eileiterschwangerschaft

Die befruchtete Eizelle nistet sich statt in der Gebärmutter in einem Eileiter ein. Durch das rasche Wachstum des Embryos kann es zum Zerreißen von Blutgefäßen und des Eileiters kommen. Dadurch wird eine lebensbedrohliche Blutung ausgelöst. Das Risiko einer Eileiterschwangerschaft ist bei wiederkehrenden Entzündungen von Eileiter und Eierstock erhöht, da es dadurch zu Verklebungen im Eileiter kommen kann, die die Wanderung der Eizelle behindern können.

Abbildung 49
Eileiterschwangerschaft

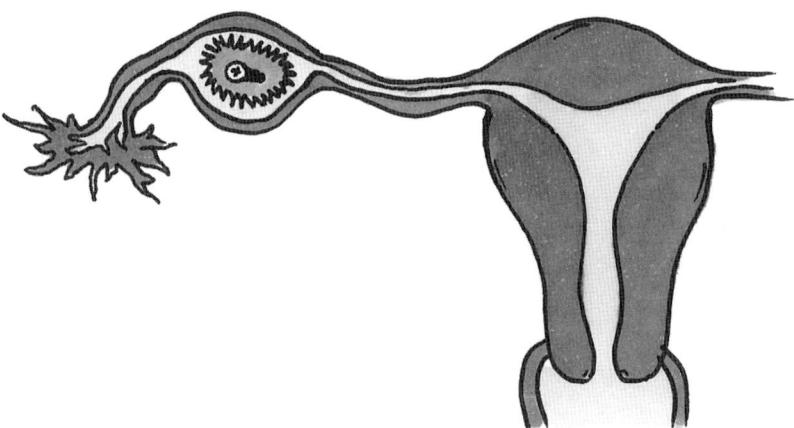

Woran erkenne ich eine Eileiterschwangerschaft?

▶ Leitsymptom ist der heftige, seitenbetonte Unterbauchschmerz, meist begleitet von Übelkeit.

▶ Bei Gefäßverletzung kommt es zur Ausbildung von Schocksymptomen.

▶ Häufig ist bei Auftreten der ersten Symptome noch gar keine Schwangerschaft bekannt.

Vorzeitige Plazentalösung

Die Plazenta (Mutterkuchen) ist die Verbindungsstelle, an welcher Mutter und Kind Sauerstoff, Nährstoffe und Stoffwechselprodukte austauschen. Die Plazenta ist auf einer großen Fläche mit der Gebärmutter verbunden, da ein ausreichender Stoffaustausch einer großen gemeinsamen Grenzfläche bedarf. Eine funktionstüchtige Plazenta ist für das Kind lebenswichtig, bis es nach der Geburt ausreichend selbstständig atmet. Kommt es noch vor der Geburt zu einer Ablösung (von Teilen) der Plazenta, erhält das Kind sehr bald nicht mehr genug Sauerstoff und stirbt. Gleichzeitig stellt die vorzeitige Plazentalösung eine große Gefahr für die Mutter dar. Durch das Ablösen bildet sich eine große Wunde, deren Blutung so stark sein kann, dass die Mutter daran verblutet.

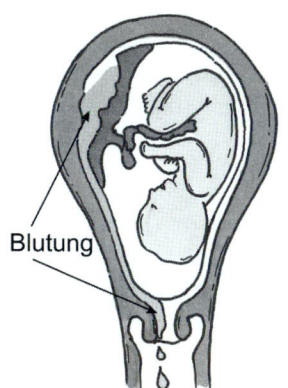

Abbildung 50
Vorzeitige Plazentalösung

Woran erkenne ich eine vorzeitige Plazentalösung?

▸ Meist schmerzlose vaginale Blutung

▸ Bei starker Blutung Schocksymptome

Die exakte Diagnose wird mittels Ultraschall gestellt.

Guter Tipp

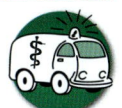

Welche Maßnahmen ergreife ich bei einer vorzeitigen Plazentalösung?

▸ Die wichtigste Maßnahme ist das Erkennen der lebensgefährlichen Situation und das Absetzen eines Notrufs.

▸ Sorge für Flachlagerung der Schwangeren auf hartem Untergrund mit überkreuzten Beinen (= Lagerung nach Fritsch), auf dem sie nicht mit dem Becken einsinken kann.

▸ Bis zum Eintreffen der Rettungskräfte führe alle Maßnahmen der Schockbekämpfung durch.

Plazenta praevia

Als Plazenta praevia bezeichnet man eine vor dem inneren Muttermund eingenistete Plazenta.

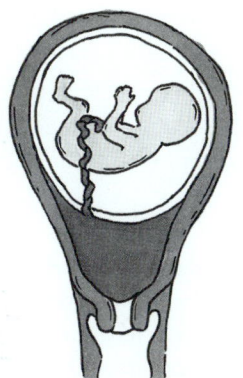

Abbildung 51
Plazenta praevia

Diese stellt ein absolutes Geburtshindernis auf natürlichem Wege dar. Meist kommt es bei Plazenta praevia auch zu einer vorzeitigen Plazentalösung mit allen dort genannten Gefahren.

Nabelschnurvorfall

Die Nabelschnur ist die Verbindung des Kindes mit der Plazenta. Wird diese zwischen Kind und Mutter eingeklemmt und abgedrückt, kommt es zur Mangelversorgung des Kindes. Diese Einklemmung kann nach dem Blasensprung eintreten, wenn die Nabelschnur dem Kopf vorgelagert war und mit dem ausrinnenden Fruchtwasser in die Scheide geschwemmt wird.

Guter Tipp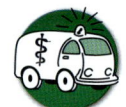

Abbildung 52
Nabelschnurvorfall

Das Kind kann sich nicht durch die Nabelschnur selbst erwürgen!

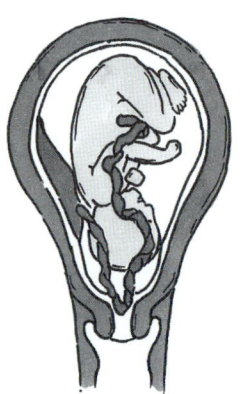

Welche Maßnahmen ergreife ich bei einem Nabelschnurvorfall?

▸ Bitte **jede** Schwangere nach erfolgtem Blasensprung, vorsorglich nicht mehr aufzustehen und zu gehen.

▸ Bring die Schwangere in eine Flachlagerung in Linksseitenlage.

▸ Ist der Nabelschnurvorfall so offensichtlich (Nabelschnur hängt aus dem äußeren Muttermund), dass er von dir festgestellt werden kann, verabreiche nach Möglichkeit Sauerstoff über eine Sauerstoffmaske.

Vena-cava-Syndrom

Vena cava inferior
große untere Hohlvene

Die *Vena cava inferior* bringt das Blut aus der unteren Körperhälfte zum Herzen zurück. Sie liegt zwischen Wirbelsäule und der Gebärmutter. Deshalb kann es in der letzten Phase der Schwangerschaft passieren, dass in Rückenlage der Schwangeren die große Gebärmutter die Vena cava zusammendrückt. Wird so der Rückfluss des Blutes aus der unteren Körperhälfte verhindert, kann es zu einem massiven Abfall des Blutdrucks und in weiterer Folge zur Minderversorgung der Schwangeren und des Kindes mit Sauerstoff kommen.

Kommt es bei der Schwangeren in Rückenlage zu Übelkeit, Schwindel und Bewusstseinsstörungen, ist sie sofort in Linksseitenlage zu bringen, wodurch die Vena cava inferior wieder entlastet wird.

Die Rückenlage sollte in der letzten Phase der Schwangerschaft prinzipiell vermieden werden.

4.2.2 Schwangerschaft und Geburt

Eine „normale" Schwangerschaft dauert etwa 40 Wochen und endet mit der Geburt des Kindes. Ein Überleben des Kindes ist in Österreich etwa ab der 23. Woche möglich.

Mit dem Einsetzen der Geburtswehen (regelmäßige Gebärmutterkontraktionen) wird das Kind tiefer ins Becken Richtung Muttermund gedrückt. In der sogenannten **Eröffnungsphase** wird der Muttermund durch den Wehendruck allmählich erweitert, bis die Öffnung groß genug ist, dass das Kind hindurchpasst. Ist der Muttermund vollständig eröffnet, beginnt die **Austreibungsphase**. Die Wehen werden stärker und die Mutter verspürt einen starken Drang, das Kind hinauszupressen.

Wie lange Geburtsphasen dauern, ist sehr unterschiedlich. Bei Erstgebärenden dauert vor allem die Eröffnungsphase zumeist länger. Wann die Fruchtblase, in der das Kind schwimmt, platzt (Blasensprung), ist ebenfalls sehr unterschiedlich. Erkennbar ist der Blasensprung durch den Abgang von Fruchtwasser aus der Scheide.

Normalerweise wird das Kind mit dem Kopf voran geboren. Ist das nicht der Fall, kann das zu Problemen bei der Geburt führen, die ein ärztliches Eingreifen notwendig machen.

Kernaussage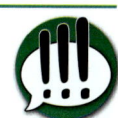

> Schwangerschaft und Geburt sind keine Krankheiten! Die allermeisten Geburten verlaufen problemlos und ohne ärztliche Hilfe.

Guter Tipp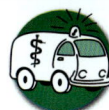

Welche Maßnahmen ergreife ich bei einer Geburt?
► Gib der Schwangeren ein sicheres Gefühl deiner Hilfsbereitschaft.
► Verständige bei jeder Geburt eine Hebamme oder einen Arzt bzw. eine Ärztin.
► Ermögliche der Schwangeren, sich so hinzulegen, wie es für sie angenehm ist.

Guter Tipp

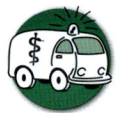

Für die Austreibungsphase ist meist eine Position mit angezogenen Beinen und leicht erhöhtem Oberkörper vorteilhaft. Ob die Schwangere die Wehen „veratmen" oder durch Pressen fördern soll, ist für ErsthelferInnen nicht zu beurteilen und dem medizinischen Fachpersonal vorbehalten.

Nach der Geburt beginnt das Neugeborene von selbst zu schreien, wodurch sich die Lungen mit Luft füllen und der Körper sich auf die Sauerstoffversorgung über die Lungen umstellt. Ab diesem Zeitpunkt ist das Kind nicht mehr von der Versorgung über die Nabelschnur abhängig, der Nabelschnurpuls erlischt allmählich. Die Nabelschnur kann nun durchtrennt werden.

► Unterbinde die Nabelschnur sowohl auf der Seite der Mutter als auch auf der Seite des Kindes mit einer Mullbinde. Dann durchtrenne sie zwischen den Abbindungen.
► Versorge die Wunden der Nabelschnurreste keimfrei und klebe sie dem Kind auf den Bauch, der Mutter auf den Oberschenkel.
► Sorge dafür, dass das Kind nicht auskühlt, indem du es auf den Körper der Mutter legst und beide zudeckst.

Guter Tipp

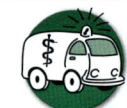

Das Kind hat bis jetzt in einer Umgebung von 37 °C gelebt und kann in normaler Zimmertemperatur nicht genügend Wärme erzeugen, um nicht Schaden zu nehmen.

► Beginnt das Neugeborene mit Erlöschen des Nabelschnurpulses nicht zu schreien, rege es durch Abreiben zum Atmen an. Im äußersten Fall muss es sogar beatmet werden.

Atone Uterusblutung

Einige Minuten nach der Geburt löst sich die Plazenta spontan ab und wird durch eine Nachwehe ausgestoßen (= Nachgeburt). Durch diese Gebärmutterkontraktion wird zugleich die Wundfläche nach Ablösung der Plazenta verkleinert. Der Blutverlust aus der Wunde bleibt gering. Bei der *atonen* Uterusblutung bleibt die Gebärmutter schlaff, die Plazenta löst sich eventuell nur zum Teil ab, die Blutgefäße werden nicht komprimiert und bluten weiter. Ursachen hierfür sind:

aton
ohne Spannung

► Kontraktionsschwäche der Gebärmutter durch sehr lange dauernde Geburt und „Ermüdung" der Gebärmutter
► Überdehnte Gebärmutter (Mehrlingsschwangerschaft)

Woran erkenne ich eine atone Uterusblutung?

► Starke vaginale Blutung ohne oder nach Ablösung der Plazenta
► Großer, weicher Uterus tastbar
► Rasch beginnender Schock

Welche Maßnahmen ergreife ich bei einer atonen Uterusblutung?
▸ Lagerung nach Fritsch (siehe S. 129)
▸ Ergreife alle Maßnahmen der Schockbekämpfung.

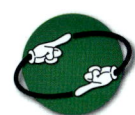

Zum Wiederholen

Schwangerschaft und Geburt sind normale Vorgänge des Lebens, keine Krankheiten. Dennoch gibt es Komplikationen, die Erste-Hilfe-Maßnahmen notwendig machen. Eileiterschwangerschaft und vorzeitige Plazentalösung können zur Lebensgefahr für Mutter und Kind werden. Der Nabelschnurvorfall und das Vena-cava-Syndrom sind durch Vorsicht und richtiges Verhalten meistens zu vermeiden. Bei jeder offenbar bevorstehenden Geburt muss, auch wenn zunächst keine Komplikationen zu erwarten sind, Hebamme oder Ärztin bzw. Arzt verständigt werden.

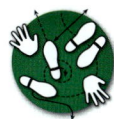

Zum Üben

1. Warum kann eine vorzeitige Plazentalösung sowohl für die Mutter als auch für das Kind lebensgefährlich sein?
2. Wie kann ein Nabelschnurvorfall verhindert werden?
3. Wie kann ein Vena-cava-Syndrom verhindert oder behoben werden?
4. Welche Phasen einer natürlichen Geburt kennst du?
5. Zu welchem Zeitpunkt kann eine atone Uterusblutung auftreten?

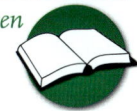

Zum Nachlesen

Golubits, Christiane/Schirrer, Robert (²2011): Schwangerschaft, Geburtshilfe und gynäkologische Notfälle. In: Redelsteiner, Christoph/Kuderna, Heinz/Kühberger, Rudolf/Baubin, Michael/Feichtelbauer, Erwin/Prause, Gerhard et al. (Hg.): Das Handbuch für Notfall- und Rettungssanitäter. Wien: Braumüller, S. 370–382.

4.3 Augennotfälle

Heinz Kuderna

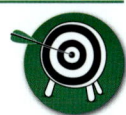

Lernziel

Nach dem Studium dieses Kapitels sollst du ...
... die häufigsten Augennotfälle kennen.
... über die besonderen Anforderungen für eine Ruhigstellung eines Auges Bescheid wissen.
... Erste-Hilfe-Maßnahmen bei Augennotfällen beherrschen.

Die schwersten akuten Augennotfälle sind Augenverletzungen, die wieder nur in Kombination mit schwersten Gesichtsverletzungen lebensbedrohend sein können. Isolierte Augenverletzungen sind nicht lebensbedrohend, führen aber in bis zu 25 % zu bleibenden Sehstörungen, wenn sie nicht rasch zweckmäßig behandelt werden. Das trifft auch auf einige andere Augennotfälle zu, wie die Verätzung, das entzündungsbedingte *Ulcus* der Hornhaut, den akuten *Glaukom*anfall sowie den Zentralarterienverschluss, die Zentralvenenthrombose, die Netzhautabhebung, die akute *Opticusneuropathie* und die Glaskörperblutung.

Welche Fragen stelle ich bei allen Augennotfällen?

▸ Hatten Sie einen Unfall?

▸ Welches Auge ist betroffen?

▸ Wie gut können Sie mit diesem Auge sehen?

▸ Konnten Sie vorher normal sehen?

▸ Haben Sie außer der Sehstörung noch andere akute Beschwerden?

▸ Wurde das Auge schon einmal operiert? Wann und warum?

Fremdkörper

Kleine, in die Bindehautfalten gelangte Fremdkörper wie Schmutzpartikel oder kleine Mücken führen zu unangenehmem Reibegefühl, vermehrtem Tränenfluss und ev. Bindehautrötung. Die Beschwerden verschwinden aber nach Entfernung des Fremdkörpers mit einem feuchten Wattestäbchen oder Ausspülen mit *isotoner* Spülflüssigkeit.

Verletzt ein mit höherer Energie auftreffender kleiner Fremdkörper die Hornhautoberfläche oder die Bindehaut oder penetriert er sogar die Hornhaut oder *Sklera*, muss er möglichst rasch von einer kompetenten Ärztin bzw. Arzt entfernt werden, damit er nicht zu einer Infektion führt.

Welche Erste-Hilfe-Maßnahmen ergreife ich bei einem Fremdkörper im Auge?

▸ Versuche als ErsthelferIn NIE, den Fremdkörper mit harten, spitzen Gegenständen selbst zu entfernen!

▸ Verbinde **beide** Augen mit keimfreien Tupfern und einer Mullbinde oder einer Dreieckstuchkrawatte, damit das betroffene Auge nicht mehr bewegt wird und auch nicht mit dem anderen Auge mitbewegt wird.

Ulcus
Geschwür

Glaukom
„grüner Star", eine krankhafte, innere Augendrucksteigerung

Opticusneuropathie
Erkrankung des Nervus opticus (Augennerv)

isoton
hat denselben osmotischen Druck wie humanes Plasma; z. B. physiologische Kochsalzlösung

Sklera
weiße Lederhaut, die den Augapfel formt

Guter Tipp

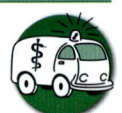

Die Person ist ab dem Zeitpunkt dieser Versorgung **blind**. Bleibe bei ihr und halte körperlichen Kontakt, z. B. über die Hände.

Trifft ein großer, spitzer Fremdkörper (Schraubenzieher, Messer, Dartpfeil) das Auge, kann er sogar das Auge und den Knochen der hinteren Augenhöhlenwand durchdringen, womit die Verletzung lebensgefährdend wird.

Welche Erste-Hilfe-Maßnahmen ergreife ich, wenn ein großer, spitzer Fremdkörper das Auge trifft?

▶ Setze unverzüglich einen Notruf ab.

▶ Bringe die betroffene Person in liegende Position (Rückenlage).

▶ **Entferne niemals** einen großen, im Augapfel steckenden Fremdkörper, sondern fixiere diesen zugleich mit dem **beidseitigen** Augenverband unter möglichst geringer Manipulation.

▶ Sorge für schnellsten Transport in eine entsprechend eingerichtete Augenklinik.

Stumpfe Gewalt

Trifft das Auge stumpfe Gewalt (z. B. Golfball, Tennisball, Faust), kommt es neben einer Verletzung der Lider zu sehr unterschiedlichen Strukturverletzungen im Auge, manchmal mit starken Einblutungen. Durch die plötzliche Drucksteigerung in der Augenhöhle kann deren dünne Wand brechen („blow out fracture"). Auch diese Verletzung bedarf rascher ärztlicher Untersuchung und Versorgung in einer entsprechend eingerichteten Klinik.

Verätzungen

Der Grad der Schädigung durch eine Verätzung hängt ab von der Art der ätzenden Substanz, ihrer Konzentration und der Dauer ihrer Einwirkung. Am gefährlichsten sind Laugenverätzungen (z. B. ungelöschter Kalk), weil sie das Gewebe erweichen und in die Tiefe fortschreiten, während Säuren oberflächliche Schorfe bilden.

Welche Erste-Hilfe-Maßnahmen ergreife ich bei einer Verätzung?

▶ **Beginne unverzüglich**, das verätzte Auge möglichst mit einer isotonen Lösung, notfalls mit lauwarmem Leitungswasser zu spülen. Ist keine Augenspülflasche zur Hand, kann eine 20-ml-Injektionsspritze mit aufgesetzter Kunststoff-Verweilkanüle (ohne Metallkanüle!) verwendet werden. Achte darauf, alle Bindehautfalten zu erreichen, und spüle **mindestens 10 Minuten** lang.

▶ Spüle immer von innen nach außen, damit die abrinnende Spülflüssigkeit nicht in das andere Auge gelangt.

▶ Bringe die betroffene Person auf schnellstem Weg in eine Augenklinik und setze die Spülung während des Transportes fort, wenn du nicht zuvor bereits mindestens 10 Minuten gespült hast.

Ähnlich der Verätzung der Hornhaut kann ein entzündungsbedingtes Hornhautgeschwür rasch zur Perforation führen, was oft einen kompletten Verlust der Sehkraft zur Folge hat.

Glaukomanfall

Die krankhafte, oft anfallartig auftretende Steigerung des Augeninnendruckes führt zu heftigen Schmerzen, Sehstörungen (Farbring-Sehen), Übelkeit und Erbrechen und wird bei ihrem ersten Auftreten manchmal als akutes Abdomen missdeutet! Das Glaukom kann zum Sehverlust führen, die betroffene Person ist dringend in eine Augenklinik zu bringen.

Der plötzliche Visusverlust (= Sehsturz)

Der plötzliche Visusverlust ist meistens durch einen die Sehrinde im Okzipitallappen des Gehirns betreffenden Gefäßprozess (Spasmus, transitorische ischämische Attacke/TIA, Infarkt, Multiple Sklerose etc.) bedingt oder durch ein den Sehnerv betreffendes Ereignis verursacht, seltener durch ein das Auge selbst betreffendes Ereignis. Die lichtempfindlichen Zellen der Netzhaut im Auge nehmen zwar die Lichtimpulse (Stäbchenzellen) bzw. Farben (Zäpfchenzellen für unterschiedliche Wellenlängen) auf, um diese an das Gehirn zu leiten, das „Sehen", d. h. die Aufnahme dieser Impulse in das Bewusstsein und ihre Interpretation, passiert jedoch im Gehirn. Ein Sehsturz wird von der betroffenen Person als so dramatisch empfunden, dass diese meist selbst auf schnellstem Wege die Augenklinik aufsucht, wo rasch die Ursache eruiert und eine entsprechende Behandlung eingeleitet werden muss.

Zum Wiederholen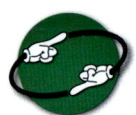

Augennotfälle sind nur in Ausnahmefällen akut lebensbedrohend, bedürfen aber mit Ausnahme kleinster Fremdkörper, die zu keiner Verletzung geführt haben, in den meisten Fällen einer raschen fachärztlichen Versorgung, um einen bleibenden gänzlichen oder teilweisen Verlust des Sehvermögens zu vermeiden.

Zum Üben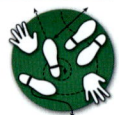

1. Welches sind die akuten Augennotfälle?
2. Wie kann sich ein stumpfes Trauma gegen das Auge auswirken?
3. Was ist ein Glaukomanfall und wie sind seine Symptome?
4. Was sind die Erste-Hilfe-Maßnahmen bei einer Fremdkörperverletzung?

Zum Nachlesen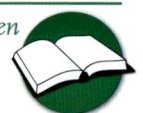

Fitzal, Sylvia/Enenkel, Wolfgang/Steinbereithner, Karl (Hg.) (2000): Notfallmedizin, Leitfaden für Notärzte. Wien, München, Bern: Maudrich.

Lang, Gerhard K. (Hg.) (⁴2008): Augenheilkunde. Stuttgart: Thieme.

4.4 HNO-Notfälle

Heinz Kuderna

Nach dem Studium dieses Kapitels sollst du ...

... über die Gefahren von HNO-Notfällen Bescheid wissen.

... wissen, wodurch die oberen Atemwege verlegt werden können.

... Erste-Hilfe-Maßnahmen bei HNO-Notfällen beherrschen.

Lernziel

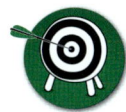

Störungen der Atmung durch eine Verlegung der Atemwege können rasch lebensbedrohend werden. Das Erkennen ihrer Ursache und das Wissen, wie der Atemweg wieder freigemacht wird, können lebensrettend sein. Ein akuter Hörsturz dagegen ist für die Betroffenen zwar unangenehm und gehört ärztlich behandelt, ist aber kein Notfall, der einer dringlichen Ersten Hilfe bedarf.

Die Ursachen für eine akute Atemwegsbehinderung sind je nach Abschnitt verschieden:

► Im *Pharynx:* Schwellungen nach Insektenstich oder Abszess bei eitrigen Mandeln, massive Verletzungen, Zurücksinken der Zunge bei Bewusstlosen, Fremdkörper

Pharynx
Rachen

► Im *Larynx:* Fremdkörper an der Stimmritze, Krupp (Diphterie) und Pseudokrupp (unspezifische Laryngitis) bei Kindern durch Stimmritzenschwellung und Epithelabschilferung sowie Verletzungen mit Blutung

Larynx
Kehlkopf

► In der *Trachea:* durch Fremdkörper und Verletzung (Trachea-Abriss durch Karateschlag)

Trachea
Luftröhre

► Seltener als die genannten Ursachen sind in allen Abschnitten Schwellungen durch Einatmen reizender Gase oder Atemgifte.

Welche Maßnahmen ergreife ich bei einer akuten Atemwegsbehinderung?

► Stelle durch deine Beobachtung (Schauen, Horchen) fest, ob eine Behinderung der oberen Atemwege besteht.

► Wenn ja, setze einen Notruf ab, weil ungewiss ist, ob du durch Erste-Hilfe-Maßnahmen die Atmung ausreichend verbessern oder auch eine Blutung im HNO-Bereich beherrschen kannst. Allergische Ödeme nach Insektenstich, die echte Diphterie, aber auch der Pseudokrupp sind lebensgefährdende Erkrankungen, weil die Atemwegsbehinderung rasch fortschreiten kann und nur durch ärztliches Eingreifen (Adrenalin, eventuell endotracheale Intubation, Coniotomie – siehe Kapitel 6.3.6, Atemwegssicherung) behoben werden kann.

- ▸ Frage, seit wann die Atemwegsbehinderung besteht, ob die Person eine solche schon früher gehabt hat und eventuell einschlägige Notfallmedikamente besitzt (Asthmaspray, EpiPen®). Du kannst der Person bei der Herbeischaffung eines solchen Medikamentes behilflich sein, die Verabreichung bleibt der bzw. dem Betroffenen selbst vorbehalten.
- ▸ Frage, ob die Person einen Unfall erlitten hat.
- ▸ Lagere die Person mit aufrechtem Oberkörper, das Abstützen der Arme erleichtert die Verwendung der Atemhilfsmuskulatur.
- ▸ Wirke beruhigend auf die Person ein, verabreiche Sauerstoff oder sorge zumindest für Frischluft.

Fremdkörper

Fremdkörperzwischenfälle sind im HNO-Bereich sehr häufig. Kleinere Fremdkörper im äußeren Gehörgang, in der Nase, im Rachen oder Kehlkopf müssen vom Arzt/von der Ärztin entfernt werden, weil die Verletzungsgefahr bei dieser Manipulation groß ist.

Große Fremdkörper können in der Speiseröhre, aber auch im Kehlkopf, an der Stimmritze oder in der Luftröhre steckenbleiben und damit akut lebensbedrohend werden. Vor allem Kleinkinder sind von diesen Zwischenfällen betroffen.

Woran erkenne ich einen Fremdkörper in den Atemwegen?

- ▸ Starker, andauernder Hustenreiz
- ▸ Atemnot, eventuell Blaufärbung des Gesichts
- ▸ Person greift sich an den Hals
- ▸ Es bestehen abnorme Atemgeräusche (= Stridor) beim Einatmen
- ▸ Unruhe, Gefühl des Erstickens, Angst

Welche Maßnahmen ergreife ich bei einem Fremdkörperzwischenfall?

- ▸ Erste-Hilfe-Maßnahmen wie beschrieben.
- ▸ Versuche den Atemweg vom Fremdkörper auf indirektem Weg frei zu bekommen.

▶ Klopfe der Person mehrmals mit der flachen Hand auf den Rücken. Kleinkinder kann man dabei auch an den Beinen hochhalten, dass der Kopf nach unten hängt.

▶ Tritt keine Besserung ein, wende den sogenannten Heimlich-Handgriff an.

    ▶ Umfasse dazu die betroffene Person von hinten, so dass deine Hände einander unterhalb des Zwerchfells fassen.

    ▶ Dann ziehe deine Arme ruckartig nach hinten, damit das Zwerchfell einen kräftigen Ausatmungsstoß verursacht, durch den der Fremdkörper aus den Atemwegen geschleudert wird.

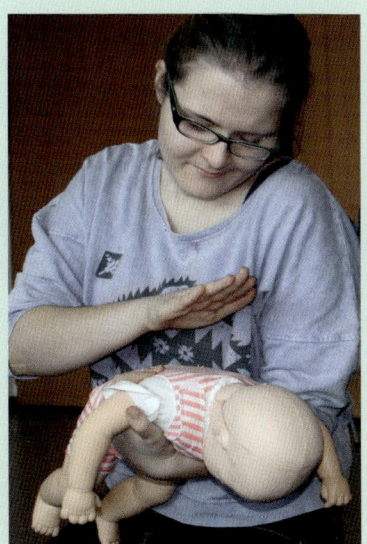

Abbildung 53

Entfernung eines Fremdkörpers beim Säugling

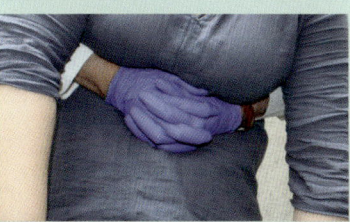

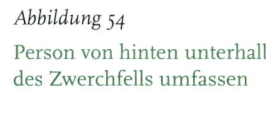

Abbildung 54

Person von hinten unterhalb des Zwerchfells umfassen

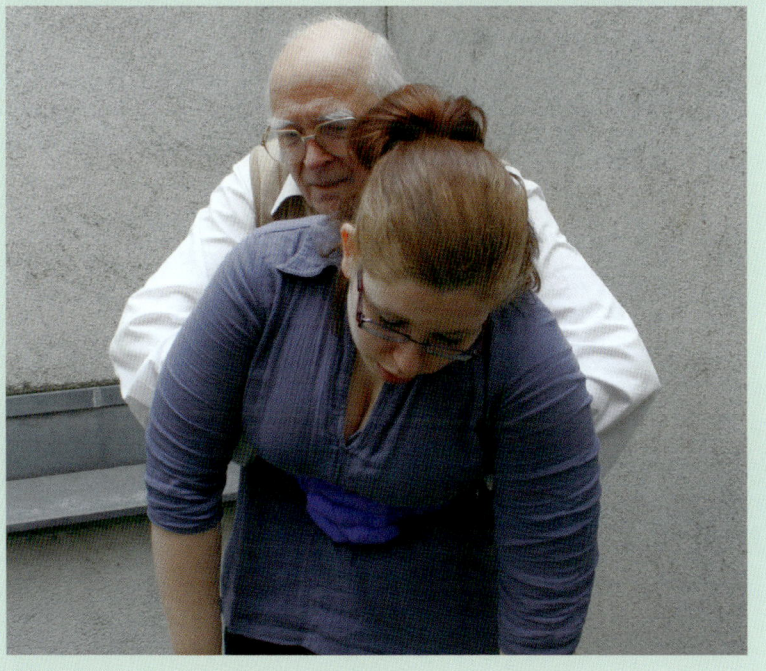

Abbildung 55

Heimlich-Handgriff

▶ Überprüfe zwischendurch den Erfolg. Nach dem 5. Heimlich-Manöver führe wieder 5 Schläge mit der flachen Hand auf den Rücken durch, anschließend wende wieder 5-mal den Heimlich-Handgriff an.

▶ Bei Verlust des Bewusstseins muss bei bestehender Atemwegsverlegung sofort mit den Maßnahmen der CPR begonnen werden.

Blutungen

Blutungen im HNO-Bereich entstehen spontan durch Gerinnungsstörungen, Tumore, Gefäßschäden und Bluthochdruck, aber auch durch Verletzungen und als Nachblutungen nach Operationen.

Die häufigste Blutung im HNO-Bereich ist das **Nasenbluten**. Ursache ist eine manuelle Manipulation mit Verletzung der Schleimhaut (Nasenbohren). Nasenbluten kann aber auch spontan durch hohen Blutdruck oder traumatisch durch einen Schlag auf die Nase entstehen. Gefährlich werden solche Blutungen nur, wenn dadurch Atemwege verlegt werden oder es durch den Blutverlust zum Schock kommt.

Welche Maßnahmen ergreife ich bei Nasenbluten?

▶ Bitte die Person, aufrecht und mit leichtem Vorbeugen des Kopfes zu sitzen, damit das Blut nicht unbemerkt durch den Rachen abrinnt.

▶ Ist Watte zur Hand, bilde einen fingerendgliedgroßen Tampon und schiebe diesen vorsichtig in das betreffende Nasenloch.

▶ Drücke die Nasenflügel (beidseits) für einige Minuten zusammen.

▶ Wenn möglich, miss den Blutdruck, um eine hypertone Krise auszuschließen.

▶ Falls erforderlich: Setze Maßnahmen der Schockbekämpfung.

▶ Wenn die Blutung nicht spontan aufhört, bringe die betroffene Person an eine HNO-Fachabteilung, wo die Blutung notfalls mit einer vorderen Streifentamponade in Kombination mit einer hinteren, mit Ausziehfaden armierten Kugeltamponade nach Bellocq sicher gestoppt werden kann.

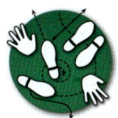

Zum Wiederholen

HNO-Notfälle werden nur dann akut lebensbedrohend, wenn die Atemwege verlegt sind oder ein starker Blutverlust zum Volumenmangelschock führt. Bei den Erste-Hilfe-Maßnahmen steht daher das Freimachen der Atemwege und deren Sicherung im Vordergrund. Die Atmung behindernde Fremdkörper können im Rahmen der Ersten Hilfe nur durch indirekte Maßnahmen entfernt werden. Eine direkte Entfernung mit Hilfe entsprechender Instrumente bzw. Sicherung der Atemwege mit diversen Tuben bleibt dem Arzt/der Ärztin vorbehalten, ebenso wie die Verabreichung von Medikamenten, sofern nicht in bereits zuvor gewohnter Weise eine Selbstmedikation durch den Patienten oder die Patientin erfolgt.

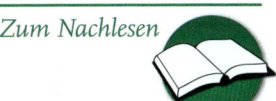

Zum Üben

1. Was sind die häufigsten Notfälle im HNO-Bereich?
2. Welche Erste-Hilfe-Maßnahmen sind bei Nasenbluten zu setzen?
3. Welche Erste-Hilfe-Maßnahmen triffst du bei einer Verlegung der Atemwege?

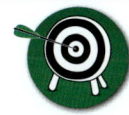

Zum Nachlesen

Fitzal, Sylvia/Enenkel, Wolfgang/Steinbereithner, Karl (Hg.) (2000): Notfallmedizin, Leitfaden für Notärzte. Wien, München, Bern: Maudrich.

Gedlicka, Claudia/Formanek, Michael ([2]2011): Patienten mit Blutungen aus Mund und Nase. In: Redelsteiner, Christoph/Kuderna, Heinz/Kühberger, Rudolf/Baubin, Michael/Feichtelbauer, Erwin/Prause, Gerhard et al. (Hg.): Das Handbuch für Notfall- und Rettungssanitäter. Wien: Braumüller, S. 305–310.

4.5 Pulmonale und kardiologische Notfälle

David Weidenauer

Lernziel

Nach dem Studium dieses Kapitels sollst du …

… die lebensbedrohenden pulmonalen und kardialen Notfälle nennen können.

… die Art des kardialen Notfalles erkennen können.

… wissen, wozu ein Defibrillator dient und wozu ein Herzschrittmacher.

… die entsprechenden Erste-Hilfe-Maßnahmen durchführen können.

Die Abgrenzung zwischen pulmonalem und kardiologischem Notfall ist oft schwer möglich. Die Symptomatik der **akuten Atemnot** wird vor allem durch Unruhe bzw. die panische Angst zu ersticken geprägt. Neben vielen Lungenerkrankungen zählen auch Vergiftungen zu den Auslösern. Bei der akuten Herzinsuffizienz ist die Atemnot das Hauptsymptom.

Das zweite Leitsymptom ist der **akute Thoraxschmerz**, der ebenfalls sehr viele Ursachen haben kann. Einige davon können tödlich enden wie Herzinfarkt, Pulmonalembolie oder Aortendissektion, andere sind eher harmlos wie Reflux, Thoraxprellung.

Welche Maßnahmen ergreife ich bei allen pulmonalen oder kardialen Notfällen?

Abbildung 56

Lagerung Atemnot

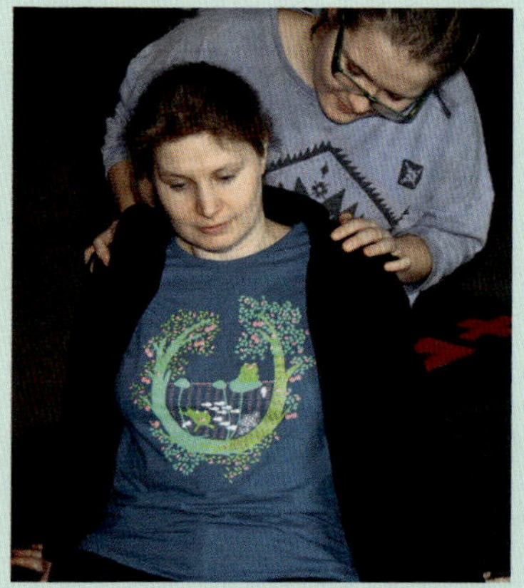

▶ Setze den Notruf ab (oder lasse ihn absetzen).

▶ Lagere die Person sitzend, mit erhöhtem Oberkörper.

▶ Achte darauf, dass die Person auf keinen Fall mehr aufsteht und umhergeht.

▶ Fordere die Person auf, die Arme abzustützen, um die Atemhilfsmuskulatur besser einsetzen zu können.

▶ Leiste psychischen Beistand.

▶ Sorge für Ruhe, weil Stress und Unruhe den Kreislauf belasten und den Sauerstoffbedarf erhöhen.

▶ Frage, ob bei der Person pulmonale oder kardiologische Erkrankungen bekannt sind. Wenn ja, frage, ob die verordneten Medikamente eingenommen wurden.

▶ Verabreiche Sauerstoff über eine Sauerstoffmaske.

▶ Ist ein Defibrillator vorhanden, stelle die Defibrillationsbereitschaft her.

4.5.1 Pulmonale Notfälle

Asthma und COPD-Anfall

COPD
Chronic obstructive pulmonary disease

Obstruktion
Verlegung

Asthma und *COPD* führen zu einer *Obstruktion* und vermehrten Schleimproduktion im Bereich der unteren Atemwege. Das erschwert vor allem die Ausatmung und löst eine Atemnot aus. Die Atmung während eines Anfalls ist Schwerstarbeit – als ob man durch einen Strohhalm ein- und ausatmet.

Guter Tipp
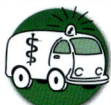

Eine längere Therapie mit hochdosiertem Sauerstoff bei COPD-PatientInnen kann in fortgeschrittenem Krankheitsstadium eine Atemdepression (reduzierte Atmung = Hypoventilation) verursachen.

Welche Maßnahmen ergreife ich bei Asthma und COPD?
- ▶ Erste-Hilfe-Maßnahmen wie beschrieben
- ▶ Ausnahme: Vor einer Sauerstoffgabe muss unbedingt der Arzt oder die Ärztin beigezogen werden.

Lungenödem

Als Lungenödem bezeichnet man eine Flüssigkeitsansammlung im Bereich des Lungenzwischengewebes und der Lungenbläschen. Die Flüssigkeitsansammlung erschwert den Gasaustausch in den Alveolen, wodurch der Sauerstoff viel schwerer ins Blut gelangen kann. Das führt zu einer reduzierten Sauerstoffaufnahme und einer akuten Atemnot.

Guter Tipp
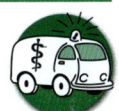

Ein Lungenödem ist immer ein lebensbedrohender Zustand!

Ausgelöst wird ein Lungenödem durch akute Herzinsuffizienz, aber auch durch eine Niereninsuffizienz sowie Rauch- und Reizgasinhalation.

Woran erkenne ich ein Lungenödem?
- ▶ Atemnot und Gefühl des Erstickens
- ▶ Häufig brodelnde pathologische Atemgeräusche mit und oft auch ohne Stethoskop hörbar

Welche Maßnahmen ergreife ich bei einem Lungenödem?
- ▶ Erste-Hilfe-Maßnahmen wie beschrieben
- ▶ Schwerpunkte: Notruf, rasche Hospitalisierung, Schockbekämpfung

Pulmonalembolie (PE)

Die Lungenembolie ist eine Verlegung der Lungenarterie durch verschleppte Thromben, vor allem aus den Bein- und Beckenvenen. Ein solcher Thrombus wird als Embolus bezeichnet und verursacht eine Embolie.

Guter Tipp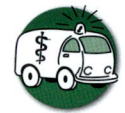

> Embolien können nicht nur durch Thromben, sondern selten auch durch Luft, Fett und durch Fremdkörper verursacht werden.

> Welche Maßnahmen ergreife ich bei einer Lungenembolie?
> ▸ Erste-Hilfe-Maßnahmen wie beschrieben
> ▸ Schwerpunkte: Notruf, rasche Hospitalisierung, Schockbekämpfung

4.5.2 Kardiale Notfälle

Akute Herzinsuffizienz

Als akute Herzinsuffizienz bezeichnet man eine potenziell lebensbedrohende, plötzliche Verschlechterung der Herzfunktion, die durch Herzinfarkt, Lungenembolie, akute Blutdruckerhöhung, Herzrhythmusstörungen und die akute Verschlechterung einer chronischen Herzinsuffizienz ausgelöst wird, aber auch durch eine traumatisch bedingte Herzbeuteltamponade, einen Spannungspneumothorax oder eine Herzprellung.

Guter Tipp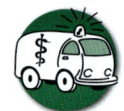

> PatientInnen mit einer chronischen Herzinsuffizienz reagieren oft sehr sensibel auf zusätzliche (Herz-Kreislauf-)Belastungen, sodass auch eher „einfache" Erkrankungen wie Infekte zu schweren Notfällen führen können.

> Welche Maßnahmen ergreife ich bei einer akuten Herzinsuffizienz?
> ▸ Erste-Hilfe-Maßnahmen wie beschrieben
> ▸ Schwerpunkte: Notruf, rasche Hospitalisierung, Schockbekämpfung

Herzrhythmusstörungen

Das Herz ist das zentrale Organ des Kreislaufsystems. Ein **gleichmäßiger Herzschlag** ist die **Voraussetzung für einen funktionierenden Kreislauf.** Ohne diesen werden die Organe nicht ausreichend durchblutet und erleiden Schaden.

Sinusrhythmus
normaler, vom Sinusknoten ausgehender bzw. gesunder Herzrhythmus

Von einer **Herzrhythmusstörung** spricht man, wenn der Herzrhythmus vom normalen, gesunden Rhythmus abweicht. Dabei kann es sich um eine anhaltende Störung handeln oder um einen *Sinusrhythmus*, der immer wieder von Extraschlägen (= Extrasystolen) unterbrochen wird.

Der gesunde Mensch hat eine Ruheherzfrequenz von ca. 60–80. Sportliche Menschen können in Ruhe auch eine Herzfrequenz unter 60 haben (= Bradykardie). Während des Sports bzw. unter Belastung kann die Herzfrequenz auf weit über 100 steigen (= Tachykardie), ohne dass dies krankhaft ist. Kinder haben auch in Ruhe eine Herzfrequenz über 100. Je älter sie werden, desto geringer wird ihre Ruheherzfrequenz und umso höher ihr Blutdruck. Jeder gesunde Mensch spürt von Zeit zu Zeit Extraschläge.

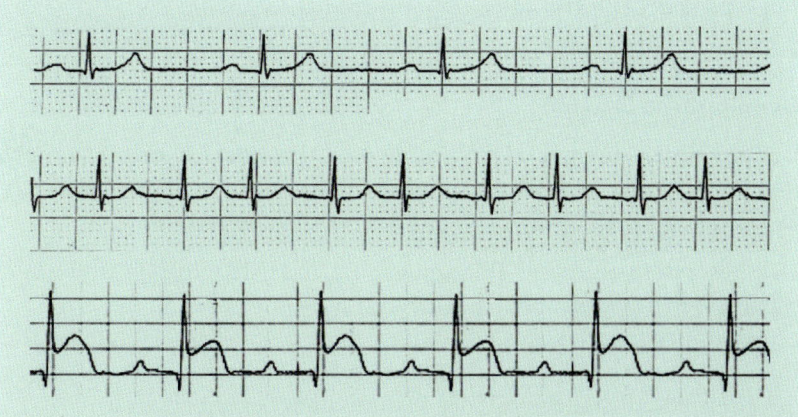

Abbildung 57
Elektrokardiogramm (EKG)

Nicht jede Rhythmusstörung ist lebensbedrohlich.

Kernaussage

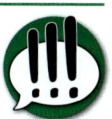

Zwei Herzrhythmusstörungen sind mit dem Leben nicht vereinbar: Asystolie und Kammerflimmern. Beim Kammerflimmern gibt es im Vergleich zur Asystolie noch eine elektrische Aktivität, jedoch ist diese so unkoordiniert, dass das Herz nicht pumpt (= funktioneller Herzstillstand). Vergleiche auch Kapitel 1.3.5, Atem-Kreislauf-Stillstand

Welche Maßnahmen ergreife ich bei Herzrhythmusstörungen?
▶ Erste-Hilfe-Maßnahmen wie beschrieben
▶ Schwerpunkte: Beruhigung, Schockbekämpfung

Der Herzschrittmacher

Ein Herzschrittmacher ist ein elektrisches Gerät in der Größe einer Streichholzschachtel. Es wird üblicherweise unter einem der beiden Schlüsselbeine implantiert. Je nach Modell führen unterschiedlich viele Kabel bis zum Herz. Der Herzschrittmacher überwacht die Herzfunktion und treibt das Herz notfalls elektrisch an, wenn die Pausen zwischen den Herzkontraktionen zu lang werden. Es gibt viele verschiedene Modelle und Funktionsweisen.

Guter Tipp

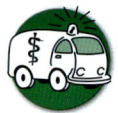

Ein Herzschrittmacher ist keine Kontraindikation für den Einsatz eines Defibrillators!

Welche Maßnahmen ergreife ich, wenn bekannte HerzschrittmacherträgerInnen über Beschwerden klagen?
▶ Erste-Hilfe-Maßnahmen wie beschrieben
▶ Schwerpunkte: Beruhigung, Schockbekämpfung

Der plötzliche Herztod

Der plötzliche Herztod oder Sekundentod ist mit ca. 10.000 Toten pro Jahr in Österreich eine der häufigsten Todesursachen. Zum Vergleich: Es sterben jährlich etwa 700 Menschen im Straßenverkehr.

Das Besondere an dieser Erkrankung ist, dass sie plötzlich und unerwartet (tödlich) auftritt. Die Ursache ist eine (meist bis zu diesem Zeitpunkt unbekannte) Herzerkrankung. Den plötzlichen Herztod kann man nur überleben bzw. verhindern, indem frühzeitig nach Eintreten des Kreislaufstillstandes mit der Reanimation begonnen wird.

Erste-Hilfe-Maßnahmen sind wie beschrieben zu setzen.

Kernaussage

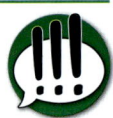

Nur mit (geschulten) ErsthelferInnen und öffentlich zugänglichen Defibrillatoren kann die Überlebenschance erhöht werden!

Der Gefäßverschluss

Unsere Organe sind sehr unterschiedlich gebaut, jedes hat eine spezielle Aufgabe zu erfüllen, doch eines haben sie alle gemeinsam: Sie benötigen Energie, damit sie arbeiten können. Diese wird von jedem Organ selbst erzeugt, indem in seinen Zellen ein **Brennstoff** (Zucker, Eiweiß oder Fett) mit **Sauerstoff** (O_2) verbrannt wird. Durch diese Verbrennung wird, ähnlich wie bei einem Kraftwerk, **Energie** und **Kohlendioxid** erzeugt. Das bei der Verbrennung entstandene Kohlendioxid (CO_2) wird durch die Ausatmung entsorgt. Das Herz benötigt die Energie, damit es pumpen kann. Das Hirn benötigt die Energie, damit wir denken können.

Der Weg zu den Organen

Sauerstoff und Brennstoffe sind normalerweise ausreichend im Blut vorhanden. Der Sauerstoff wird von den roten Blutkörperchen (Erythrozyten) transportiert. Die Blutgefäße leiten das strömende Blut zu den Organen, wo die Stoffe aufgenommen werden. Gesunde Blutgefäße sind die Voraussetzung für eine optimale Sauerstoffversorgung der Organe.

Ablagerungen und entzündliche Prozesse führen zu einer zunehmenden Einengung der Gefäße. Ursache dafür sind unter anderem Diabetes mellitus (Blutzuckerkrankheit), Rauchen und hoher Blutdruck. Eine verminderte Organdurchblutung ist das Resultat.

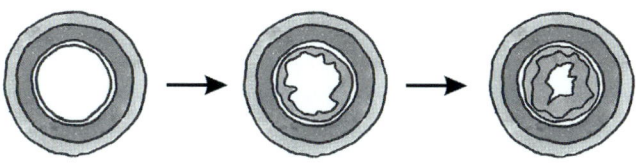

Abbildung 58
Erkrankung der Blutgefäße

Verminderte Organdurchblutung bedeutet verminderten Blutfluss, bedeutet weniger Sauerstoff und damit weniger Brennstoff für das Organ, bedeutet weniger Energie …

Ein komplett verschlossenes bzw. verstopftes Gefäß führt zu einem akuten Sauerstoffmangel. Ohne Sauerstoff kann ein Organ nicht arbeiten und beginnt abzusterben (= Infarkt) – Gehirn und Herz schon nach wenigen Minuten!

> Wenn die Gehirnzellen 3–5 Minuten lang keinen Sauerstoff erhalten, beginnen sie abzusterben. Im Herzen überleben die Zellen eine Hypoxie nur ca. 15–30 Minuten.

Guter Tipp

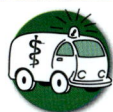

Herzinfarkt

Der Myokardinfarkt (MCI) oder akute Myokardinfarkt (AMI) entsteht durch den Verschluss eines oder mehrerer Herzkranzgefäße oder seltener durch den Gefäßkrampf von Herzkranzgefäßen. Neben dem akuten Schmerz im Bereich der linken Brust, bis in den linken Arm ausstrahlend, fühlen sich die PatientInnen so „als ob jemand auf meinem Brustkorb stehen würde".

> Der Schmerz kann aber auch in anderen Bereichen vorkommen. Zum Beispiel: rechte Brusthälfte, rechter Arm, linker Oberbauch, zwischen den Schulterblättern, im Hals und sogar im Unterkiefer. Die Schmerzsymptomatik bei Frauen ist oftmals untypisch.
> Bei bestimmten PatientInnengruppen wie z. B. DiabetikerInnen, AlkoholikerInnen und sehr alten Menschen kann aufgrund defekter Nerven (Polyneuropathie) der Schmerz fehlen!

Guter Tipp

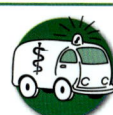

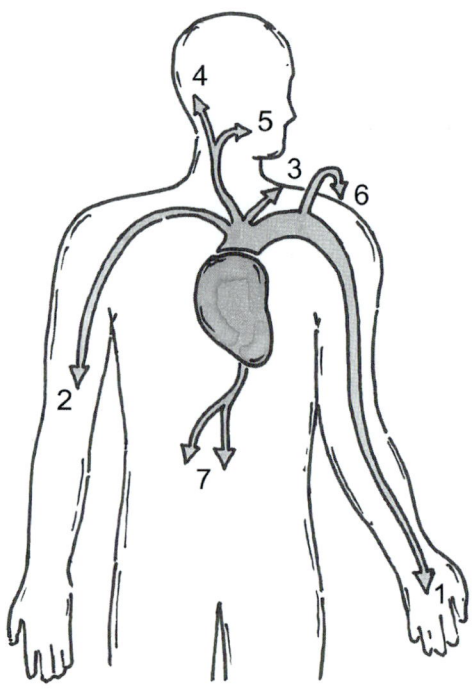

Abbildung 59
Thoraxschmerz –
Schmerzausstrahlung

Angina Pectoris (AP)

Angina Pectoris bedeutet übersetzt so viel wie „Enge der Brust". Es fühlt sich brennend an, als ob die Brust zugeschnürt wird. Man kann sich die AP als Vorstufe des Herzinfarkts vorstellen. Es sterben keine Herzmuskelzellen ab, Brustschmerzen hat man trotzdem, weil der Sauerstoffmangel Schmerzen verursacht.

Die Symptome sind im Gegensatz zum Herzinfarkt oft weniger stark ausgeprägt. Sie treten meist unter körperlicher Belastung auf und verschwinden üblicherweise in Ruhephasen.

Tabelle 7
Unterschiede bei
MCI und AP

	Angina Pectoris	Herzinfarkt
Sterben Herzmuskelzellen ab?	nein	ja
Vergeht der Brustschmerz in Ruhephasen?	ja	nein
Besteht Lebensgefahr?	nein	ja
Bedarf es einer ärztlichen Abklärung?	ja	ja

Guter Tipp

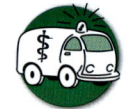

Oftmals kann man eine Angina Pectoris nicht von einem Myokardinfarkt unterscheiden. Deswegen sollte immer die Rettung gerufen bzw. ein Arzt/eine Ärztin verständigt werden!

Zum
Wiederholen

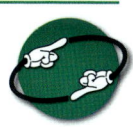

Oft sind die Ursachen von akuter Atemnot und Thoraxschmerz eindeutig dem pulmonalen oder dem kardialen Bereich zuzuordnen. Wichtige Erste-Hilfe-Maßnahmen sind die Beurteilung des Patienten bzw. der Patientin sowie die Herstellung der Defibrillationsbereitschaft. Häufige Ursachen für die Notwendigkeit von Erster Hilfe sind neben Asthma und Pulmonalembolie die Herzinsuffizienz und der Herzinfarkt.

Zum Üben

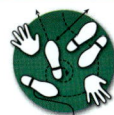

1. Was ist ein Defibrillator?
2. Welche Erste-Hilfe-Maßnahmen kennst du bei akuter Atemnot und/oder Thoraxschmerzen?
3. Sind Rhythmusstörungen lebensgefährlich? Wenn ja: welche?
4. Wodurch wird Gefäßverschluss begünstigt?
5. Erkläre den Unterschied zwischen AP und MCI.

Zum Nachlesen

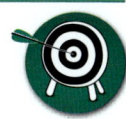

Eisenburger, Philip/Scheinecker, Wolfdieter (²2011): Herzklopfen/Herzrhythmusstörungen. In: Redelsteiner, Christoph/Kuderna, Heinz (Hg.): Das Handbuch für Notfall- und Rettungssanitäter. Wien: Braumüller, S. 328–339.

Weidenauer, David/Hamp, Thomas/Holzer, Michael (²2012): Herzstillstand und Reanimation. In: Hamp, Thomas/Weidenauer, David (Hg.): Lehrbuch Tertiale Notfall- und Intensivmedizin. Wien: Springer, S. 99–117.

Internet
PULS: Verein zur Bekämpfung des plötzlichen Herztodes, www.puls.or.at

4.6 Notfälle bei neurologischen Störungen

Thomas Hamp

Lernziel

Nach dem Studium dieses Kapitels sollst du ...
... die wichtigsten akuten neurologischen Störungen beschreiben können.
... wissen, warum bei neurologischen Notfällen schnelles Handeln erforderlich ist.
... die Erste-Hilfe-Maßnahmen bei Krampfanfällen kennen.
... über die Gefährlichkeit von Meningokokken Bescheid wissen.

Bei Störungen im zentralen Nervensystem ist das Hauptsymptom die Bewusstseinsstörung. Prinzipiell können alle schweren Erkrankungen z. B. durch Sauerstoffmangel im Gehirn oder durch Stoffwechselentgleisung wie etwa bei *Hypoglykämie* zu einer Bewusstseinsstörung des Nervensystems führen.

Hypoglykämie
Unterzuckerung

4.6.1 Schlaganfall

Verursacht wird ein Schlaganfall durch eine Durchblutungsstörung im Gehirn. Durch diese Durchblutungsstörung bekommen die Nervenzellen zu wenig Sauerstoff, werden geschädigt und sterben ab. Da Nervenzellen nicht ohne Weiteres regenerieren, kann es sein, dass die Beschwerden auch bei erfolgreicher Wiederherstellung der Durchblutung weiter bestehen bleiben. Eine frühzeitige Behandlung der Durchblutungsstörung ist daher wichtig.

Kernaussage

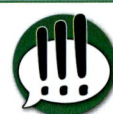

> **Time is Brain!**

Ursachen für Durchblutungsstörungen sind:

- ▶ thrombotischer Verschluss einer Gehirnarterie durch einen Gefäßschaden
- ▶ Verschluss einer Gehirnarterie durch eine arterielle Embolie (z. B. Thromben aus den „Herzohren" bei Vorhofflimmern)
- ▶ Blutungen aus einem geplatzten Gefäß, z. B. Aneurisma

Die Hirnareale in der Großhirnrinde und deren angrenzende Nervenbahnen sind für bestimmte Aufgaben zuständig. So liegt der Bereich für das Sehen in der hinteren Hirnrinde, das Areal für die Bewegungen etwa in der mittleren Scheitel-Schläfen-Region. Je nachdem, wo es zu der Durchblutungsstörung kommt, entstehen unterschiedliche Funktionsstörungen. Vielen Schlaganfällen liegt eine Störung im Bereich der mittleren Hirnarterie zu Grunde, welche vor allem Areale versorgt, die für Bewegung und für Sprache zuständig sind.

Typische Symptome eines Verschlusses der mittleren Hirnarterie sind daher:

- ▶ Schwäche oder Lähmung von Arm und/oder Bein
- ▶ Sprachstörungen (Betroffene können nicht sprechen, haben Probleme, die richtigen Worte zu finden, verstehen nicht, was gesprochen wird)
- ▶ Lähmung einer Gesichtshälfte (Mundwinkel hängt herab, Betroffene können nicht pfeifen)

Guter Tipp
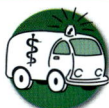

Viele Schlaganfälle kündigen sich bereits Tage zuvor an. Typische Warnzeichen sind plötzliche Schwäche oder Gefühlsstörungen in einer Körperseite (meist Gesicht oder Arm), plötzliche Sehstörungen, plötzlicher Verlust der Sprechfähigkeit oder Schwierigkeiten, Gesprochenes zu verstehen. Diese Warnzeichen vergehen oft wieder. Betroffene sollten sich jedoch unbedingt einer ärztlichen Untersuchung unterziehen.

Es können aber auch andere Bereiche im Gehirn betroffen sein und entsprechend andere Symptome (Sehstörungen, Schwindel etc.) entstehen. Bei sehr schweren Schlaganfällen sind große Teile des Gehirns betroffen, wodurch das Bewusstsein verloren geht. Bilden sich die Symptome innerhalb von 24 Stunden wieder zurück, spricht man von einer TIA (= transitorische ischämische Attacke); bilden sie sich nach Tagen zurück, von einem PRIND (=prolonged reversible ischaemic neurologic deficit).

Welche Maßnahmen ergreife ich bei einem Schlaganfall?
- ▶ Lagere die betroffene Person mit leicht erhöhtem Oberkörper (ca. 30°), bei Bewusstseinsstörungen in stabiler Seitenlage.
- ▶ Achte darauf, dass der Kopf achsengerecht gelagert wird, damit Blut ungehindert in das Gehirn hinein- und aus dem Gehirn herausfließen kann.
- ▶ Sorge dafür, dass der Notruf rasch abgesetzt wird. Je länger die Durchblutungsstörung anhält, desto mehr Nervenzellen sterben ab!
- ▶ Öffne beengende Kleidungsstücke. Alles, was den Blutfluss in das Gehirn oder aus dem Gehirn beeinträchtigen könnte, muss beseitigt werden.
- ▶ Decke die Person zu, schütze sie aber auch vor Überhitzung.
- ▶ Verabreiche der Person Sauerstoff.
- ▶ Sorge dafür, dass alles für einen raschen Abtransport vorbereitet wird.

Guter Tipp
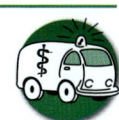

Menschen, die einen Schlaganfall erleiden, sind großen psychischen Belastungen ausgesetzt. Sie merken, dass etwas nicht stimmt, haben Angst, dass die Symptome bleiben oder schlimmer werden. Durch die *Hemiparese* sind sie häufig nicht imstande, sich selbst zu helfen oder sich zu bewegen. Durch die Sprachstörung können sie nicht wunschgemäß mit anderen Menschen kommunizieren!

Hemiparese
halbseitige Lähmung

Die durch den Schlaganfall bedingte Durchblutungsstörung im betroffenen Gehirnareal löst oft reflektorisch eine Blutdrucksteigerung aus (s. Kapitel 3.4.2 Erfordernishochdruck), die zwar in begrenztem Ausmaß nützlich ist und daher nicht medikamentös unterbunden werden soll, durch die Stressreaktion auf das Erlebnis hin aber eventuell zu sehr zusätzlich gesteigert wird. Es ist daher wichtig, durch ruhiges, kompetentes und *empathisches* Verhalten dieser Stressbelastung entgegenzuwirken.

empathisch
einfühlsam

Bleibt ein Schlaganfall unbehandelt, können durch Lähmungen und Gefühlsstörungen weitere Komplikationen hervorgerufen werden.

4.6.2 Krampfanfall

Unter einem Krampfanfall versteht man das unkontrollierte Anspannen (tonische Krämpfe) und Zucken (klonische Krämpfe) der Muskulatur. Ursache eines Krampfanfalles als neurologischer Notfall ist keine Störung der Muskulatur (wie z. B. beim einfachen Wadenkrampf), sondern eine Störung im Zentralnervensystem. Die Krämpfe können nur fokal (herdförmig) in einer umschriebenen Region auftreten (Petit-Mal-Anfall) oder generalisiert (*Grand-Mal*-Anfall). Beim fokalen Anfall kann das Bewusstsein erhalten oder nur getrübt sein, er kann aber auch zur totalen Bewusstlosigkeit führen wie der generalisierte Anfall und er kann in einen generalisierten Anfall übergehen.

Grand Mal
frz.: großes Übel
ausgesprochen: [grã'mal]

Guter Tipp

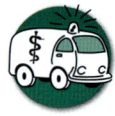

Aura
vom Gehirn selbst erzeugte Sinneseindrücke (Geräusche im Kopf, komischer Geschmack im Mund, Sehstörungen), auf die dann kurz darauf der Krampfanfall folgt

Krampfanfälle sind relativ häufig, 3,4 % aller Menschen erleiden zumindest einmal im Leben einen Krampfanfall.
Manche PatientInnen (häufiger solche mit fokalen Anfällen als solche mit generalisierten Anfällen) haben minuten- oder sekundenlang vor dem Anfall eine sogenannte *Aura* in Form von lokalisierten sensiblen Phänomenen oder auch in Form psychischer Veränderungen.

Typischerweise verlieren Betroffene plötzlich das Bewusstsein, fallen zu Boden und die Muskulatur beginnt sich anzuspannen und zu zucken. Manchmal kommt es vor, dass sich Betroffene in die Zunge beißen. Auch die Rachenmuskulatur krampft, Speichel und Blut können daher nicht geschluckt werden; es kommt auch zum unbeabsichtigten Urinabgang. Durch die Verkrampfung der Atemmuskulatur oder die Verlegung der Atemwege können Betroffene auch einen vorübergehenden Atemstillstand erleiden. Ein Krampfanfall kann wenige Sekunden oder Minuten dauern. Kommt es zu mehreren Krampfanfällen, ohne dass das Bewusstsein wiedererlangt wird, oder dauert ein Krampfanfall länger als 20 Minuten an, spricht man von einem Status epilepticus. Nach einem Krampfanfall kommt es meist zu einer „Nachschlafphase", in der die Betroffenen nicht mehr krampfen, aber auch noch nicht bei Bewusstsein sind.

Krampfanfälle entstehen durch **plötzliche, unkoordinierte Entladungen von Nervenzellpotenzialen im Gehirn**. Diese unkoordinierten Entladungen werden über die Nervenbahnen auf die Muskulatur übertragen und es kommt zu den typischen unkoordinierten Muskelzuckungen. Diese Muskelzuckungen sind allerdings nur ein Symptom, die eigentliche Störung liegt im Gehirn.

Krampfanfälle können bei sonst gesunden Menschen als sogenannter „Gelegenheitsanfall" auftreten. Treten Krampfanfälle ohne sonstige Ursache gehäuft auf, wird das als Epilepsie bezeichnet. Krampfanfälle können aber auch im Rahmen anderer Erkrankungen (z. B. Hirntumor, Schädel-Hirn-Trauma, Hirnhautentzündung, Stoffwechselerkrankungen, Alkohol- und Drogenmissbrauch) auftreten. Das rasche Ansteigen der Körpertemperatur kann bei Kindern zu einem sogenannten Fieberkrampf führen. Auch bei einem Kollaps oder einem Kreislaufstillstand kann es durch den Sauerstoffmangel im Gehirn kurz zu krampfartigen Zuckungen kommen. Bei Menschen, die zu Krampfanfällen neigen, können Belastungen wie Schlafentzug, körperliche Belastungen, psychischer Stress, flackerndes Licht etc. die Auslösung eines Anfalls fördern.

Welche Maßnahmen ergreife ich bei einem Krampfanfall?

▶ Schütze die Person vor Verletzungen: Da Betroffene die Bewegungen nicht steuern und beeinflussen können, kann es zu schweren Verletzungen durch den Sturz, aber auch durch die Muskelzuckungen allein kommen (Schulterverrenkung, Kieferverrenkung).

▶ Halte spitze und scharfkantige Gegenstände fern.

▶ Halte die Person nicht fest! Die Muskelzuckungen erfolgen unwillkürlich und mit voller Kraft. Der Versuch, Betroffene festzuhalten, kann sowohl für die HelferInnen als auch für die PatientInnen gefährlich sein.

▶ Bewahre Ruhe! Die meisten Krampfanfälle sind innerhalb weniger Sekunden oder Minuten vorüber.

▶ Setze den Notruf ab und warte das spontane Abklingen des Anfalls ab.

▶ Bringe die Person nach dem Anfall in die stabile Seitenlage, weil das Bewusstsein und damit die Schutzreflexe in der Regel erst später wiederkehren.

▶ Versorge allfällige Verletzungen.

▶ Sorge für eine ruhige Umgebung.

▶ Verabreiche der Person Sauerstoff.

Guter Tipp

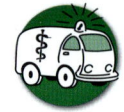

Betroffene, die aus der Nachschlafphase wieder erwachen, sind häufig verwirrt oder sogar aggressiv. Wirke auf die Person beruhigend ein.

4.6.3 Meningitis

Die Meningitis ist eine Entzündung der Hirnhäute. Ist auch das Gehirn betroffen, spicht man von **Meningoencephalitis**, ist nur das Gehirn betroffen, von **Encephalitis**. Hervorgerufen werden diese Erkrankungen meist durch Bakterien oder Viren. Besonders gefürchtet ist die **Meningokokken-Meningitis**, die innerhalb weniger Stunden tödlich verlaufen kann.

Woran erkenne ich eine Meningitis?

▶ Kopfschmerz, Übelkeit, Bewusstseinsstörungen und Fieber

▶ Leitsymptom ist jedoch die Nackensteifigkeit. Die Hirnhäute umhüllen auch das Rückenmark. Wird der Kopf nach vorne gebeugt (Kinn auf die Brust), werden die Hirnhäute gedehnt. Bei einer Reizung der Hirnhäute ist diese Bewegung nicht möglich.

Welche Maßnahmen ergreife ich bei einer Meningitis?

▶ Stelle die Notfalldiagnose und handle entsprechend. Sorge unverzüglich für ärztliche Behandlung. Die Meningitis erfordert eine möglichst rasche Behandlung mit Antibiotika, damit bleibende neurologische Störungen vermieden werden.

▶ Sorge für einen raschen Abtransport.

Zum Wiederholen

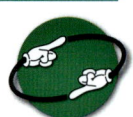

Viele Faktoren, wie ein funktionierender Blutkreislauf, ausreichend Sauerstoff und ein gut funktionierender Stoffwechsel, sind für ein ungetrübtes Bewusstsein notwendig. Jede Störung dieser Systeme kann zu Störungen im Nervensystem und damit zur Trübung bis zum Verlust des Bewusstseins führen.

Wird das Gehirn nicht ausreichend mit Blut und damit mit Sauerstoff versorgt, kommt es zum Absterben von Gehirnzellen. Je länger die Durchblutungsstörung andauert, desto größer ist der Schaden. Am besten ist, die Alarmzeichen im Vorfeld zu erkennen und richtig zu handeln, damit es gar nicht zum Notfall kommt.

Eine wesentliche Maßnahme bei Krampfanfällen ist, dafür zu sorgen, dass die betroffene Person keine zusätzlichen Verletzungen erleidet.

Die wichtigste Erste-Hilfe-Maßnahme bei allen neurologischen Notfällen besteht darin, für einen raschen Abtransport zu sorgen.

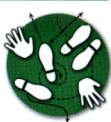

Zum Üben

1. Nenne die Ursachen für eine Durchblutungsstörung im Gehirn.
2. Welche Zeichen kündigen einen baldigen Schlaganfall an?
3. Warum ist es so wichtig, bei Verdacht auf einen Schlaganfall für einen raschen Transport ins Krankenhaus zu sorgen?
4. Welche Erste-Hilfe-Maßnahmen sind bei Krampfanfällen zu ergreifen?
5. Nenne das Leitsymptom einer Meningitis.

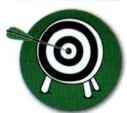

Zum Nachlesen

Hamp, Thomas/Holzer, Andrea (²2012): Zerebrales Versagen. In: Hamp, Thomas/Weidenauer, David (Hg.): Lehrbuch Tertiale Notfall- und Intensivmedizin. Wien: Springer, S. 237–246.

4.7 Psychiatrische Notfälle

Astrid Grant Hay

Nach dem Studium dieses Kapitels sollst du ...

Lernziel

... die Grundhaltung im Rahmen der Ersten Hilfe bei psychiatrischen Notfällen kennen.

... Menschen mit Bewusstseinsstörungen und Verwirrtheitszuständen unterstützen können.

... die Erste-Hilfe-Maßnahmen bei Menschen mit Erregungszuständen, aggressivem und fremdgefährdendem Verhalten beherrschen.

... wissen, was Menschen mit Panikstörungen und psychotischen Störungen hilft und wie du mit suizidgefährdeten Menschen umgehen sollst.

Für viele Menschen, vielleicht auch für dich, ist es beängstigend, unangenehm oder zumindest ungewohnt, Personen in psychischen Ausnahmezuständen zu begegnen. Oft fehlen sowohl das Wissen über psychische Störungen als auch die Erfahrung mit psychisch kranken Personen. Dadurch sind Menschen leicht verunsichert, wenn es darum geht, diesen Personen zu helfen.

Das Klassifikationssystem „**Internationale statistische Klassifikation der Krankheiten und verwandter Gesundheitsprobleme**" (ICD; herausgegeben von der Weltgesundheitsorganisation – WHO) hält fest, welche Zustandsbilder derzeit als Störungen anerkannt sind. Es beschreibt unter anderem, bei welcher Störung welche Symptome wie lange andauern müssen, um diese Störung diagnostizieren zu können. Diese Symptome

Affekt
Gemütsbewegung oder
Stimmung

Biorhythmus
durch äußere oder innere
Faktoren bestimmtes
rhythmisches Schwanken
von verschiedenen
Körperfunktionen

Vegetativum
= das vegetative
Nervensystem

Psychopathologie
= Lehre von den krankhaften
psychischen Funktionen

können bestimmte Funktionen betreffen: das Bewusstsein, die Orientierung, die Wahrnehmung, die Stimmung, den *Affekt,* den Antrieb, das Denken, die Sprache, das Gedächtnis, die Intelligenz, die Motorik, den *Biorhythmus,* die Triebe und das *Vegetativum.* Diese Funktionen, wie auch die Selbstgefährdung und die Fremdgefährdung, werden typischerweise im Rahmen des *psychopathologischen* Status erhoben. Im Zusammenhang mit Notfällen und Erster Hilfe sind vor allem Störungen in den Bereichen der Wahrnehmung, des Denkens und der Sprache, des Bewusstseins und der Orientierung, des Antriebs und des Affekts relevant.

Für den Umgang mit Menschen mit psychischen Störungen gilt folgende Grundhaltung:

▶ Sei dir bewusst, dass dein Gegenüber aufgrund einer medizinischen Störung im Moment so ist, wie er oder sie gerade ist. Sein oder ihr Verhalten ist erklärbar und verstehbar. Dieses Wissen gibt dir für den Ernstfall die nötige Sicherheit und die nötige Gelassenheit für deine Erste Hilfe.

▶ Du hast es mit einer konkreten Person zu tun, die derzeit aufgrund einer Störung eines oder mehrerer Bereiche deine Hilfe benötigt. Diese Person hat aber immer auch gesunde Anteile. Reduziere daher dein Gegenüber nicht auf die Störung.

▶ Beachte, dass dein Gegenüber deine Achtung und deinen Respekt verdient, ganz gleich, wie er oder sie sich gerade präsentiert. Dieses Gefühl soll sich im Umgang mit deinem Gegenüber, aber auch in der Art und Weise, wie du mit KollegInnen über ihn oder sie sprichst, widerspiegeln.

4.7.1 Störungen des Bewusstseins und der Orientierung

Bei den Bewusstseinsstörungen lassen sich quantitative und qualitative Störungen unterscheiden. Zu den **quantitativen Störungen** zählen die Somnolenz, der Sopor und das Koma. Hier ist das Bewusstsein vermindert, die betroffene Person ist nur noch eingeschränkt oder gar nicht mehr weckbar (vergleiche Kapitel 1.3.2 Kontrolle von Bewusstsein, Atmung und Kreislauf).

Zu den **qualitativen Störungen** zählen der einfache Verwirrtheitszustand, das Delir und der Dämmerzustand. Hier ist das Bewusstsein verändert und es zeigen sich weitere Symptome wie zum Beispiel Desorientiertheit, aber auch Wahnvorstellungen, Halluzinationen, motorische Unruhe, eingeschränkte Kommunikationsfähigkeit oder Störungen des Biorhythmus.

Für Bewusstseinsstörungen kommen viele Ursachen in Frage. Verschiedene zerebrale und extrazerebrale Störungen oder Erkrankungen können das Bewusstsein massiv beeinflussen. Aber auch bei einer Intoxikation oder im Rahmen eines Entzugs kann es zu diesen Symptomen kommen.

Im Vordergrund der Versorgung werden die Sicherstellung der Vital-parameter und die medizinische Ursachenbehebung stehen. Dennoch kannst du vorweg und parallel dazu durch deine psychische Betreuung einen wesentlichen Beitrag in der Ersten Hilfe leisten.

Welche Maßnahmen ergreife ich bei Störungen des Bewusstseins und der Orientierung?

▶ Für bewusstseinsgestörte, verwirrte Menschen ist es hilfreich, wenn du versuchst, ein Gespräch mit ihm bzw. ihr zu führen, und du ihm bzw. ihr Sicherheit vermittelst.

▶ Das tust du dadurch, dass du selbst Ruhe und Geduld ausstrahlst – sowohl durch deine Worte als auch durch deine Körpersprache.

▶ Eine angemessen langsame Sprache, eine tiefe Stimme, ein fester Stand, Augenkontakt und angemessener Körperabstand/-kontakt sind einige Punkte, die du beachten sollst. Versuche der Person möglichst viel Orientierung zu geben, indem du sachlich erklärst, was du als Nächstes tun wirst.

▶ Wenn nötig, wiederhole deine Erklärungen.

4.7.2 Erregungszustände, aggressives und fremdgefährdendes Verhalten

Menschen in Erregungszuständen zeigen unterschiedliche Symptome und Verhaltensweisen, und nicht jeder Mensch wird dabei fremdge-fährdend. Anfangs wirken die Betroffenen meist angespannt und/oder unruhig, ohne jedoch aggressiv zu sein. Erst etwas später werden ei-nige Menschen in diesem Ausnahmezustand verbal oder auch tätlich aggressiv. Dabei können sie schimpfen und zornig sein und ihre Wut auch an Gegenständen oder Personen loslassen.

Erregungszustände kommen bei einer Vielzahl von Störungen vor. Zu den Ursachen zählen somatische Erkrankungen genauso wie andere psychische Störungen, aber auch eine Intoxikation und ein Entzugssyn-drom kann den Zustand erklären. Erregungszustände, aggressives und fremdgefährdendes Verhalten gehören zu den Störungen des Antriebs und des Affekts.

Welche Maßnahmen ergreife ich bei Erregungszuständen, aggres-sivem und fremdgefährdendem Verhalten?

▶ Da sich die Erregung der Betroffenen jederzeit gegen Personen richten kann, ist es besonders wichtig, dass du dich und andere Personen schützt.

▶ Halte immer einen Abstand zur betroffenen Person und bleibe ihr zugewandt, sodass du sie immer sehen kannst.

▶ Achte auch darauf, dass alle potenziell gefährlichen Gegenstände entfernt werden und du notfalls sicher den Ort bzw. den Raum verlassen kannst.

▶ Anschließend sorge dafür, dass du ausreichend HelferInnen hast, mit denen du der betroffenen Person gegenübertrittst, ohne ihr jedoch dadurch Angst zu machen.

▶ Wenn möglich, bringe die Person dazu, sich mit dir hinzusetzen und mit dir zu reden. Dabei ist es wichtig, dass du zeigst, dass du gut zuhörst und dein Gegenüber ernst nimmst. Dazu gehört auch, dass du alle Maßnahmen ankündigst und erklärst und somit der betroffenen Person zeigst, dass nichts ohne ihr Wissen passiert.

▶ Solltest du provoziert werden, steige nicht darauf ein, sondern setze die nötigen Grenzen.

▶ Versuche ruhig, aber bestimmt und selbstsicher aufzutreten – einerseits, um respektiert zu werden, andererseits, um Sicherheit zu geben.

▶ In Extremfällen kann es nötig sein, Sicherheitskräfte und/oder die Polizei zu rufen. In vielen Fällen wirst du aber aufgrund deiner psychischen Betreuung die betroffene Person ausreichend beruhigen können, damit sie weiter versorgt werden kann.

4.7.3 Angststörungen

Wenn Personen immer wieder unabhängig von der Situation plötzlich auftretende schwere Angstattacken mit somatischen Symptomen haben, spricht man von einer **Panikstörung**. Typischerweise berichten die Betroffenen von Herzklopfen, Brustschmerz, Erstickungsgefühlen, Schwindel und Entfremdungsgefühlen. Auch die Angst zu sterben, Angst vor Kontrollverlust oder die Angst, wahnsinnig zu werden, können auftreten.

Die beschriebenen Symptome können unterschiedliche Hintergründe haben. Neben einer Panikstörung kommen auch andere psychische Störungen, somatische Erkrankungen oder Medikamente und Drogen (im Rahmen einer Intoxikation oder eines Entzugs) in Frage.

Welche Maßnahmen ergreife ich bei Angststörungen?

▶ Schaffe für die betroffene Person eine möglichst ruhige, reizarme Umgebung. Dafür kann es nötig sein, dass du umstehende Personen bittest, ein Stück wegzugehen, oder dass du für Ruhe sorgst, indem du Lärmquellen ausschaltest. Manchmal wird es nötig sein, mit dem/der Betroffenen in einen Nebenraum zu gehen.

▶ Versuche, die betroffene Person durch ein Gespräch zu beruhigen, ohne sie jedoch zu beschwichtigen.

▶ Nimm ihre Symptome ernst, denn sie sind real.

▶ Orientiere deine konkreten Maßnahmen an den aktuellen Beschwerden, wie in den anderen Kapiteln dieses Buches beschrieben, und ermögliche deinem Gegenüber, die Störung medizinisch abklären zu lassen, auch bzw. besonders wenn du keine Ursachen für sie finden kannst.

4.7.4 Störungen der Wahrnehmung, des Denkens und der Sprache

Bei Menschen mit *psychotischen* Störungen kommt es typischerweise zu einer Veränderung der Wahrnehmung, des Denkens und/oder der Sprache. Es können aber zusätzlich auch andere Bereiche betroffen sein, wie etwa die Stimmung, die Leistungsfähigkeit oder die *Psychomotorik.*

Zu den Störungen der Wahrnehmung zählen in erster Linie **Halluzinationen**, die alle Sinnesqualitäten, auch die eigene Körperwahrnehmung, betreffen können. Meist sind Halluzinationen akustischer (vor allem Stimmen hören) oder visueller Natur. Manche Personen erleben Sinneseindrücke auch als besonders lebhaft oder in ihrer Qualität verändert. Diese Wahrnehmungen können als angenehm, aber auch als äußerst angsteinflößend und bedrohlich erlebt werden, zum Beispiel dann, wenn die Stimmen beschimpfend und befehlend sind.

Denkstörungen lassen sich in inhaltliche und formale Denkstörungen unterscheiden. Unter **inhaltlichen Denkstörungen** versteht man Wahnvorstellungen. Ein Wahn kann sich auf ganz unterschiedliche Dinge beziehen, wie zum Beispiel darauf, verfolgt zu werden, eine berühmte Persönlichkeit zu sein oder besondere Fähigkeiten oder Kräfte zu besitzen. **Formale Denkstörungen** zeigen sich durch ihren sprachlichen Ausdruck. Manche Betroffene bilden Neologismen, also neue Wortschöpfungen. Es kann auch zu Gedankenabreißen kommen, was zu *Danebenreden* oder Zerfahrenheit im Gespräch führt.

Die oben beschriebenen Symptome können bei Menschen mit einer Störung aus dem schizophrenen Formenkreis aber auch bei Personen mit affektiven Störungen auftreten. In manchen Fällen sind Drogen Auslöser, manchmal gibt es jedoch keinen erkennbaren Auslöser.

Der Umgang mit Menschen, die halluzinieren oder eine Wahnvorstellung haben, ist für viele befremdlich; viele sind sich unsicher, ob sie die Halluzination oder den Wahn ausreden oder ob sie lieber darauf einsteigen sollen. Weder das eine noch das andere wird weiterhelfen.

---

psychotisch
an einer Psychose leidend; als Psychose werden bestimmte psychische Störungen bezeichnet

Psychomotorik
Gesamtheit der durch psychische Vorgänge und individuelle Persönlichkeitsanlage ausgelösten Bewegungen

Danebenreden
Eine Person redet daneben, wenn sie die ihr gestellte Frage zwar verstanden hat, aber unbeabsichtigt an der Frage vorbei antwortet.

Für die betroffenen Personen sind die Dinge, die sie wahrnehmen, real. Sie hören, sehen, schmecken, riechen oder fühlen die Dinge wirklich. Auch von den Gedanken, die sie haben, sind sie überzeugt. Der Wahninhalt ist zwar aus deiner Sicht unmöglich, aus Sicht der Betroffenen aber gewiss und nicht korrigierbar. Ein Ausreden ist also nicht möglich und würde höchstens deine Beziehung zu deinem Gegenüber gefährden, weil er/sie sich nicht ernst genommen fühlt. Zu behaupten, dass auch du die gleichen Dinge wahrnimmst, wäre hingegen ebenfalls falsch. Vielen Betroffenen ist es bewusst, dass nur sie Dinge hören oder sehen oder auf andere Weise wahrnehmen. Behauptest du in so einer Situation, ebenfalls diese Wahrnehmungen zu haben, verlierst du deine Glaubwürdigkeit und damit das Vertrauen.

Im Rahmen eines Notfalls durch eine psychotische Störung wird eine medikamentöse Behandlung meist unerlässlich sein.

Welche Maßnahmen ergreife ich bei psychotischen Störungen?
▶ Sorge dafür, dass die betroffene Person möglichst sicher in ärztliche Behandlung gebracht wird.
▶ Reduziere die Ängste deines Gegenübers, denn dadurch wird er/sie auch ruhiger und zugänglicher. Oftmals reicht es schon aus, dass du mit der Person in Kontakt trittst und du durch dein Auftreten Sicherheit vermittelst.
▶ Es ist möglich, dass eine Person im Zuge einer psychotischen Störung selbst- und/oder fremdgefährdend ist, zum Beispiel als Reaktion auf ihre Ängste oder ihre als bedrohlich erlebten Sinneswahrnehmungen. In diesem Fall achte auf deine eigene Sicherheit und die anderer Personen in der Nähe, insbesondere auf die betroffene Person selbst. Wenn möglich, verhindere tätliche Angriffe, ohne jedoch dich selbst dabei in Gefahr zu bringen.

4.7.5 (Störungen mit) Selbstgefährdung

Suizid
Selbstmord, Freitod

Nicht jeder Mensch, der eine *suizidale* Handlung setzt, hat eine psychische Störung. Dennoch wird der Umgang mit suizidgefährdeten Menschen in diesem Kapitel angesprochen, da im Vorfeld in erster Linie deine psychische Erste Hilfe gefragt ist.

Dein Umgang mit suizidgefährdeten Menschen hängt stark davon ab, wie weit du dich mit diesem Thema auseinandersetzt und wie du dazu stehst, dass es Menschen gibt, die sich umbringen möchten. Deine Haltung wird sich in deinem Handeln widerspiegeln. Scheue dich daher nicht davor, über deinen Zugang zum Thema Sterben, Tod und auch Suizid nachzudenken.

Deine Rolle in der Ersten Hilfe ist es, den Suizid nach Möglichkeit abzuwenden.

Welche Maßnahmen ergreife ich, wenn ein Mensch suizidgefährdet ist?

▸ Überschätze, aber auch unterschätze dabei deinen Einfluss nicht: Du bist weder allmächtig noch ohnmächtig.

▸ Versuche deinem Gegenüber Alternativen für seine/ihre Handlungen bzw. andere Lösungswege aus der Situation aufzuzeigen.

▸ Akzeptiere aber auch, dass die Letztentscheidung für sein/ihr Tun immer bei ihm/ihr selbst liegt.

Manche Menschen sagen deutlich, dass sie vorhaben, sich umzubringen. Manche unternehmen dann auch einen Suizidversuch, andere nicht. Wie sollst du daher wissen, ob eine Suizidankündigung ernst gemeint ist oder nicht? Du wirst im Vorfeld schlichtweg nicht wissen, ob jemand seiner Ankündigung Taten folgen lässt oder nicht, daher ist **ausnahmslos** jede Androhung ernst zu nehmen. Dazu gehört auch, dass du bei Personen, bei denen du dir nicht sicher bist, ob sie an Suizid denken oder nicht, ganz konkret nachfragst. Du brauchst dir keine Sorgen zu machen, dass du erst durch deine Frage jemanden auf Suizidgedanken bringst. Entweder haben die Personen bereits an Suizid gedacht oder er stellt auch nach deiner Frage keine Alternative für die Personen dar. Es ist deswegen wichtig, dass du konkret nachfragst, weil du sonst nicht weißt, was in deinem Gegenüber vorgeht, und dann auch nicht klar ist, was als Nächstes zu tun ist.

Welche Maßnahmen ergreife ich konkret, wenn ein Mensch suizidgefährdet ist?

▸ Aktives Zuhören ist beim Gespräch mit einem suizidgefährdeten Menschen äußerst wichtig.

▸ Denke dabei vor allem daran, dass jemand, der an Suizid denkt, aber noch keine Suizidhandlung gesetzt hat, irgendetwas hat, das ihn/sie am Leben hält.

▸ Versuche, diesen Lebensbereich herauszufinden und daran anzuknüpfen. Dadurch kann sich der Tunnelblick, den viele Menschen in dieser Situation haben, etwas weiten, und die betroffene Person wird möglicherweise von ihrem Vorhaben absehen.

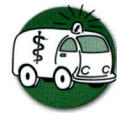

Auch wenn es verständlich ist, dass du dir Unterstützung bei der akuten Betreuung eines suizidgefährdeten Menschen wünschst, so ist es doch meist besser, wenn die betroffene Person eine fixe Ansprechperson hat, zu der sie eine Beziehung aufbauen kann. Versuche daher, diese Ansprechperson zu sein, zu der sie Vertrauen findet und die ihr in dieser Ausnahmesituation zur Seite steht und sie ein Stück weit begleitet. Ein Wechsel der Ansprechperson in der Akutsituation kann für die betroffene Person sehr belastend sein. Natürlich kannst und sollst du aber ein soziales Netz, zum Beispiel ein Kriseninterventionsteam, aktivieren, das die weitere Betreuung nach dem aktuellen Notfall übernimmt.

Eine Situation mit einer suizidalen Person ist für jeden Helfer und jede Helferin eine besondere Herausforderung und auch Belastung. Daher ist es wichtig, dass du nach so einem Erlebnis auch auf deine eigene *Psychohygiene* achtest und du jemanden hast, der/die hilft, das Geschehen aufzuarbeiten. Es kann zum Beispiel hilfreich sein, sich im Team auszutauschen. Manchmal wird es aber auch gut sein, speziell geschulte Personen, wie PsychologInnen oder PsychotherapeutInnen, zu kontaktieren; nicht, weil mit dir etwas nicht stimmt, sondern als Unterstützung dafür, etwas potenziell Traumatisierendes möglichst gut zu verarbeiten.

Psychohygiene
Schutz der eigenen Psyche vor akuter und chronischer Überlastung

Zum Wiederholen

Bewusstseinsstörungen lassen sich in quantitative und qualitative Störungen unterscheiden. Zu den quantitativen Störungen zählen die Somnolenz, der Sopor und das Koma, zu den qualitativen Störungen der Verwirrtheitszustand, das Delir und der Dämmerzustand.

Menschen in Erregungszuständen wirken anfangs meist angespannt und/oder unruhig. Manche werden später verbal oder auch tätlich aggressiv. Dabei können sie schimpfen und zornig sein und ihre Wut auch gegenüber Gegenständen oder Personen loslassen. Gegenüber diesen Personen ist der Selbstschutz der ErsthelferInnen wichtig.

Bei Menschen mit psychotischen Störungen kommt es typischerweise zu einer Veränderung der Wahrnehmung, des Denkens und/oder der Sprache.

Bei Personen, die immer wieder unabhängig von der Situation plötzlich auftretende schwere Angstattacken mit somatischen Symptomen haben, spricht man von einer Panikstörung.

Selbstmorddrohungen müssen immer ernst genommen werden. Die ErsthelferInnen müssen versuchen, den Suizid nach Möglichkeit abzuwenden.

Der wesentlichste Schritt bei allen Erste-Hilfe-Maßnahmen ist der Versuch, ein Gespräch mit den Betroffenen zu führen und ihnen Sicherheit zu vermitteln, indem die ErsthelferInnen Ruhe und Geduld ausstrahlen – sowohl durch ihre Worte als auch durch ihre Körpersprache.

Zum Üben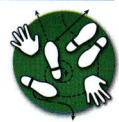

1. Welche unterschiedlichen Bewusstseinsstörungen kennst du?
2. Was ist eine Störung der Wahrnehmung?
3. Nenne die wichtigsten Erste-Hilfe-Maßnahmen bei psychotischen Störungen.
4. Was musst du bei Menschen unternehmen, die Selbstmordabsichten äußern?

Zum Nachlesen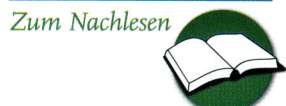

Comer, Roland (^{6}2008): Klinische Psychologie. Heidelberg: Spektrum Akademischer Verlag.

Dilling, Horst (Hg.) (^{7}2010): Internationale Klassifikation psychischer Störungen. ICD-10 Kapitel V (F); klinisch-diagnostische Leitlinien. Bern: Huber.

Eink, Michael/Haltenhof, Horst (2006): Umgang mit suizidgefährdeten Menschen. Bonn: Psychiatrie-Verlag.

Hewer, Will/Rössler, Wolfgang (Hg.) (2007): Akute psychische Erkrankungen. Management und Therapie. München: Elsevier, Urban & Fischer.

Kardels, Björn/Kinn, Michael/Pajonk, Frank-Gerald (2008): Akute psychiatrische Notfälle. Ein Leitfaden für den Notarzt- und Rettungsdienst. Stuttgart: Thieme.

Teismann, Tobias/Dorrmann, Wolfram (2014): Suizidalität. Fortschritte der Psychotherapie. Band 54. Göttingen: Hogrefe.

Weidenauer, David/Frey, Richard (^{2}2012): Intensivmedizin in der Psychiatrie. In: Hamp, Thomas/Weidenauer, David (Hg.): Lehrbuch Tertiale Notfall- und Intensivmedizin. Wien: Springer, S. 294–304.

5 Brand- und Strahlenschutz

Grundlegende Kenntnisse im Bereich Brand- und Strahlenschutz tragen wesentlich zum effizienten Selbstschutz bei. Jeder und jede Einzelne kann durch präventives und vorausschauendes Verhalten viel dazu beitragen, dass Gefahren minimiert werden. Effektiver Selbstschutz und alltägliche Gefahrenabwehr erfordern u. a. profunde Kenntnisse im Brand- und Strahlenschutz.

5.1 Brandschutz

Lernziel

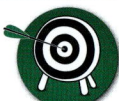

Georg Aumayr und Karin Rainer

Nach dem Studium dieses Kapitels solltest du …
… über verschiedene Brandursachen Bescheid wissen.
… die Brandklassen und verschiedenen Löschmittel benennen können.
… Maßnahmen des vorbeugenden und baulichen Brandschutzes kennen.
… das richtige Verhalten im Brandfall erläutern können.

5.1.1 Brandursachen und Brandklassen

Feuer gehört zu unserem täglichen Leben. Falsches Verhalten, Unachtsamkeit oder auch Schlampereien und Bequemlichkeiten können leichter und schneller als gedacht zu einem Brand führen. Da sich viel brennbares Material in unserer Umwelt befindet, können Brände sehr schnell enorme Auswirkungen haben. Obwohl ein Feuer meist klein und unspektakulär beginnt, kann es sich rasch ausbreiten. In Österreich gibt es in etwa 25.000 Brände pro Jahr (vgl. BMI 2004), im Jahr „2008 entstanden 53 % aller Brände in Privathaushalten, weitere 17 % in der Landwirtschaft und 15 % im gewerblichen Bereich" (Görlich 2010, S. 12). Ein Großteil dieser Brände wäre durch entsprechendes Verhalten vermeidbar gewesen. Brände verursachen neben potenziellen Gesundheitsschäden und eventuell dem Verlust von Menschenleben enorme wirtschaftliche Schadenssummen und belasten darüber hinaus auch die Umwelt.

Kernaussage

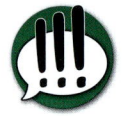

Private Haushalte sind von mehr als der Hälfte aller Brandunfälle betroffen. Präventionsmaßnahmen, wie das richtige Verhalten und der Umgang mit Löschgeräten, tragen wesentlich zur Vermeidung von Bränden und zur Minimierung ihrer Schäden bei.

Mit einfachen Verhaltensregeln kann die Brandgefahr deutlich verringert werden.

Welche Ursachen führen zu Bränden?

- **Natürliche Brandursachen:** z. B. Blitzschlag. Elektrische Energie wird hier durch einen hohen Widerstand geleitet, die nicht weiterleitbare Energie wird dabei in Hitze umgewandelt.
- **Selbstentzündung:** z. B. Selbstentzündung von Heu. Durch Gärungsprozesse bei der Lagerung von Heu kann es zur Bildung hoch reaktiver Gase kommen. Diese können sich durch Sauerstoffzufuhr spontan entzünden.
- **Technische Brandursachen:** z. B. Kurzschluss in einem Elektrogerät. Durch Überspannungen kann es zu sehr hohen Temperaturen bei leitenden Materialien kommen. Dies kann zur Entzündung des Umgebungsmaterials führen, z. B. der Isolierung des Leiters. Weitere Ursachen sind Funkenflug oder unsachgemäße Handhabung von Geräten.

Dortmund (NW): Wieder Brand in Klinik: sechs Verletzte

Wie die Feuerwehr Dortmund mitteilte, war der Brand kurz vor 23 Uhr in einem Patientenzimmer auf der Geriatrischen Station im St. Elisabeth-Krankenhaus ausgebrochen. Die drei dort liegenden Patienten im Alter von 66 bis 90 Jahren hatten per Ruftaste das Krankenhauspersonal verständigt. Die herbeigeeilte Stationsschwester rief beim Anblick eines brennenden Beistelltisches und des verrauchten Raumes sofort laut um Hilfe. Ein Pfleger konnte den Brand mit einem Feuerlöscher ersticken und gemeinsam mit seiner Kollegin die Patienten in Sicherheit bringen. (Feuerwehr-Magazin online, 14.10.2010)

Verbrennungs- und Löschvorgang

Von einem Brand spricht man, wenn ein Feuer ohne Bestimmungsherd entsteht oder wenn ein Feuer einen bestimmten Ort verlässt und ohne die Einwirkung von neuem Zündstoff sich selbstständig fortentwickelt und dabei Gegenstände oder auch Lebewesen erfasst. Es müssen also brennbares Material, Sauerstoff, eine Reaktionsbereitschaft zwischen den beiden und eine entsprechende *Zündtemperatur* vorhanden sein, damit eine *Verbrennung* entsteht.

Wird zumindest eine der vier Voraussetzungen für eine Verbrennung beseitigt, so kann ein Brand gestoppt bzw. gelöscht werden. Beim *Löschen* wird also die Kettenreaktion der Verbrennung unterbrochen. Dies kann durch den Einsatz verschiedener Löschmittel oder auch durch den Entzug von brennbaren Stoffen erfolgen.

Zündtemperatur
die niedrigste Temperatur, bei der die Entzündung eines brennbaren Stoffes mit Luft passiert

Verbrennung
eine unter Licht- und Wärmeentwicklung ablaufende exotherme chemische Reaktion eines Stoffes mit Sauerstoff

Löschen
eine oder mehrere Voraussetzungen der Verbrennung werden unterbunden (Entfernen des brennbaren Stoffes, Kühlung, Ersticken oder Stören der chemischen Reaktion)

Brandklasse
unterteilt Brände nach der
Art der brennenden Stoffe

Die brennbaren Stoffe werden einerseits nach ihrem Brennverhalten in sogenannte *Brandklassen* eingeteilt und andererseits nach ihrem Zünd- und Brennverhalten beurteilt. In Tabelle 8 sind die einzelnen Brandklassen beschrieben, die Formen der jeweiligen Verbrennung genannt und mögliche Löschmittel angeführt.

Brandklasse	Beschreibung	Formen der Verbrennung	Beispiele	Löschmittel
A	Brände von festen Stoffen, die normalerweise unter Glutbildung verbrennen	Brennen mit Glut und Flamme	Holz, Papier, Kohle, Heu, Stroh, Textilien	Wasser, Schaum, Glutbrandpulver (ABC)
B	Brände von flüssigen oder flüssig werdenden Stoffen	Brennen mit Flamme	Benzin, Heizöl, Alkohol, Äther, Lacke, Paraffin, Teer, Harze	Schaum, Glutbrandpulver (ABC), Flammbrandpulver (BC), Kohlendioxid
C	Brände von Gasen	Brennen mit Flamme	Wasserstoff, Methan, Propan oder Ethin (Acetylen)	Glutbrandpulver (ABC), Flammbrandpulver (BC), Kohlendioxid
D	Brände von Metallen	Brennen mit starker Glutbildung	Aluminium, Kalium, Magnesium, Natrium	Metallbrandpulver
F	Brände von Speiseölen und -fetten in Kücheneinrichtungen und -geräten	Brennen mit Flamme	pflanzliche oder tierische Öle und Fette, Kunststoffe	Fettbrandlöscher

*Tabelle 8
Brandklassen und
Löschmittel
(Quelle: BMI 2005, ÖNORM
EN 2 „Brandklassen", eigene
Darstellung)*

Die Klassifizierung von Bränden in Brandklassen dient dazu, über ein Brandgeschehen eindeutige Aussagen machen zu können. Durch diese Klassifizierung können auch verschiedene Löschmittel den brennbaren Stoffen zugeordnet werden.

5.1.2 Vorbeugender und baulicher Brandschutz

Brandschutz
alle Maßnahmen zur
Verhütung und Bekämpfung
von Bränden

Zum **vorbeugenden** *Brandschutz* zählen sowohl alle persönlichen Vorkehrungen zur Brandverhütung als auch jeweils geeignete bauliche und organisatorische Maßnahmen zur Schadensbegrenzung. Ein brandsicheres Verhalten minimiert das Risiko einer Brandentstehung.

Offenes Feuer

Besondere Vorsicht ist beim Umgang mit jedem offenen Feuer geboten. Da es sehr schnell außer Kontrolle geraten kann, ist ein entsprechender Sicherheitsabstand einzuhalten. Eine Alternative zu Kerzen stellen elektrische Beleuchtungskörper dar. Auch beim Entzünden von Fackeln und beim Grillen mit offenem Feuer sind entsprechende Sicherheitsabstände zu brennbaren Stoffen einzuhalten.

Welche Vorsichtsmaßnahmen ergreife ich bei offenem Feuer?
- ▶ Lasse offenes Feuer nie unbeaufsichtigt.
- ▶ Verwende nie offene Flammen als Ersatz für Taschenlampen.
- ▶ Lasse Kinder nie alleine mit offenem Feuer. Auch Streichhölzer und Feuerzeuge sind keine Kinderspielzeuge.
- ▶ Verwende keine Spraydosen in der Nähe von offenem Feuer.

Heiße Asche

Besondere Vorsicht ist beim Umgang mit heißer Asche geboten. Sie bleibt über viele Stunden entzündbar, daher sind volle Aschenbecher umsichtig und ordnungsgemäß zu entsorgen.

Welche Vorsichtsmaßnahmen ergreife ich bei heißer Asche?
- ▶ Entsorge Asche in einer **Metall**mülltonne.
- ▶ Wirf brennende Zigaretten oder brennende Streichhölzer nicht achtlos weg.
- ▶ Rauche niemals im Bett.

Heißes Fett

Heißes Fett kann sich bei Überhitzung rasch selbst entzünden. Die Fettbrände zählen zu den häufigsten Ursachen für Küchenbrände.

Welche Löschmaßnahmen ergreife ich bei einem Fettbrand?
- ▶ Versuche **niemals**, brennendes Fett mit Wasser zu löschen. Es besteht die Gefahr einer heftigen Reaktion (Dampfexplosion).
- ▶ Nimm einen Geschirrdeckel oder eine Löschdecke und decke das brennende Fett damit ab.

Elektrogeräte, Mehrfachsteckdosen und Verlängerungskabel

Alle elektrischen Geräte und Anlagen geben Wärme an ihre Umgebung ab. Durch Überhitzung kann es zu Funkenbildung oder Glimmbränden kommen.

Welche Vorsichtsmaßnahmen ergreife ich bei Elektrogeräten, Mehrfachsteckdosen und Verlängerungskabeln?
- ▶ Benütze nur Elektrogeräte, Mehrfachsteckdosen und Verlängerungskabel mit entsprechenden Prüfzeichen.
- ▶ Schalte beim Verlassen der Wohnung oder des Arbeitsplatzes alle Elektrogeräte aus.

Bauliche und organisatorische Maßnahmen

Schon bei der Errichtung von Gebäuden schreiben verschiedene Gesetze und Verordnungen den Brandschutz vor. Bauwerke sind so zu errichten, dass der Entstehung vorgebeugt und die Ausbreitung von Bränden minimiert wird. Für den Fall eines Brandes müssen geeignete Maßnahmen für die Löscharbeiten und die Rettung von Menschen und Tieren berücksichtigt werden.

Die häufigsten **baulichen Brandschutzmaßnahmen** sind:

▶ Markierungen für Notausgänge

▶ Brandmeldeanlagen (z. B. Rauchmelder)

▶ Löschanlagen (z. B. Sprinkleranlagen)

▶ Brandschutztüren (öffnen sich immer in Richtung Fluchtweg)

▶ Verzicht auf brennbare Materialien in der Bausubstanz

Abbildung 60
Hinweistafel „Fluchtweg"

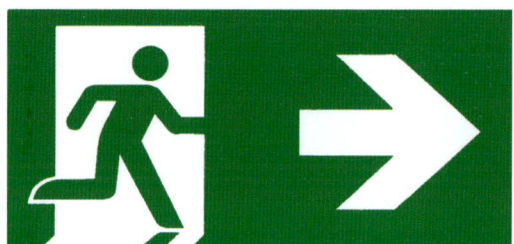

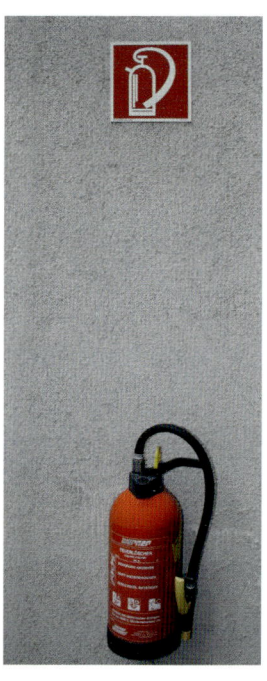

Abbildung 61
Feuerlöscher mit
Hinweistafel

Die Maßnahmen des **organisatorischen Brandschutzes** umfassen die Überprüfung der Einhaltung von technischen Regeln sowie auch die Unterweisung und Schulung von MitarbeiterInnen (z. B. die Durchführung von Brandschutz- und Evakuierungsübungen). In größeren Betrieben und Anstalten werden Brandschutzbeauftragte von der Unternehmensleitung bestellt. Die Aufgaben sind gesetzlich in der Arbeitsstättenverordnung festgelegt. Für die Tätigkeit ist eine anerkannte Ausbildung gemäß der „Technischen Richtlinie für vorbeugenden Brandschutz" (TRVB) notwendig.

5.1.3 Maßnahmen bei Brandverdacht oder Brand

Neben dem vorbeugenden Brandschutz gibt es den **abwehrenden Brandschutz**, worunter alle Maßnahmen zur Bekämpfung eines Brandes verstanden werden.

Das richtige Verhalten im Brandfall besteht aus:

1. Alarmieren

2. Retten

3. Löschen

Beim Brandschutz gelten die beiden Grundsätze:
▸ Brandmeldung geht vor Brandbekämpfung.
▸ Menschenrettung geht vor Brandbekämpfung.

Kernaussage

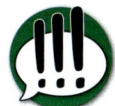

Brand entdecken

Durch aufmerksames Verhalten kann ein Brand entdeckt werden oder eine Meldeanlage gibt automatisch Alarm.

Brand melden

Eine Brandmeldung kann automatisch über eine Brandmeldeanlage durch die Rauch- bzw. Hitzeentwicklung oder manuell über Druckknopfmelder bzw. Telefon erfolgen. Die sofortige, möglichst vollständige Information der Feuerwehr (auch bei Brandverdacht) bringt wertvolle Zeit.

Worauf habe ich bei der Brandmeldung zu achten? Gib bei einer Meldung langsam und deutlich gesprochen an:

▸ den Ort, an dem es brennt,

▸ ob Menschenleben in Gefahr sein könnten,

▸ deinen Namen,

▸ Zusatzinformationen.

Die Notrufnummer der Feuerwehr ist 122.
Es kann wie bei allen Notrufen auch die europaweit gültige Notrufnummer 112 verwendet werden.

Guter Tipp

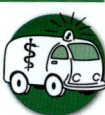

Retten, wenn notwendig

Welche Maßnahmen ergreife ich bei der Rettung von Personen aus einem Brand?
- ▸ Stelle fest, ob verletzte oder hilfsbedürftige Menschen aus dem Gefahrenbereich gerettet werden müssen.
- ▸ Bring dich selbst und die verletzten oder hilfsbedürftigen Menschen möglichst gleichzeitig mit der Alarmierung in Sicherheit.

In einem Krankenhaus oder einer Pflegeeinrichtung befinden sich viele Personen, die nicht gehfähig sind und sich im Brandfall nicht selbst in Sicherheit bringen können. Diese müssen unter Einhaltung des Selbstschutzes wenn möglich rasch aus dem Gefahrenbereich gebracht werden. In den meisten Spitälern befinden sich unter den Matratzen der PatientInnen oft Berge- bzw. Tragetücher.

Guter Tipp

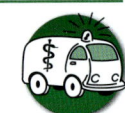

Eine Evakuierung von PatientInnen aus einem Krankenhaus ist nur unter hohem Aufwand möglich, daher wird ein mehrstufiges Rettungskonzept verfolgt. Alle Brandschutzmaßnahmen müssen so ausgelegt sein, dass ein Verbleib der Personen bis zur höchsten im Brandschutzkonzept vorgesehenen Evakuierungsstufe sichergestellt ist.
- ▸ Stufe 1: Aufenthalt in Zimmern
- ▸ Stufe 2: Horizontale Evakuierung in angrenzende Rauch- bzw. Brandabschnitte
- ▸ Stufe 3: Vertikale Evakuierung in andere Geschoße
- ▸ Stufe 4: Evakuierung ins Freie

erste Löschhilfe
Löschmaßnahmen, die vor dem Eintreffen der Feuerwehr mit den im Gefahrenbereich vorhandenen Löschmitteln unternommen werden können

erweiterte Löschhilfe
Maßnahmen, die vor dem Eintreffen der Feuerwehr aufgrund eines entsprechenden Organisationsschemas von hierfür geschulten und ausgebildeten Personen mit Löschgeräten durchgeführt werden können

Brand vor dem Eintreffen der Feuerwehr bekämpfen

Bei der Brandbekämpfung durch Laien wird zwischen der *ersten Löschhilfe* und der *erweiterten Löschhilfe* unterschieden. Die ersten Löschversuche werden meist mit einer geeigneten Feuerlöschdecke oder einem tragbaren Feuerlöscher durchgeführt.

Welche Maßnahmen ergreife ich im Zuge der Brandbekämpfung?
- ▸ Nimm immer eine deckende Haltung ein.
- ▸ Achte auf eine Gefährdung durch Stichflammen und Wasserdampf.
- ▸ Krieche bei Verqualmung am Boden entlang.
- ▸ Achte darauf, dass der Rückzugsweg nicht abgeschnitten wird.

Beachte folgende Verhaltensregeln, wenn du einen **Feuerlöscher** benützt:

▸ Greife das Feuer in Windrichtung an.

▸ Lösche von vorne nach hinten und von unten nach oben. Aber: Bei Tropf- und Fließbränden lösche von oben nach unten.

▸ Sind mehrere Feuerlöscher vorhanden, verwende sie nicht hintereinander, sondern setze gemeinsam mit anderen Helferinnen und Helfern mehrere Löscher gleichzeitig ein.

▸ Beachte die Gefahr der Wiederentzündung und lösche Glutnester mit Wasser nach.

▸ Hänge eingesetzte Feuerlöscher nicht wieder auf, sondern lasse sie neu befüllen.

Haben **Kleidungsstücke an Personen Feuer gefangen**, beachte Folgendes:

▸ Hindere Personen, deren Kleidung in Brand geraten ist, daran, fortzulaufen.

▸ Lösche brennende Kleidung mit Hilfe von (Lösch-)Decken oder anderen nicht oder schwer entflammbaren Kleidungsstücken durch Ausstreichen zu den Füßen hin oder auch durch Wälzen am Boden.

Ist ein **Verlassen des brennenden Gebäudes möglich**, beachte Folgendes:

▸ Schließe die Fenster im Brandraum, um eine Sauerstoffzufuhr zu minimieren.

▸ Schließe die Tür hinter dir, die zum Brandraum führt.

▸ Verständige Personen in angrenzenden Räumen.

▸ Öffne die Fenster von Fluchtwegen.

▸ Benütze keinesfalls den Aufzug (außer sie sind speziell dafür gekennzeichnet).

▸ Laufe keinesfalls zurück, um vergessene Gegenstände zu bergen.

▸ Verlasse das Gebäude geordnet und bewahre Ruhe.

Ist ein Verlassen des brennenden Gebäudes nicht mehr möglich und **bist du vom Brand eingeschlossen**, beachte Folgendes:

▸ Entferne dich so weit wie möglich vom Brandherd.

▸ Schließe alle Türen zwischen dir und dem Brandherd.

▸ Dichte Türritzen gegen das Eindringen von Rauchgas möglichst mit nassen Tüchern ab.

▸ Öffne erst danach die Fenster, wenn dies möglich ist.

▸ Mach durch Rufen und/oder Winken auf dich aufmerksam bzw. telefoniere.

▸ Bewahre Ruhe.

Guter Tipp

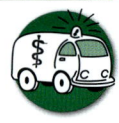

Fluchthaube
Schutzhaube zur Rettung von Menschen aus verrauchten und brennenden Gebäuden; besteht meist aus kunststoffbeschichtetem Stoff, einem Sichtfenster und einem integrierten Filter, der das Eindringen von giftigen Gasen, Dämpfen und auch Kohlenmonoxid verhindert; sie schützt jedoch nicht vor Sauerstoffmangel in der Umgebungsluft

Abgesehen von der Brandhitze besteht vor allem Erstickungs- und Vergiftungsgefahr durch heiße Rauchgase. *Fluchthauben* oder in Wasser getränkte Tücher vor Mund und Nase können hier teilweise Erleichterung bringen.

Achtung bei Bränden von naturnahen Produkten wie etwa Daunen, die beim Verbrennen Blausäure freisetzen.

Die Feuerwehr trifft ein

Die Feuerwehr kann bei ihrem Einsatz unterstützt werden, indem die Einsatzkräfte bei der Hauptzufahrt durch eine informierte Person (z. B. Brandschutzbeauftragte) erwartet und eingewiesen werden.

Welche Maßnahmen ergreife ich, um die Einsatzkräfte der Feuerwehr zu unterstützen?

▶ Öffne alle benötigten Einfahrten und Eingänge, die benutzt werden müssen.

▶ Halte die unmittelbar den Brand einschließenden Türen jedoch weiterhin geschlossen.

▶ Befolge die Anweisungen der Einsatzkräfte.

Die Feuerwehr wird nun versuchen, den Brand zu lokalisieren, d. h. die Brandausbreitung auf die Umgebung zu begrenzen. Die Einsatzkräfte der Feuerwehr bekämpfen den Brand, bis ein Ende mit dem Ruf „Brand aus" angezeigt wird. Die von einem Brand betroffenen Räume und Flächen dürfen bis zur Freigabe durch die Feuerwehr nicht betreten werden. Die Einsatzkräfte führen, je nach Ausmaß des Brandes, Nachlöscharbeiten durch, um ein Wiederaufflammen von Glutnestern zu verhindern. Diese Arbeiten werden als Brandwache bezeichnet. Untersuchungen zur Feststellung der Brandursache beenden den Einsatz.

Zum Wiederholen

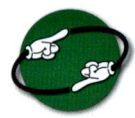

Brandursachen können natürlichen und technischen Ursprungs sein, Brände können aber auch im Rahmen einer Selbstentzündung oder Brandstiftung auftreten. Für einen Verbrennungsvorgang braucht es brennbares Material, Sauerstoff, eine Reaktionsbereitschaft der beiden Elemente und eine entsprechende Zündtemperatur. Löschen bedeutet, eine oder mehrere dieser Voraussetzungen zu unterbinden. Die Einteilung von Bränden in die Brandklassen A, B, C, D und F ermöglicht schnelle Aussagen über die Brände und eine Zuordnung der geeigneten Löschmittel.

Der vorbeugende Brandschutz umfasst alle Maßnahmen einer Brandverhütung, insbesondere das brandsichere persönliche Verhalten sowie bauliche und organisatorische Maßnahmen.

Beim Brandschutz gilt: Menschenrettung und Brandmeldung gehen vor Brandbekämpfung.

Der abwehrende Brandschutz umfasst alle Maßnahmen der Brandbekämpfung. Das Ausmaß eines Brandschadens kann durch rasches und richtiges Handeln gering gehalten werden.

Zum Üben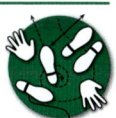

1. Welche Brandursachen kennst du?
2. Erläutere die verschiedenen Brandklassen, die Formen der jeweiligen Verbrennung und nenne einige dazugehörige Löschmittel.
3. Wie hantierst du mit offenem Feuer und wie gehst du mit heißer Asche und heißem Fett um?
4. Was gehört zum vorbeugenden Brandschutz?
5. Wo befinden sich die Fluchtwege und die Feuerlöscher in dem Gebäude, in dem du dich gerade aufhältst?
6. Wie lauten die beiden Grundsätze beim Brandschutz?

Zum Nachlesen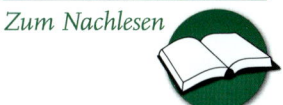

Bundesministerium für Inneres (2005): Brandschutzratgeber. Verhalten in Brand- und anderen Notfällen. Anleitung und vorbeugende Maßnahmen. 11., überarbeitete Auflage. http://www.siz.cc/file/download/Brandschutzratgeber.pdf (abgerufen am 01.10.2010).

Görlich, Manfred (2010): Aktuelle Brandschadensstatistik. In: Brandschutz News 1/2010. Wien: Adjutum Verlag. S. 12.

Klöpper, Michael (2010): Wieder Brand in Klinik: sechs Verletzte. In: Feuerwehr-Magazin Online, Bremen: Kortlepel Verlag. http://www.feuerwehrmagazin.de/magazin/nachrichten/einsatze/wieder-brand-in-klinik-sechs-verletzte-13145 (abgerufen am 15.10.2010).

Österreichischer Zivilschutzverband (ohne Jahresangabe): Safety. Der Selbstschutzratgeber. Broschüre. Wien: Österreichischer Zivilschutzverband.

Sanytr, Michael (2010): Der Österreichische Brandschutzkatalog. Sammelband 2010. Bisamberg: Österreichischer Brandschutzkatalog. http://www.brandschutz.at/BS/BK_10/Adobe/BK_10_00_.pdf (abgerufen am 1.10.2010).

> **Internet**
>
> Österreichischer Bundesfeuerwehrverband,
>   www.bundesfeuerwehrverband.at
>
> Österreichischer Zivilschutzverband,
>   www.sicherheitsinformationszentrum.at

5.2 Strahlenschutz

Georg Aumayr und Gabriele Sprengseis

Lernziel

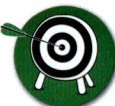

Nach dem Studium dieses Kapitels sollst du ...

... den Begriff der Strahlung erklären können.

... Strahlenarten kennen und beschreiben können.

... die Schutzmaßnahmen bei einem Strahlenunfall kennen.

... über die Sirenenwarnung in Österreich Bescheid wissen.

5.2.1 Strahlung und ihre Wirkung

Strahlung

Ausbreitung von Energie von einer Strahlenquelle aus in Form von Wellen oder Teilchen

Alle Lebewesen, ob Menschen, Tiere oder Pflanzen, sind ständig einer *Strahlung* ausgesetzt. So macht beispielsweise die Sonnenstrahlung erst ein Leben auf unserer Erde möglich. Wir leben sowohl mit einer natürlichen Strahlenbelastung, das sind die kosmische Strahlung (energiereiche Teilchen kommen von der Sonne und aus dem Weltall) und die terrestrische Strahlung (stammt von den natürlichen radioaktiven Bestandteilen des Bodens; insbesondere das Erdgas Radon), als auch mit einer zivilisatorischen Strahlenbelastung (Röntgendiagnostik, Nuklearmedizin, Kernkraftwerke).

Beim Durchgang durch Materie wird Strahlung geschwächt, sie kann durch Bewegung abgelenkt werden. Es besteht also eine Wechselwirkung zwischen Materie und Strahlung.

Eine besondere Art der Strahlung wird als **ionisierende Strahlung** bezeichnet. Ionisierende Strahlen bestehen entweder aus Teilchen (z. B. Elektronen) oder aus elektromagnetischen Wellenpaketen und sind in der Lage, lebende Zellen zu verändern oder zu zerstören.

Kernaussage

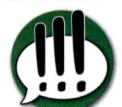

> Ionisierende Strahlen haben die Fähigkeit, chemische Bindungen zu zerstören. Der Strahlenschutz ist daher der Schutz vor der zerstörerischen Wirkung ionisierender Strahlen.

Zur Wahrnehmung dieser Strahlen besitzt der Mensch keine Sinnesorgane. Der Körper des Menschen zeigt erst dann eine Reaktion, wenn die Strahleneinwirkung massiv ist. Die Reaktion hängt von der *Strahlendosis* der betroffenen Körperteile und von der zeitlichen Dauer und Verteilung der Strahlenbelastung ab.

In Österreich liegt die mittlere Strahlenbelastung im Bereich von 2 bis 3 *mSv* pro Jahr (vgl. BMLFUW 2007, BM.I 2007). Durchschnittlich kommen davon 17 % aus medizinischen Anwendungen (Röntgen etc.), 12 % aus dem Weltall, 15 % aus der natürlichen Strahlung der Umgebung (Gestein, Baumaterial), 15 % beruhen auf Strahlung aus dem eigenen Körper und 40 % auf *Radon*belastung.

Radon entsteht über mehrere Zwischenschritte durch radioaktiven Zerfall aus Uran und ist selbst radioaktiv. Es kommt überall auf der Erde vor und trägt wesentlich zur natürlichen Radioaktivität der Umwelt bei. Über Risse und Spalten aus dem Erdreich kommt es in die Atemluft. Durch weiteren Zerfall bilden sich Radonfolgeprodukte, deren Alpha-Strahlung bei Inhalation zu einem erhöhten Lungenkrebsrisiko beiträgt.

Als *Radioaktivität* wird die Eigenschaft bestimmter Atomkerne (Radionuklide) bezeichnet, die sich ohne äußere Einwirkung von selbst in andere Kerne umwandeln und dabei ionisierende Strahlung aussenden.

> Jedes radioaktive Element ist durch seine Halbwertszeit und durch die Strahlung, die es aussendet, gekennzeichnet.

Das Kennzeichen von Radionukliden ist die Halbwertszeit. Das ist jenes Zeitintervall, in dem die Hälfte der Atomkerne umgewandelt ist. Radionuklide senden unterschiedliche Strahlen aus – unabhängig davon, ob sie natürlich vorkommen oder künstlich erzeugt wurden. Es gibt verschiedene Strahlenarten, die eine unterschiedliche Reichweite besitzen. Zu den wichtigsten und am häufigsten vorkommenden Strahlen zählen:

- ▶ **Alphastrahlung:** Sie wird von der Haut abgeschirmt. Zur Abschirmung dieser Strahlung reicht bereits ein Blatt Papier. Es besteht aber eine große Gefahr bei der Aufnahme in den Körper durch die Atmung oder durch Nahrung.
- ▶ **Betastrahlung:** Sie bleibt im menschlichen Gewebe „stecken". Die Gefahr besteht bei Aufnahme in den Körper durch Hautkontakt. Zur Abschirmung reichen etwa 5 mm Kunststoff oder Aluminium.
- ▶ **Gammastrahlung:** Sie durchdringt das menschliche Gewebe fast zur Gänze. Die Gefahr besteht bei Bestrahlung von außen. Gammastrahlung gilt als nicht abschirmbar.

Strahlendosis

Maßeinheit = Sievert (Sv); charakterisiert die Wirkung ionisierender Strahlung auf den Menschen; jährliche Durchschnittsbelastung ohne medizinische Anwendungen: 2,1 mSv
1 mSv = 1 Millisievert = 0.001 Sv

Radon

farb-, geruch- und geschmackloses Gas

Radioaktivität

Prozess, bei dem Atomkerne unter Freisetzung von Energie spontan zerfallen

Kernaussage

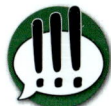

Alpha- und Betastrahlen bestehen aus Elementarteilchen und können komplett abgeschirmt werden. Bei Aufnahme durch Einatmung oder Nahrung kann das menschliche Gewebe jedoch von innen geschädigt werden. Gammastrahlen bestehen aus elektromagnetischen Wellen, sie sind von ihrem Wesen nach mit Licht, UV- und Röntgenstrahlen verwandt. Diese energiereichen Strahlen sind sehr durchdringungsfähig und können nur durch sehr dicke Bleiabschirmungen, Betonwände oder Ähnliches geschwächt werden.

Jeder Typus von Strahlen wird von unterschiedlichen Stoffen ausgesandt und hat eine unterschiedliche Wirkung auf den menschlichen Körper. Ionisierende Strahlung kann uns nicht nur von außen treffen, sondern es können, was vielfach gefährlicher ist, auch strahlende Teilchen über die Nahrung, die Atmung und die Haut in den Körper aufgenommen werden.

Die Gesundheitsfolgen einer Strahlenbelastung reichen von vergleichsweise milden Beeinträchtigungen, wie z. B. geröteter Haut und Verbrennungen, bis zu schweren Erkrankungen wie Krebs und bis hin zum Tod. Wie schwerwiegend die Gesundheitsschäden sind, hängt vom Ausmaß der vom Körper absorbierten Strahlung ab. Auch die Art der Strahlung und die Dauer der Strahleneinwirkung bestimmen die gesundheitlichen Folgen. Noch einige Jahre oder Jahrzehnte nach einer Bestrahlung können sich Spätschäden entwickeln, dabei kann es sich um Veränderungen der Erbanlagen oder um bösartige Neubildungen handeln.

5.2.2 Gefahrenquellen

Strahlenexposition
Strahlenbelastung

Verschiedene Gefahren, sei es durch Unfälle oder auch menschliche Konflikte, können Auslöser für eine Freisetzung von radioaktivem Material und einer *Strahlenexposition* einer größeren Anzahl von Menschen sein.

Transport von radioaktiven Substanzen

Unfälle mit strahlendem Material kommen nur sehr selten vor. Der Grund dafür liegt in den strengen Vorschriften zum Transport radioaktiven Materials. Sollte es jedoch trotzdem zu einem Unglück kommen, so gilt es, Ruhe zu bewahren. Die Strahlung wirkt hier meist nur auf geringem Raum. Ein Sicherheitsabstand von mehr als 50 m gilt als ausreichend. Sollten hoch radioaktive Stoffe transportiert werden, müssen die Container speziell gegen schwerste Unfälle gesichert sein. Ein Austritt von radioaktiven Substanzen ist mehr als unwahrscheinlich.

Absturz von Satelliten

Eine weitere Möglichkeit eines Strahlungsunfalles ist ein Satellitenabsturz. Die Batterie eines Satelliten ist oft eine Radionuklidbatterie, da diese am langlebigsten sind. Allerdings kommt es nur selten zu Zwischenfällen, da diese Abstürze kontrolliert und vorhersagbar sind. Normalerweise verglüht der Satellit vollständig. Manchmal kommt es jedoch vor, dass einige Teile der Hitze widerstehen und zur Erde herabfallen. Dieses strahlende Material wird sofort von Einsatzkräften geborgen und entsorgt. Somit besteht kaum Gefahr für die Bevölkerung.

Kernkraftwerksunfall

Bei einem Unfall in einem Kernkraftwerk wird nicht die gesamte Leistung der Strahlung freigesetzt. Sicherheitsmechanismen verhindern eine totale Katastrophe. Sollte eines der grenznahen Kraftwerke einen GAU (= größter anzunehmender Unfall) erleiden, wären auch Bereiche Österreichs massiv betroffen. Die Radioaktivität kann sich dabei über tausende Kilometer streuen und in Form eines *Fallouts* niedergehen. Die Strahlung setzt sich in Wolken fest und wird mit ihnen durch den Wind vertragen. Kommt es zum Ausregnen der Wolken, wird die Strahlung quasi ausgewaschen und gelangt über das Regenwasser in den Boden. Die radioaktiven Partikel setzen sich auch an dem Staub in der Luft fest. Diese meist nicht sichtbaren Staubwolken werden **radioaktive Wolken** genannt.

Durch die Ablagerung von radioaktivem Material am Boden gelangt das strahlende Material auch in die Nahrungskette und führt zu Sekundärschäden in der Bevölkerung. Diesen Vorgang nennt man *Inkorporierung*.

> Die eminente Gefahr nach einem Strahlenunfall besteht nicht in der direkten Bestrahlung über die Luft, sondern darin, dass radioaktive Elemente inkorporiert und in Körpergewebe eingebaut werden, wo sie mit der Zeit genetische Veränderungen bewirken können. Dadurch kommt es zur Entwicklung von Krebszellen, Leukämien etc.

Fallout
= radioaktiver Niederschlag

Inkorporierung
Einverleibung eines Stoffes in den Organismus über den Atem- oder Verdauungstrakt bzw. auch über die Haut (insbesondere bei Verletzungen)

Kernaussage

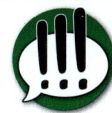

Strahlengefahren durch bewaffnete Konflikte oder Terroranschläge

Ein globaler Konflikt mit einem Einsatz von Kernwaffen ist eher unwahrscheinlich geworden. Es könnte jedoch waffenfähiges Material in die Hände von terroristischen Gruppen gelangen. Die Druckwelle, Hitzeentwicklung, direkte Partikelbestrahlung, hochenergetische Gammastrahlung und die Strahlung während eines Fallouts wirken sich direkt auf die Umgebung aus. Bei einem Einsatz von Kernwaffen gilt die Regel, dass das Überleben in einem Radius von bis zu 20 km kaum möglich ist. Bei der Sprengleistung einer Wasserstoffbombe erhöht sich der Radius auf bis zu 120 km.

Dirty Bombs, oder schmutzige Bomben, sind normale Sprengstoffe, denen radioaktive Substanzen beigemengt wurden. Die Wirkung ist auf den normalen Sprengstoffbereich eingeschränkt. Es treten weder mehr noch weniger Verletzungen auf als bei einem normalen Sprengstoffattentat. Die Strahlenbedrohung resultiert aus der Verbreitung des radioaktiven Materials in der Luft und dem Einwirken über die Haut und Verletzungen im näheren Gefahrenbereich. Durch rasche *Dekontamination* kann das betroffene Areal schnell wieder für die Bevölkerung zugänglich gemacht werden.

Dekontamination
Entseuchung

5.2.3 Gesetzlicher Strahlenschutz

Der Strahlenschutz umfasst alle Schutzmaßnahmen sowohl für beruflich exponierte Personen als auch für die Bevölkerung.

Um die Bevölkerung vor Strahlenschäden zu schützen, hat der Gesetzgeber folgende Gesetze und Verordnungen erlassen:

▶ Bundesgesetz über Maßnahmen zum Schutz des Lebens oder der Gesundheit von Menschen einschließlich ihrer Nachkommenschaft vor Schäden durch ionisierende Strahlen 1969–2004 (StrSchG – Strahlenschutzgesetz)

▶ Verordnung [...] über allgemeine Maßnahmen zum Schutz von Personen vor Schäden durch ionisierende Strahlung 2006 (StrSchV – Allgemeine Strahlenschutzverordnung)

▶ Verordnung [...] über Maßnahmen zum Schutz von Personen vor Schäden durch Anwendung ionisierender Strahlung im Bereich der Medizin 2004 (Med-StrSchV – Medizinische Strahlenschutzverordnung)

In diesen Gesetzen und Verordnungen wird u. a. geregelt, unter welchen Bedingungen ionisierende Strahlen eingesetzt werden dürfen und in welcher Höhe die zulässige Strahlenbelastung für verschiedene Bevölkerungsgruppen sein darf. In den sogenannten Schutzbestimmungen ist die verpflichtende Strahlenschutzbelehrung vorgeschrieben, eine ärztliche Eignungsprüfung verankert, die individuelle Dosisüberwachung festgesetzt, die Kontrolle auf Inkorporation bei der Arbeit mit offenen radioaktiven Materialien angeordnet und ein Tätigkeitsverbot für Jugendliche, Schwangere und stillende Mütter erlassen. Dabei wird in drei Kategorien von Personen unterteilt und hinsichtlich der **Bestrahlungsdosis** gegliedert:

▶ Einzelpersonen der Bevölkerung: 1 mSv pro Jahr

▶ Arbeitskräfte der Kategorie B: 6 mSv pro Jahr

▶ Arbeitskräfte der Kategorie A: 50 mSv pro Jahr, allerdings max. 100 mSv in 5 Jahren

Die Medizinische Strahlenschutzverordnung regelt die Anwendungsbereiche und -bedingungen für den medizinischen Einsatz ionisierender Strahlung. So ist es beispielsweise zwingend notwendig, dass das Personal aufgeklärt wird und einverstanden ist, in einem strahlungsexponierten Bereich die Betreuung von PatientInnen vorzunehmen. Im Ausgleich hat der Arbeitgeber für den Schutz des medizinischen Personals zu sorgen.

Kennzeichnung

Um radioaktive Stoffe sofort erkennen zu können und entsprechend zu handhaben, müssen diese Stoffe gekennzeichnet werden. Es müssen mindestens folgende zwei Angaben vorhanden sein:

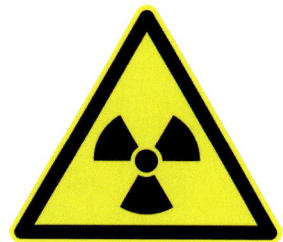

▶ das Strahlenwarnzeichen (auf einem gelben Hintergrund sind um eine Kreisfläche im Zentrum drei gleiche Ringsektoren angeordnet, die Farbe der Kreisfläche und der drei Ringsektoren ist purpurrot oder schwarz),

▶ Angabe des Radionuklides und der Aktivität mit dem Zeitpunkt der Messung.

Abbildung 62
Strahlenwarnzeichen

5.2.4 Schutzmaßnahmen

Die Schutzmaßnahmen setzen sich aus drei grundlegenden Mechanismen zusammen (auch „die drei großen A des Strahlenschutzes" genannt):

▶ Abstand: Je größer der Abstand, desto geringer ist die Strahlungsintensität.

▶ Abschirmung: Je dicker die Abschirmung und je dichter deren Material, desto geringer ist die Strahlungsintensität.

▶ Aufenthaltszeit minimieren: Je kürzer die Zeit der Exposition ist, desto geringer ist die Strahlungsintensität.

> Der beste Strahlenschutz ist Abstand, weil die Strahlenbelastung mit dem Quadrat der Entfernung von der Strahlenquelle sinkt.

Kernaussage

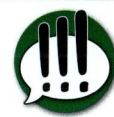

In einer Ordination oder in einem Krankenhaus sind jene Bereiche, in denen Strahlung eingesetzt wird, unterteilt in einen speziell abgegrenzten und gekennzeichneten Kontrollbereich und in einen zusätzlich abgesicherten Sperrbereich.

Ausstattung eines krisenfesten Haushaltes

Bei einem Reaktorunfall wird empfohlen, längere Zeit das Wohnhaus nicht zu verlassen, da es einen sehr guten Schutz bietet.

Welche Maßnahmen ergreife ich bei einem Reaktorunfall?

▸ Vermeide einen Aufenthalt im Freien während der „Wolkenphase".

▸ Wechsle Kleidungsstücke und Schuhe, die im Freien getragen wurden.

▸ Reinige auch Haustiere nach einem Aufenthalt im Freien.

Folgende Maßnahmen sind beim Verbleiben im Haus zu treffen:

▸ Halte Fenster und Türen geschlossen.

▸ Schalte vorhandene Klimaanlagen aus.

▸ Dichte, wenn möglich, undichte Fenster und Türen ab.

Guter Tipp

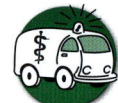

In einen krisenfesten Haushalt gehört auch Klebeband. Mit diesem sind im Notfall Fenster und Außentüren abzudichten, damit kein kontaminierter Staub von außen eindringen kann.

▸ Lüfte am Ende der Kontaminierungsphase das Gebäude.

Allerdings muss man darauf vorbereitet sein, möglichst lange in der eigenen Wohnung zu verbleiben und eventuell entstehende „Versorgungsengpässe an nicht kontaminierter Nahrung" (BMI 2007, S. 48) auszugleichen:

▸ Bevorratung mit Trinkwasser: Achte darauf, dass du pro Person und Tag etwa 2,5 l Trinkversorgung sicherstellst. Dies kann über Mineralwasser geschehen und/oder durch Fruchtsäfte aus Verbundverpackungen (Tetrapack).

▸ Bevorratung mit Nahrungsmitteln: Schaff dir Konserven an, da diese sowohl eine lange Lebensdauer haben als auch keine Energie im Notfall für Lagerung (Bsp. Kühlschrank) und für die Zubereitung (Bsp. Herd) benötigen.

▸ Schaff dir „trockene" und langlebige Lebensmittel an.

▸ Achte darauf, dass für spezielle DiätpatientInnen ebenfalls vorgesorgt ist.

▸ Besorge einen Futtervorrat für vorhandene Haustiere.

▸ Besorge ausreichend Hygieneartikel.

▸ Halte deine Hausapotheke oder Zivilschutzapotheke aktuell.

Guter Tipp

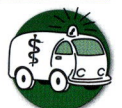

Menschen mit chronischen Erkrankungen sollten immer einen Vorrat ihrer Medikamente zu Hause haben.

- ▶ Statte dich mit alternativen Heiz- und Beleuchtungsmöglich-keiten (z. B. Kerzen, Dynamotaschenlampen) aus.
- ▶ Halte ein Radio mit Reservebatterien bereit.

Eine Prophylaxe gegen die Inkorporierung radioaktiver Substanzen ist die Einnahme gleicher Substanzen, die nicht radioaktiv sind. So wird z. B. der Aufnahme des radioaktiven Jods durch Einnahme von Kalium-jodidtabletten vorgebeugt. In Österreich gibt es eine Bevorratung mit Kaliumjodidtabletten. Diese dürfen jedoch nur von Menschen bis zum 45. Lebensjahr nach ausdrücklicher Aufforderung durch die Behörden eingenommen werden.

5.2.5 Warnung durch Sirensignale

In Österreich gibt es ein bundesweites Warn- und Alarmsystem für den Katastrophenfall. Die Alarmierung der Bevölkerung und auch der Ein-satzkräfte erfolgt über Sirenen. Es gibt drei verschiedene Signale:

- ▶ Warnung: Ein gleichbleibender Dauerton von 3 Minuten zeigt eine herannahende Gefahr an. Es besteht noch keine akute Ge-fährdung.

Was sollst du tun? Schalte ein Radio- oder Fernsehgerät ein und in-formiere dich über die weiteren Verhaltensmaßnahmen.

- ▶ Alarm: Ein auf- und abschwellender Heulton von 1 Minute bedeu-tet Gefahr.

Was sollst du tun? Suche so rasch wie möglich schützende Bereiche bzw. Räumlichkeiten auf und beachte die Durchsagen in Radio bzw. Fernsehen in Bezug auf die weiteren Schutz- und Verhaltensmaß-nahmen.

- ▶ Entwarnung: Ein gleichbleibender Dauerton von 1 Minute bedeu-tet das Ende der Gefahr.

In ganz Österreich findet jährlich ein Probealarm am ersten Sams-tag im Oktober in der Zeit zwischen 12:00 und 13:00 Uhr statt.

Guter Tipp

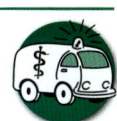

Dieses Alarmierungssystem wird unabhängig von der Art der Katas-trophe eingesetzt. Die Signale können nicht über die Art der Gefahr informieren, deshalb ist es unbedingt erforderlich, für nähere Informa-tionen ein Radio- oder Fernsehgerät einzuschalten.

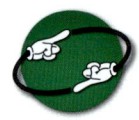

Zum
Wiederholen

Strahlung kommt in unserem Alltag vor und wird bei einer übermäßigen Belastung lebensbedrohlich. Die durchschnittliche
Strahlenbelastung liegt in Österreich zwischen 2 und 3 mSv.

Strahlungsquellen im beruflichen Umfeld unterliegen strengsten
Kontrollen und werden durch entsprechende Gesetzgebungen
(Strahlenschutzgesetz, Strahlenschutzverordnung und Medizini-
sche Strahlenschutzverordnung) reguliert.

Bei Unfällen mit Strahlungsquellen gilt es, Abstand zu halten.
Dies bietet den besten Schutz. Bei einem Unfall in einem Kernkraftwerk sollte man sich nach Hause begeben und weitere Informationen abwarten. Um sich darauf vorzubereiten, gilt es, eine
Bevorratung einzurichten.

Bei Unfällen größerer Ordnung wird die Bevölkerung über ein
Alarmsystem (Sirenen) von der Bedrohung in Kenntnis gesetzt.
Einmal jährlich gibt es einen Test dieser Systemanlage.

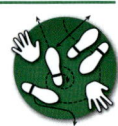

Zum Üben

1. Was verstehst du unter Strahlung und welche Strahlenarten
   kennst du?
2. Worauf zielt der Strahlenschutz ab?
3. Wie lauten die drei großen A des Strahlenschutzes und was
   sagen diese aus?
4. Wie sollte ein krisenfester Haushalt ausgestattet sein?
5. Wie wird die österreichische Bevölkerung in einem Katastrophenfall gewarnt?

Zum Nachlesen

Bundesministerium für Inneres (2007): Strahlenschutzratgeber.
Verhalten bei Kernkraftwerksunfällen. Anleitung für vorbeugende Maßnahmen. Wien: BM.I. http://www.bmi.gv.at/cms/
BMI_Zivilschutz/broschueren/Strahlenschutzratgeb.aspx (abgerufen am 1.10.2010).

Bundesministerium für Land- und Forstwirtschaft, Umwelt und
Wasserwirtschaft (2007): Radonbelastung in Österreich. Wien:
BMLFUW. http://www.umweltnet.at/article/articleview/47451/
1/19950 (abgerufen am 1.10.2010).

Bundesministerium für Land- und Forstwirtschaft, Umwelt und
Wasserwirtschaft (2007): Sicherheitsanalyse, Störfallanalyse,
Notfallplanung gemäß Strahlenschutzrecht. Ein Leitfaden für
die Erstellung. Wien: BMLFUW. http://www.umweltnet.at/ar-
ticle/articleview/63030/1/19944 (abgerufen am 1.10.2010).

Grupen, Claus (⁴2008): Grundkurs Strahlenschutz: Praxiswissen für den Umgang mit radioaktiven Stoffen. Berlin: Springer.

Sauer, Rolf (⁵2009): Strahlentherapie und Onkologie. München: Elsevier, Urban & Fischer.

Vogt, Hans-Gernot/Schultz, Heinrich (⁵2010): Grundzüge des praktischen Strahlenschutzes. München: Hanser.

Internet

Das Bundesministerium für Gesundheit (BMG) informiert über den Strahlenschutz unter http://www.bmg.gv.at/cms/site/thema.html?channel=CH0781.

Das Bundesministerium für Inneres (BM.I) informiert über den Zivilschutz und Strahlenschutz unter http://www.bmi.gv.at/cms/BMI_Zivilschutz/mehr_zum_thema/start.aspx.

Das Bundesministerium für Land- und Forstwirtschaft, Umwelt und Wasserwirtschaft (BMLFUW) informiert über den Strahlenschutz unter http://www.umweltnet.at/article/archive/7032.

Der Österreichische Verband für Strahlenschutz (ÖVS) ist eine Berufs- und Interessenvereinigung und dient der ideellen und materiellen Förderung des Strahlenschutzes: http://www.strahlenschutzverband.at.

Der Verband für medizinischen Strahlenschutz in Österreich (VMSÖ) betreibt eine Informationsseite unter http://www.strahlenschutz.org/.

6 Präklinische und klinische Notfallversorgung

Thomas Hamp und David Weidenauer

Wie in Kapitel 1.1 beschrieben, werden von diplomiertem Fachpersonal Erste-Hilfe-Kenntnisse erwartet. Im täglichen Arbeiten ist einerseits eine Zusammenarbeit mit Angehörigen des Rettungsdienstes, andererseits mit innerklinischen Medical Emergency Teams notwendig.

6.1 Organisation der präklinischen Notfallmedizin

Lernziel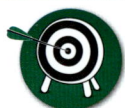

Nach dem Studium dieses Kapitels sollst du …
… die notwendigen Inhalte einer Patientenübergabe kennen.
… die präklinischen Versorgungsprinzipien kennen.
… die in Österreich eingesetzten Rettungsmittel unterscheiden können.
… die verschiedenen präklinischen Einsätze beschreiben können.

Plötzlich liegt ein Mensch reglos da: Mit dieser Situation umgehen zu können fordert insbesondere Pflege- und Betreuungspersonen in besonderer Weise. Schon das Gesundheits- und Krankenpflegegesetz regelt die eigenverantwortliche Durchführung der lebensrettenden Sofortmaßnahmen, „solange und soweit ein Arzt nicht zur Verfügung steht. Die Verständigung eines Arztes ist unverzüglich zu veranlassen." (Schwamberger, S. 54; vgl. Kapitel 1.1).

Die Notfallmedizin als solche ist ein relativ junges, interdisziplinäres Gebiet der Medizin und beschäftigt sich mit der Diagnose und Therapie von akut lebensbedrohlichen Zuständen. Eine notfallmedizinische Versorgung beginnt in Österreich meist schon direkt am Notfallort und wird auf dem Transport ins Krankenhaus fortgeführt. Je nach Schwere der Verletzung oder Erkrankung werden Betroffene von SanitäterInnen alleine oder gemeinsam mit NotärztInnen versorgt. Bei der präklinischen Versorgung werden die Maßnahmen der ErsthelferInnen fortgesetzt und eventuell weitere Maßnahmen gesetzt. Je nach Notfall gelten für die Rettungskräfte die Prinzipien „stay and play" oder „load and go":

► „Stay and play": Die Versorgung erfolgt vor Ort, auch wenn dafür Zeit benötigt wird. Diese Taktik wird z. B. bei der Reanimation angewandt, wo alle notwendigen Maßnahmen ausreichend gut vor Ort gesetzt werden können und ein überhasteter Transport mehr Schaden anrichten als Nutzen bringen würde.

▸ „Load and go": Dieses Prinzip kommt z. B. bei schwer verletzten Menschen zum Einsatz, wenn lebensrettende Operationen nicht vor Ort durchgeführt werden können und jede Minute am Notfallort eine Verzögerung der notwendigen Therapie bedeutet. Vor Ort werden nur akut lebensnotwendige Maßnahmen gesetzt (Herz-Lungen-Wiederbelebung, Blutstillung).

Im Krankenhaus werden die PatientInnen vom Rettungsdienst übergeben, dabei müssen dem Krankenhauspersonal wichtige Informationen, wie eine Beschreibung des Geschehens vor Ort, eine kurze Anamnese, die gesetzten Maßnahmen und der Transportverlauf, mitgeteilt werden.

In Österreich ist das Rettungssystem gut ausgebaut und in den meisten Fällen ist innerhalb von 15 Minuten professionelle Hilfe vor Ort. Das bedeutet allerdings nicht, dass innerhalb dieser Zeit auch eine Ärztin oder ein Arzt vor Ort ist. Bei entsprechend schweren Erkrankungen oder Verletzungen wird zwar immer auch ein Notarzt bzw. eine Notärztin alarmiert, vor allem im ländlichen Bereich sind die Anfahrtswege jedoch oft sehr weit und die Versorgung wird von SanitäterInnen begonnen.

Folgende Rettungsmittel kommen in Österreich zum Einsatz:

▸ **Rettungstransportwagen** (RTW): Der Rettungswagen ist zumindest mit zwei RettungssanitäterInnen besetzt und ist für Rettungseinsätze vor Ort gedacht.

▸ **Krankentransportwagen** (KTW) bzw. **Sanitätseinsatzwagen** (SEW): Dieser ist wie der Rettungswagen mit zwei RettungssanitäterInnen besetzt, wird aber vorwiegend bei geplanten Transporten ins Krankenhaus oder vom Krankenhaus nach Hause eingesetzt.

▸ **Notarztwagen** (NAW): Der Notarztwagen ist zumindest mit einer Notärztin bzw. einem Notarzt, einer Notfallsanitäterin bzw. einem Notfallsanitäter und einer Rettungssanitäterin bzw. einem Rettungssanitäter besetzt und wie der Rettungstransportwagen für Einsätze vor Ort gedacht.

▸ **Notarzteinsatzfahrzeug** (NEF): Dieses Rettungsmittel ist mit Notärztin bzw. Notarzt und NotfallsanitäterInnen besetzt. Im NEF können keine PatientInnen transportiert werden, es bringt die Notärzte bzw. Notärztinnen zum Einsatzort. Der Vorteil des NEF ist, dass die Notärzte bzw. Notärztinnen die PatientInnen bei leichten Erkrankungen oder Verletzungen nicht ins Krankenhaus begleiten müssen und so schneller wieder verfügbar sind.

▸ **Notarzthubschrauber** (NAH): Der Notarzthubschrauber ist mit PilotIn, Notärztin/Notarzt und BergretterIn bzw. NotfallsanitäterIn besetzt. Vor allem bei weiten Strecken und in unwegsamem Gelände ist der NAH meist schneller als ein Notarztwagen, allerdings kann der NAH nicht bei jedem Wetter fliegen und benötigt auch einen geeigneten Landeplatz.

Neben den Rettungseinsätzen direkt am Notfallort (sogenannte Primäreinsätze) ist es manchmal notwendig, PatientInnen von einem Krankenhaus in ein anderes zu überstellen (sogenannter Sekundäreinsatz). Benötigen die PatientInnen während des Transportes keine ärztliche Begleitung, wird diese Aufgabe von einem Krankentransport- bzw. Sanitätseinsatzwagen übernommen. Sollte auf dem Transport ärztliche Begleitung notwendig sein, so werden die PatientInnen entweder mit eigenen Transferierungsnotarztwägen oder Transferierungshubschraubern oder, wenn diese nicht verfügbar sind, von normalen Notarztwägen bzw. Hubschraubern transportiert.

6.2 Organisation der innerklinischen Notfallmedizin

Lernziel

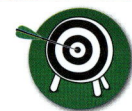

Nach dem Studium dieses Kapitels sollst du ...
... die wichtigsten Elemente des Notfallmanagements in einem Krankenhaus kennen.
... über die Aufgaben des MET Bescheid wissen.
... die Alarmierungskriterien für das MET kennen.

Jede stationäre Einrichtung eines Krankenhauses verfügt über ein Notfallmanagement, das allen Beschäftigten bekannt ist und in regelmäßigen Trainings geübt wird.

Herzalarmteam/ Medical Emergency Team
= Rettungsteam im Krankenhaus, das von allen Menschen gerufen werden kann

Im Krankenhaus ist das *Herzalarmteam* (HAT) das krankenhausinterne Rettungsteam. Es wird bei Reanimationen oder anderen schweren Notfällen, die mit den vorhandenen materiellen und personellen Ressourcen nicht bewältigt werden können, gerufen. Der Herzalarmnotruf sollte krankenhausweit einheitlich und allen Beschäftigten bekannt sein. In vielen Krankenhäusern wird das Herzalarmteam von einer Intensivstation gestellt, da dort die größte Erfahrung mit Notfällen besteht und die notwendigen Geräte vorhanden sind.

Das HAT, das ursprünglich nur für Reanimationen zuständig war, wurde in den letzten Jahren immer mehr vom *„Medical Emergency Team"* (MET) abgelöst. Dieses Notfallteam kann von jedem Menschen im Krankenhaus gerufen werden, und das möglichst noch bevor ein Kreislaufstillstand vorliegt. Das MET wird dem Umstand gerecht, dass nicht alle im Krankenhaus beschäftigten Personen Erfahrung im Umgang mit kritisch kranken Personen haben. Durch das rechtzeitige Erkennen von kritisch kranken Personen und eine rechtzeitige Therapie können oft weitere Komplikationen vermieden werden.

Das krankenhausinterne Notfallteam sollte möglichst frühzeitig bei Verschlechterung der Vitalfunktionen von PatientInnen hinzugezogen werden. Der *ARC* empfiehlt ein Frühalarmsystem für Pflege- und Betreuungspersonen mit den in Abbildung 63 zusammengefassten Alarmierungskriterien.

ARC

Österreichischer Rat für Wiederbelebung (Austrian Resuscitation Council): interdisziplinärer Arbeitskreis von medizinischen Fachgesellschaften und Rettungs organisationen; seit 2002; siehe auch www.arc.or.at

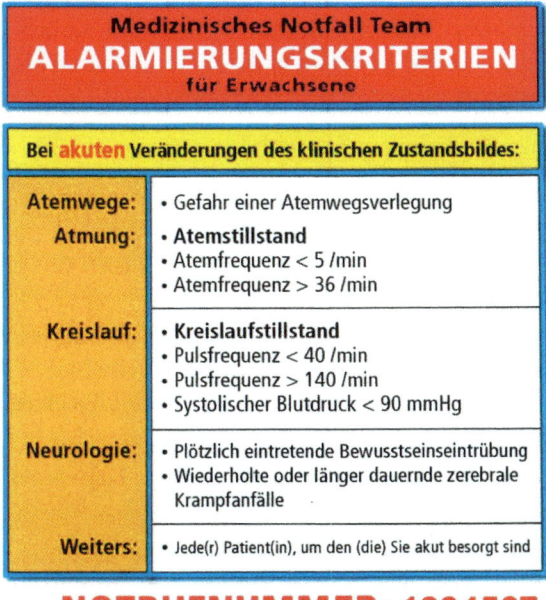

Abbildung 63

Alarmierungskriterien für das Medical Emergency Team

Bis das Notfallteam eintrifft, müssen aber die ersten Maßnahmen selbst gesetzt und Vorbereitungen getroffen werden.

6.3 Maßnahmen der präklinischen und der innerklinischen Notfallmedizin

Nach dem Studium dieses Kapitels sollst du ...

... die Zugangswege für Infusionen beschreiben können.

... Pulsoxymetrie, Blutdruckmessung und Notfall-EKG durchführen können.

... die Verabreichung von Sauerstoff mittels Beatmungsbeutel beherrschen.

... über die Atemwegssicherung Bescheid wissen.

... die Defibrillation mit halbautomatischen Geräten beherrschen.

Lernziel

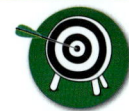

6.3.1 Peripherer Venenkatheter

*peripherer Venenkatheter/
Venenverweilkanüle*
kleiner Katheter, der in periphere Körpervenen, v. a.
Venen des Unterarms, des
Armrückens oder der Ellen-
beuge, eingeführt wird; dient
dazu, intravenös Medika-
mente und Infusionen
zuzuführen

Der schnellste und sicherste Zugangsweg ist meist der *periphere Venenkatheter*. Der venöse Zugang sollte möglichst rasch gesetzt werden,
weil die Punktion zunehmend schwieriger wird. Dafür wird mit einer
Venenverweilkanüle, z. B. Venflon™, eine oberflächliche Vene an Arm
oder Bein punktiert und ein dünner Kunststoffschlauch in die Vene
geschoben. Der Kunststoffschlauch bleibt in der Vene, die Punktions-
nadel wird entfernt.

Welches Material wird dafür benötigt?

▶ Stauschlauch oder Blutdruckmanschette, um den venösen Abfluss
   zu behindern und dadurch die Venen besser hervortreten zu lassen

▶ Tupfer mit Desinfektionsmittel, um die Einstichstelle zu desinfizieren

▶ Venenverweilkanüle in der gewünschten Dicke (von dick nach
   dünn: orange, grau, weiß, grün, rosa, blau, gelb). Je dicker die Kanüle ist, desto schneller kann dadurch infundiert werden.

▶ Pflaster, um den Venenkatheter zu fixieren

▶ Spritze mit NaCl-Lösung (0,9 %), um die Lage des Katheters zu
   verifizieren

▶ ev. Dreiweghahn, um das Verabreichen von Infusion und Medikamenten zu vereinfachen

▶ ev. Infusion, um den Katheter zu spülen

Wie gehe ich beim Legen eines peripheren Venenkatheters vor? Die
Assistenz besteht aus dem Anlegen des Stauschlauches bzw. der Blut-
druckmanschette, die bis knapp unterhalb des systolischen Wertes aufgepumpt wird. Anschließend wird die Stelle, an der der Arzt bzw. die
Ärztin punktieren will, mit einem Alkotupfer desinfiziert. Nachdem
die Venenverweilkanüle (= Venflon™) in die Vene gestochen wurde,
ist sie sicher zu fixieren, entweder mit speziell dafür vorgesehenen
Venflonpflastern oder Leukoplast. Danach ist sicherzustellen, dass die
Abwurfbox (= Kontamedbox) für den Mandrin zur Verfügung steht. Auf
Wunsch des Arztes/der Ärztin ist NaCl oder Ähnliches zum Spülen
aufzuziehen und in der Spritze zu reichen. Anschließend wird das Medikament – oft in Form von Infusionen – gereicht.

Welche Komplikationen können beim peripheren Venenkatheter auftreten? Manche Medikamente (z. B. Katecholamine) müssen kontinuierlich über Motorspritzen verabreicht werden. Ist nicht gewährleistet,
dass das Medikament tatsächlich kontinuierlich in die Blutbahn gelangt, weil z. B. durch die Lage der PatientInnen die Möglichkeit besteht, dass die periphere Vene abgedrückt wird, ist die Anlage eines
zentralen Venenkatheters notwendig.

Die Vene kann aber auch durch den Kunststoffschlauch selbst gereizt und entzündet werden, daher sollte ein peripherer Venenkatheter nicht länger als 2–3 Tage belassen werden.

6.3.2 Zentraler Venenkatheter

Manche Medikamente können wegen der Venenreizung oder der notwendigen kontinuierlichen Infusion nicht über periphere Venen verabreicht werden und bei manchen PatientInnen ist die Anlage peripherer Venenkatheter nicht möglich. Wenn ein Zugang nicht unbedingt in den nächsten Minuten notwendig ist, so kann ein *zentraler Venenkatheter* gelegt werden.

zentraler Venenkatheter/ Zentralvenenkatheter (ZVK) wird in eine größere Körpervene zur Verabreichung von Medikamenten und Infusionen eingeführt

Dabei wird unter keimfreien Bedingungen ein Kunststoffschlauch über eine große Vene am Hals (Vena jugularis), unter dem Schlüsselbein (Vena subclavia) oder in der Leiste (Vena femoralis) eingebracht, dessen Spitze in der großen Hohlvene zu liegen kommt (Vena cava). Die Venen liegen einige Zentimeter unter der Haut und die Punktion ist manchmal schwierig.

Welches Material wird dafür benötigt?

- ▶ Set für zentralen Venenkatheter (enthält sterile Tücher etc.) und Katheter
- ▶ Sterile Handschuhe und Haube, Gesichtsmaske, steriler Mantel
- ▶ Desinfektionsmittel
- ▶ NaCl-Lösung 0,9 % zum Spülen des Katheters
- ▶ Überwachung der PatientInnen (EKG, Sauerstoffsättigung des Blutes – SpO_2, Blutdruck)
- ▶ Anschließend Brustkorbröntgen zur Lagekontrolle

Welche Komplikationen können beim zentralen Venenkatheter auftreten? Es kann zur Verletzung von großen Gefäßen, zur Verletzung der Lunge oder auch zu Herzrhythmusstörungen kommen. Weiters ist die Gefahr von Infektionen gegeben.

6.3.3 Intraossärer Zugang

Bei NotfallpatientInnen kann es manchmal schwierig bis unmöglich sein, einen peripheren Venenkatheter zu platzieren. Die Anlage eines zentralen Venenkatheters dauert allerdings relativ lange und kann zu gefährlichen Komplikationen führen. Der *intraossäre Zugangsweg* ist meist rasch durchgeführt und die Komplikationen sind relativ gering. Die Medikamentenspiegel im Blut sind bei intravenöser Applikation und intraossärer Applikation vergleichbar.

intraossärer Zugang eine Kanüle wird in einen großen Knochen (Schienbein, Brustbein, Oberarm) gebracht; die Medikamente werden in den Markraum gespritzt und gelangen so in das Kreislaufsystem

Welches Material wird dafür benötigt?

- ▶ Set für intraossären Zugang
- ▶ Tupfer mit Desinfektionsmittel, um die Einstichstelle zu desinfizieren
- ▶ Verband, um die Kanüle zu fixieren
- ▶ Spritze mit NaCl-Lösung (0,9 %), um die Lage des Katheters zu verifizieren
- ▶ eventuell Dreiweghahn, um das Verabreichen von Infusion und Medikamenten zu vereinfachen

Guter Tipp

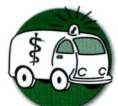

Um nach intaossärer Injektion eine Entzündung des Knochens (Osteomyelitis) zu vermeiden, ist sauberes, keimfreies Arbeiten sehr wichtig.

6.3.4 Infusion

NotfallpatientInnen mit starkem Blutverlust benötigen Infusionen, um den Kreislauf aufrechtzuerhalten. Das Vorbereiten von Infusionen kann im Notfall wichtige Zeit sparen.

Welches Material wird dafür benötigt?

- ▶ Infusionsflasche aus Kunststoff oder Glas
- ▶ Infusionsgerät mit Einstechteil, Durchflussregler, Tropfkammer und Schlauch

Wie gehe ich beim Vorbereiten von Infusionen vor? Bei nicht steril verpackten Infusionslösungen muss die Einstichstelle desinfiziert werden! Der Durchflussregler muss beim Einstechen und beim anschließenden Füllen der Tropfkammer geschlossen sein. Wenn die Tropfkammer zu einem Drittel gefüllt ist, ist der Durchflussregler zu öffnen und der Schlauch muss blasenfrei mit Infusionslösung gefüllt werden. Anschließend wird das Schlauchende dem Arzt/der Ärztin zum Anstecken gereicht und der Durchflussregler auf die gewünschte Tropfgeschwindigkeit nach der ärztlichen Angabe eingestellt.

6.3.5 Monitoring

Bei allen NotfallpatientInnen müssen die Lebensfunktionen engmaschig überwacht werden. Neben der Kontrolle von Atembewegungen, Hautfarbe, Bewusstseinszustand und Puls kommen häufig technische Messgeräte zum Einsatz, die rasch und für die Betroffenen wenig belastend wichtige Informationen liefern.

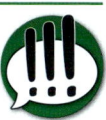

Neben der Beobachtung der PatientInnen soll standardmäßig bei allen NotfallpatientInnen die Sauerstoffsättigung mittels Pulsoxymetrie, der Blutdruck und die Herztätigkeit mittels EKG überwacht werden. Bei beatmeten PatientInnen sollte die Beatmung zusätzlich mittels Kapnometrie überwacht werden.

Pulsoxymetrie

Bei der *Pulsoxymetrie* wird sowohl die Pulsfrequenz, als auch die Sauerstoffsättigung gemessen. Das Pulsoxymeter, das aus einer Lichtquelle bestimmter Wellenlänge und einem gegenüberliegendem Sensor besteht, wird zu beiden Seiten einer gut durchbluteten Stelle angebracht (Fingerkuppe, Ohrläppchen). Das durch diese Stelle hindurchscheinende Licht wird von sauerstoffbeladenen, hellroten Erythrozyten anders absorbiert als von den dunkelroten, nicht mit Sauerstoff beladenen. Beim gesunden Menschen beträgt die Sauerstoffsättigung in geringer Seehöhe (bis ca. 500 m) > 93%.

Pulsoxymetrie
nichtinvasives Verfahren zur Ermittlung des Anteils mit Sauerstoff beladenen Hämoglobins im arteriellen Blut (keine Blutgasanalyse)

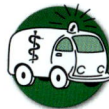

Guter Tipp

Die Pulsoxymetrie zur Messung der Sauerstoffsättigung kann keine Schäden verursachen und sollte daher großzügig eingesetzt werden, allerdings unterliegt sie vor allem bei einer Anwendung am Unfallort zu vielen Störfaktoren (Licht, Kälte, Zittern), um in allen Fällen eine verwertbare Aussage zu begründen.

Kapnometrie

Bei der *Kapnometrie* wird die *endexspiratorische* Kohlendioxydkonzentration in der Ausatmungsluft gemessen. Endexspiratorisch bedeutet den maximalen Wert, weil die Kohlendioxydkonzentration am Ende der Ausatmung am höchsten ist. Der gemessene Wert liegt nur um 1–2 mmHg unter dem arteriellen *Kohlendioxydpartialdruck*, der bei normaler Atmung 35–40 mmHg beträgt. Beim intubierten Patienten gibt die Messung dieses Wertes erstens Aufschluss über die richtige Tubuslage und zweitens über das richtige Ausmaß der Beatmung. Bei Hyperventilation ist der Wert niedriger als 35, bei Hypoventilation höher als 40–45. Gemessen wird durch einen Vergleich der Ausatmungsluft mit einem Referenzgas mit fixem Kohlendioxydanteil mithilfe einer Infrarot-Spektralanalyse. Neuerdings stehen auch billige Einmalsysteme zur Verfügung, die durch eine Verfärbung die Kohlendioxydkonzentration anzeigen.

Kapnometrie
griech.: „Rauch"-messung

endexspiratorisch
am Ende der Ausatmung

Kohlendioxydpartialdruck
Anteil des Kohlendioxyds an der Gesamtheit gelöster Gase

Blutdruck
der in den Blutgefäßen herrschende Druck; Einheit = Millimeter Quecksilbersäure (mmHg). Während der Kontraktion des Herzens ist der B. am höchsten *(systolischer B.)*, während der Erschlaffung des Herzens ist er am niedrigsten *(diastolischer B.)*.

Blutdruckmessung

Die Messung des *Blutdruckes* dient zur Beurteilung des Kreislaufzustandes. Die Blutdruckmessung erfolgt durch eine straff angelegte

Manschette, die einen aufpumpbaren Schlauch umschließt. Dieser war früher mit einem Quecksilbermanometer nach Riva-Rocci verbunden, weshalb der Blutdruckwert noch heute in mmHg, gemeint sind mm Quecksilbersäule, angegeben wird. Heute verwendet man die handlicheren Federmanometer nach Recklinghausen oder elektronische Sensoren. Die Druckmanschette wird aufgepumpt, bis der gesamte Blutstrom unterbrochen ist, dann wird die Luft langsam abgelassen und gleichzeitig eine Arterie peripher der Druckmanschette mit dem Stethoskop abgehorcht. Sobald durch die Systole des Herzens kurzzeitig kleine Blutmengen durch die Arterie strömen, ist das sogenannte Korotkoff'sche Geräusch zu hören. Unterschreitet der Druck in der Manschette schließlich den diastolischen Druck im Gefäßsystem, bleibt die abgehorchte Arterie ständig offen und das Geräusch verschwindet. Die zwischen Systole und Diastole die Arterie durchströmenden einzelnen Blutportionen können auch als minimale Druckschwankungen am Radialispuls ertastet werden oder über ein *Oszillometer* automatisch aufgezeichnet werden.

Oszillometer
Schwingungsmesser

Bei der wesentlich genaueren invasiven („blutigen") Blutdruckmessung in der Intensivmedizin wird ein Sensor in die arterielle Blutbahn gebracht und der Blutdruck kontinuierlich aufgezeichnet.

Guter Tipp

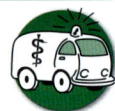

Um korrekte Ergebnisse bei der Blutdruckmessung zu erhalten, ist es wichtig, dass die Manschette die richtige Größe hat und richtig angelegt ist!

Elektrokardiogramm

Elektrokardiogramm
auch Herzstrom- bzw. Herzspannungskurve; zeichnet die bei der Herztätigkeit entstehenden elektronischen Vorgänge auf

Das *Elektrokardiogramm* (EKG) zeigt die elektrische Aktivität des Herzens an. Es können damit Störungen des Herzrhythmus, der Durchblutung der Herzkranzgefäße und andere Herzerkrankungen festgestellt werden. Das EKG verursacht keine Schäden, ist schnell und einfach durchführbar und liefert wichtige Informationen.

Um ein EKG der PatientInnen zu erhalten, werden Elektroden auf den Körper der PatientInnen geklebt und mit dem EKG-Gerät verbunden. Das EKG-Gerät registriert die elektrischen Signale des Herzens und stellt diese in Form der EKG-Kurve auf einem Monitor oder auf einem Papierstreifen dar. Die Form der Kurve hängt, neben der tatsächlichen elektrischen Aktivität des Herzens, von der Position der Elektroden am Körper der PatientInnen ab. Damit ein EKG ordentlich beurteilt werden kann, müssen die Elektroden daher richtig angebracht werden.

Mit einem 12-Ableitungs-EKG (dafür werden 10 Elektroden benötigt) können neben Herzrhythmusstörungen alle wichtigen Bereiche des Herzens dargestellt und somit z. B. ein Herzinfarkt erkannt werden.

Die Anlage aller Elektroden benötigt einige Zeit und die Kabel sind eventuell für andere Untersuchungen im Weg. Daher werden für die reine Überwachung der PatientInnen meist nur 4 Elektroden eingesetzt. Damit können Herzrhythmusstörungen ebenfalls gut erkannt werden. Die Diagnose eines Herzinfarktes beispielsweise ist allerdings mit nur 4 Elektroden lediglich eingeschränkt möglich.

An der EKG-Kurve stellen die unterschiedlichen Wellen und Zacken unterschiedliche Vorgänge im Herzen dar:

▸ **P-Welle:** stellt die Erregung der Herzvorhöfe dar, die normalerweise den Beginn der geordneten Herzaktion kennzeichnet. Bei *Vorhofflimmern* ist z. B. keine P-Welle erkennbar.

▸ **QRS-Komplex** (besteht aus der nach unten zeigenden/negativen Q-, der nach oben gerichteten/positiven R- und der negativen S-Zacke): stellt die Erregung der Herzkammern dar. Am QRS-Komplex können z. B. alte Herzinfarkte (besonders tiefe und breite Q-Zacke) und Störungen der Erregungsausbreitung in den Herzkammern (sehr breiter QRS-Komplex mit eventuell 2 R-Zacken) erkannt werden.

▸ **T-Welle:** stellt die Erregungsrückbildung in den Herzkammern dar. Veränderungen der T-Welle (normalerweise positive Welle) können viele Ursachen haben.

Beim „normalen" EKG laufen diese Wellen und Zacken immer gleich ab. Nach Beginn der P-Welle folgt der QRS-Komplex und anschließend kommt die T-Welle, auf die wieder eine P-Welle folgt usw.

Vorhofflimmern
Herzrhythmusstörung, bei der die Vorhöfe nicht richtig erregt werden

6.3.6 Atemwegssicherung

Wenn bei PatientInnen die Gefahr besteht, dass die Schutzreflexe nicht mehr ausreichen, um vor Aspiration zu schützen (z. B. Bewusstlose), oder dass die Atemwege verlegt werden, müssen die Atemwege gesichert werden, um eine ausreichende eigene Atmung oder Beatmung sicherzustellen. Zum Einführen dieser Atemwegshilfen ist es meist erforderlich, dass die Betroffenen tief bewusstlos oder narkotisiert sind, da sich die Betroffenen sonst durch Würgen, Erbrechen oder Husten gegen die Atemwegshilfen wehren.

Die Beatmung von NotfallpatientInnen sollte immer mittels Beatmungsbeutel mit Sauerstoffreservoir und angeschlossenem Sauerstoff mit einer Durchflussmenge von 15 l/min erfolgen.

Endotracheale Intubation

Die *endotracheale Intubation* bietet den größten Schutz der Atemwege. Sie ist allerdings relativ schwierig durchzuführen und es kann zu gefährlichen Komplikationen kommen. Die Intubation darf daher nur von darin erfahrenen und geübten Personen durchgeführt werden.

endotracheale Intubation
Einführen eines Beatmungsschlauches durch Mund oder Nase und durch den Kehlkopf in die Luftröhre

Welches Material wird dafür benötigt?

▶ Endotrachealtubus in der richtigen Größe (Innendurchmesser: Frauen meist 7–7,5 mm, Männer 8–8,5 mm). Endotrachealtuben bestehen aus Kunststoff und haben am oberen Ende einen genormten Anschluss für Beatmungsbeutel und Beatmungsgerät und am unteren Ende einen Ballon (Cuff), der die Luftröhre abdichtet und so das Entweichen von Luft und das Eindringen von Fremdkörpern in die Lunge verhindert.

▶ Laryngoskop: ein Gerät, mit dem der Kehlkopf und somit der Eingang zur Luftröhre betrachtet werden kann

▶ 10-ml-Spritze, mit der der Ballon am unteren Ende des Tubus (Cuff) aufgeblasen wird (Spritze ist mit „Luft" zu beschriften!)

▶ Material, um den Tubus am Patienten bzw. an der Patientin zu fixieren (Pflaster, Mullbinde etc.)

▶ Beatmungsbeutel bzw. Beatmungsgerät

▶ Stethoskop, um die korrekte Lage des Tubus zu überprüfen

▶ Eventuell Führungsdraht (Mandrin), um den Tubus formen zu können

Wie gehe ich bei der Intubation vor?

Bei der Assistenzleistung im Zuge der Intubation ist es wesentlich, dass die benötigten Geräte schnell griffbereit sind.

▶ Vorzubereiten sind daher:

▶ Laryngoskopgriff mit Spateln, wobei die Lichtquelle bei jedem Spatel kontrolliert werden muss

▶ Tuben in den entsprechenden Größen, wobei immer der jeweils kleinere und der jeweils größere Tubus ebenfalls vorzubereiten ist

▶ 10-ml-Spritze (nach Gebrauch unsteril, nicht mehr für Injektionen verwenden!)

▶ Bei allen Tuben muss der Cuff im Vorfeld geprüft werden. Führungsdraht ist nach der Cuffprüfung in den Tubus einzuführen und zur Lagefixierung abzuknicken.

PEEP
Positive end-expiratory pressure

▶ Magill-Zange, Beißkeil oder Guedel-Tubus, Gleitmittel, Beatmungsbeutel mit *PEEP*, an Sauerstoff angeschlossen, Stethoskop zur Lageprüfung, Absauger mit entsprechenden Kathetern und Material zum Befestigen des Tubus sind so hinzulegen, dass sie schnell und sicher erreicht werden können.

▶ Die Assistenz besteht aus dem Reichen von Laryngoskop und Tubus sowie der Durchführung der Cuff-Blockung und der Fixierung des Tubus.

▶ Bei korrekter Lage wird der Tubus anschließend sicher fixiert und es wird darüber beatmet.

Die endotracheale Intubation gewährleistet bei korrekter Tubus-lage am besten von allen Atemwegshilfen einen genau dosierten Gasaustausch und verlässlichen Schutz vor einer Aspiration von Erbrochenem. Wenn sie aber nicht gelingt, darf nicht über länge-re Zeit versucht werden, doch noch endotracheal zu intubieren, sondern der Atemweg muss mit einer alternativen Methode gesi-chert werden.

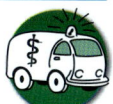

Guter Tipp

Larynxmaske

Die Larynxmaske wird ohne Laryngoskop über den Mund in den Ra-chenraum der PatientInnen geschoben, sodass sich das untere Ende über den Kehlkopf legt. Anschließend wird das Luftkissen am unteren Ende aufgeblasen. Dadurch wird der Kehlkopfeingang abgedichtet und es kann über die Larynxmaske beatmet werden. Die Larynxmaske ist kein Schutz vor Aspiration von Erbrochenem.

Welches Material wird dafür benötigt?

▶ Larynxmaske in der passenden Größe (z. B. Frauen Größe 4, Män-ner Größe 5)

▶ Spritze mit Luft, um das Luftkissen am unteren Ende aufzublasen (ca. 20 ml)

▶ Material, um die Larynxmaske zu fixieren

Larynxtubus

Der Larynxtubus wird ohne Laryngoskop über den Mund in den Ra-chenraum der PatientInnen gesteckt, bis das untere Ende in der Spei-seröhre zu liegen kommt. Anschließend werden die beiden Ballons aufgeblasen. Dadurch wird der Weg Richtung Speiseröhre blockiert, die Gefahr, dass der Magen aufgebläht oder Mageninhalt aspiriert wird, sinkt. Der obere Ballon dichtet den oberen Rachenraum ab. Zwischen den beiden Ballons, also vor dem Kehlkopf, befinden sich die Öffnun-gen des Larynxtubus, über die die PatientInnen beatmet werden.

Welches Material wird dafür benötigt?

▶ Larynxtubus in der passenden Größe (meist Größe 4)

▶ Beigepackte Spritze, um die Ballons aufzublasen

▶ Material zum Fixieren des Larynxtubus

Combitubus

Der Combitubus beinhaltet zwei Röhren. Die eine Röhre endet wie ein normaler Endotrachealtubus und die andere endet wie beim Larynxtu-bus zwischen den beiden Ballons. Der Combitubus wird ohne Laryngoskop über den Mund in den Rachenraum der PatientInnen gesteckt und noch weiter vorgeschoben. Normalerweise kommt das untere Ende dadurch in der Speiseröhre zu liegen. Werden nun die beiden Ballons geblockt, kann wie beim Larynxtubus beatmet werden. Sollte das untere Ende doch in der Luftröhre zu liegen kommen, kann über die andere Röhre wie bei einem normalen Endotrachealtubus beatmet werden.

Welches Material wird dafür benötigt?

▶ Combitubus in der passenden Größe
▶ Beigepackte Spritzen, um die Ballons aufzublasen
▶ Material zum Fixieren des Combitubus
▶ Stethoskop, um die Lage des Combitubus festzustellen

Coniotomie

Coniotomie
Kehlkopfschnitt

Tracheotomie
Luftröhrenschnitt, meist
zwischen zweitem und
drittem Ringknorpel

Gelingt es nicht, die Atemwege auf die oben beschriebene Weise zu sichern, so wird als letzte Möglichkeit die *Coniotomie* durchgeführt. Dabei wird der untere Teil des Kehlkopfes eröffnet und ein Beatmungsschlauch in die Luftröhre eingeführt. Die Coniotomie wird oft fälschlicherweise als „Luftröhrenschnitt" bezeichnet. Bei einem echten Luftröhrenschnitt (*Tracheotomie*) wird der Beatmungsschlauch allerdings nicht im unteren Kehlkopfbereich, sondern etwas unterhalb im Bereich der Luftröhre eingebracht. Der echte Luftröhrenschnitt dauert länger und ist wesentlich schwieriger als die Coniotomie.

Welches Material wird dafür benötigt?

▶ Desinfektionsmittel
▶ Skalpell
▶ Dünner Endotrachealtubus (z. B. 5–6 mm ID)
▶ Spritze zum Aufblasen des Ballons am Tubus
▶ Stethoskop zur Lagekontrolle
▶ Material zum Befestigen des Tubus

Es gibt auch komplette Sets zur Coniotomie. Dabei wird nicht mit einem Skalpell geschnitten, sondern mit einer dicken Kanüle punktiert und ein Schlauch über diese Kanüle in die Luftröhre geschoben.

6.4 Notfallausrüstung

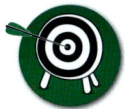

Nach dem Studium dieses Kapitels sollst du ...

... die Wichtigkeit von Notfallausstattungen erkennen können.

... Kenntnisse über die notwendigen Notfallgeräte auf einer Station haben.

... Kenntnisse über die notwendigen Notfallmedikamente auf einer Station haben.

... in der Lage sein, Notfallausstattungen zu überprüfen.

Damit Gesundheits- und Krankenpflegepersonen einen Notfall auf der Station kompetent bewältigen können, ist die Kenntnis über die vorhandene Notfallausrüstung und auch eine regelmäßige Schulung im Umgang mit den Geräten, den Materialien und den Medikamenten erforderlich. Die Notfallausrüstung auf einer Station sowie im Rettungs- und Notarztwagen enthält die wichtigsten Hilfsmittel und Medikamente, um NotfallpatientInnen bis zur weiteren Therapie ausreichend versorgen zu können. Idealerweise ist die Notfallausrüstung (wie Notfallwagen oder Notfallkoffer) innerhalb eines Krankenhauses immer gleich, damit sich jede Person, egal wo der Notfall vorliegt, sofort zurechtfindet.

Je nach Notfallmanagement eines Krankenhauses (das Notfallteam bringt die Ausrüstung mit oder die Ausrüstung ist auf der Station) und je nach innerklinischem Arbeitsbereich (wie Normalstation, Intensivstation, Ambulanzbereich etc.) ist die Ausrüstung unterschiedlich. Wenn man auf einer Station zu arbeiten beginnt, muss man sich daher die Notfallausrüstung samt Defibrillator ansehen, um zu wissen, wo sie ist und was sich darin wo befindet.

Zur Mindestausstattung eines Notfallkoffers gehören neben einem Minimum an persönlicher Schutzausrüstung (Einweghandschuhe, Gesichtsmasken, Einwegschürzen) (für Erwachsene) folgende Materialien (vgl. ARC Modul 1 a,b, Stand 05/2007):

▶ Defibrillator

▶ Sauerstoffeinheit und Sauerstoffmasken

▶ Absaugeinheit (Absauggerät und diverse Absaugkatheter)

▶ Beatmungsbeutel mit Reservoir und Verbindung zur Sauerstoffflasche

▶ Beatmungsmasken der Größen 3, 4 und 5

▶ Guedel- und Wendel-Tuben der Größen 3, 4 und 5

▶ Laryngoskop und Spateln (z.B. McIntosh) der Größen 3 und 4, Ersatzlämpchen, Ersatzbatterie

- ▶ Endotrachealtuben Innendurchmesser 6, 7, 7,5 und 8
- ▶ Magillzange zum schonenden Anfassen
- ▶ Führungsdraht für Trachealtuben
- ▶ Beißblock, Cuffspitze, Tubusfixationsmittel
- ▶ Stethoskop
- ▶ Silikon-Spray, Xylocain-Gel
- ▶ Alternativer Atemweg (Larynxmasken der Größen 3, 4 und 5, Larynxtuben der Größen 3, 4 und 5, Not-Coniotomie-Set
- ▶ Stauschlauch, sterile Mulltupfer und alkoholisches Desinfektionsmittel, Mullbinden, selbsthaftende Binden (z.B. Pehahaft®), Leukoplast, Verbandschere
- ▶ Venenverweilkanülen (z.B. VenflonR) weiß, grün, blau, rosa
- ▶ Injektionsnadeln verschiedener Größen
- ▶ Nadel-Abwurfbehälter
- ▶ Einmalspritzen der Größen für 2, 5, 10 ml
- ▶ Blutdruckmessgerät
- ▶ Taschenlampe

Zusätzlich empfehlen sich als Ergänzung: Set für intraossären Zugang, Pulsoxymeter, Einmal-Kapnometer (Nellcor Easy Cap II).
Anhand einer Checkliste ist der Inhalt des Notfallkoffers in geregelten Zeitabständen und nach jedem Gebrauch zu kontrollieren und zu warten. Gehören auch Kinder zum Kreis der PatientInnen, muss ein für diese adaptierter Kinder-Notfallkoffer bereitgestellt werden.

Zur Mindestausstattung eines Notfallkoffers in Bezug auf Medikamente gehören:

- ▶ Adrenalin (für Kreislaufstillstand, anaphylaktischen und kardiogenen Schock)
- ▶ Schmerzmittel (z. B. Morphium, Piritramid, Fentanyl®, Ketamin)
- ▶ Blutdruckhebende Medikamente (z. B. Effortil®)
- ▶ Blutdrucksenkende Medikamente (z. B. Urapidil, Nitrolingual®)
- ▶ Herzfrequenzbeschleunigende Medikamente (z. B. Atropin)
- ▶ Herzfrequenzsenkende Medikamente und Antiarrhythmika (z. B. Metoprolol, Amiodaron)
- ▶ Broncholytika (z. B. Berodual®-Inhalator)
- ▶ Antiallergika (z. B. Dibondrin®, Solu-Dacortin®)
- ▶ Medikamente gegen Übelkeit (z. B. Paspertin®)
- ▶ Beruhigungsmittel (z. B. Midazolam)

Je nach Schwerpunkt der Station wird die Notfallausrüstung noch erweitert sein.

Eine Notfallausrüstung muss nicht nur vorhanden, sondern auch funktionstüchtig sein!

Guter Tipp
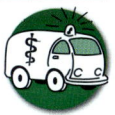

Die Notfallmedizin beschäftigt sich mit Diagnose und Therapie von akut lebensbedrohenden Zuständen. Präklinisch werden die Maßnahmen der ErsthelferInnen, abhängig vom eingetretenen Notfall, nach den Prinzipien „stay and play" oder „load and go" fortgesetzt. In Österreich ist in den meisten Fällen innerhalb von 15 Minuten professionelle Hilfe vor Ort. Innerklinisch wird die Behandlung dieser Notfälle durch die Mitglieder des Medical Emergency Teams (= MET) wahrgenommen.

Zu den Aufgaben der präklinischen und der innerklinischen Notfallmedizin gehören (oftmals im Zuge einer erweiterten Reanimation) folgende Tätigkeiten: das Herstellen von Zugängen mittels Venenverweilkanülen oder Kathetern für eine rasche venöse Medikamentengabe, alle Tätigkeiten der Überwachung wie Pulsoximetrie, Blutdruckmessung und EKG. Besondere Bedeutung kommt der Sicherung der Atemwege durch Hilfsmittel wie Tuben und Larynxmaske, aber auch mittels chirurgischer Eingriffe zu. Jedes Notfallteam benötigt medizinische Ausrüstung, die nicht nur vorhanden, sondern vor allem funktionsfähig sein muss.

Zum Wiederholen
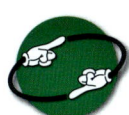

1. Erkläre den Unterschied zwischen „stay and play" und „load and go".
2. Welches Material benötigst du für einen peripheren Venenzugang?
3. Welche Maßnahmen gehören zum Monitoring?
4. Was befindet sich in einem Notfallkoffer?

Zum Üben
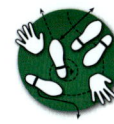

Zum Nachlesen

Ahnefeld, Friedrich (2003): Vom Samariter zum Notarzt. In: medizinaktuell, ADAC luftrettung 2003/2, S. 19–25.

ARC/Austrian Resuscitation Council (2012): ARC-Notfallkoffer, http://arc.or.at/ir/ARC_NFK_1a_Mindeststandard_2012-04.pdf (abgerufen am 7.4.2014).

Hamp, Thomas/Weidenauer, David (Hg.) (²2012): Lehrbuch Tertiale Notfall- und Intensivmedizin. Wien, New York: Springer.

Havel, Christof (2008): Basic Life Support – Kein Problem für Profis? In: Wölfl-Misak, Martina (Hg.): Das Journal des Berufsverbandes Österreichischer Internisten. 21. Jahrgang, 3/2008. Wien: AV+Astoria Druckzentrum, S. 5–9.

Hüpfl, Michael/Zimpfer, Michael (2006): Präklinische Notfallversorgung von 1881 bis heute. In: Sprengseis, Gabriele/Lang, Gert (Hg.): Vom Wissen zum Können. Forschung für NPOs im Gesundheits- und Sozialbereich. Wien: facultas.wuv, S. 93–102.

Schwamberger, Helmut (⁴2006): Bundesgesetz über Gesundheits- und Krankenpflegeberufe (Gesundheits- und Krankenpflegegesetz – GuKG) mit den hiezu erlassenen Verordnungen, Gesetzesmaterialien, weiteren Erläuterungen und Verweisen. Wien: Verlag Österreich.

Valentin, Andreas/Schneider, Sabine/Brunner, Gernot (2005): Medical Emergency Team-Konzept: Ein protektiver Ansatz für innerklinische Notfallpatienten. In: Notfallmedizin 2005/3. Wien: Adjutum, S. 10–12. http://www.arc.or.at (abgerufen am 7.10.2010).

7 Katastrophen- und Krisenmanagement

Die Bewältigung von Katastrophen und Krisen ist in erster Linie Aufgabe der Rettungsdienstorganisationen bzw. der Kriseninterventionsteams. Angehörige des diplomierten Pflegepersonals stellen einerseits eine Schnittstelle bei der Hospitalisierung von Personen, die von Katastrophen bzw. Krisen betroffen sind, dar, andererseits wird bei Großveranstaltungen in den letzten Jahren immer wieder auf Organisationsformen des Katastrophen- und Krisenmanagements zurückgegriffen, in das auch Krankenhauspersonal eingebunden ist.

7.1 Katastrophenmanagement

Martina Prinz und Romana Kandioler

Nach dem Studium dieses Kapitels sollst du …
… die Begriffe „Katastrophe" und „Großschadensereignis" erklären können.
… um die Zuständigkeiten bei Katastrophen in Österreich wissen.
… die Phasen der Katastrophenhilfe kennen.
… über die Ziele von Katastrophenmanagement Bescheid wissen.
… das Patientenleitsystem und die Sanitätshilfsstelle kennen.

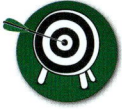

Lernziel

Katastrophe
außergewöhnliches und dramatisches Ereignis, das Menschenleben gefährdet oder fordert, Leid und Verzweiflung hervorruft und enorme Schäden zur Folge hat

Immer wieder ereignen sich gewaltige und oft unvorhergesehene extreme Ereignisse bzw. Unglücksfälle, bei denen Menschen Schaden nehmen oder sogar getötet werden und große Sachschäden entstehen. Es kommt also zu einer *Katastrophe*.

> Eine Katastrophe ist ein Ereignis, das außergewöhnliche Sach- und Personenschäden verursacht. Die täglichen Lebensgewohnheiten der Menschen werden plötzlich unterbrochen und die betroffenen Menschen brauchen Schutz, Nahrung, Kleidung, Unterkunft, medizinische und soziale Fürsorge oder anderes Lebensnotwendiges.

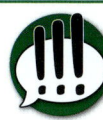

Kernaussage

Beispiel

Im Winter 1999 kam es zu einer großen Lawinenkatastrophe in Galtür. Insgesamt wurden 53 Menschen verschüttet, von denen 31 Menschen starben und die anderen leicht bis schwer verletzt wurden. Sechs Wohnhäuser außerhalb der Lawinengefahrenzone wurden komplett zerstört, andere Häuser wurden beschädigt.

Katastrophen lassen sich nach ihren Ursachen unterteilen:

▶ **Naturkatastrophen:** Diese Katastrophen werden von der Natur verursacht, auch wenn Menschen die eigentliche Ursache so mancher Naturkatastrophen sind. Dazu zählen Hochwasser, Unwetter wie Schnee-, Wirbelstürme oder Hagel, Lawinenabgänge, Waldbrände, Vulkanausbrüche, Erdbeben etc.

▶ **Technisch verursachte Katastrophen:** Das sind Ereignisse, die im Zusammenhang mit technischen Systemen stehen. Dazu zählen Explosionen in Fabriken, große Brände, Austritte von großen Mengen Giftstoffen, Kraftwerksunfälle, Einstürze von Bauwerken, Unfälle mit Verkehrsmitteln wie Flugzeugabstürze, Schiffsunglücke, Zugentgleisungen etc.

▶ **Sonstige Katastrophen:** Dazu zählen Ereignisse, deren Ursachen weder in der Natur noch im technischen Bereich zu finden sind, wie Terroranschläge und politische Unruhen.

Bei einer Katastrophe reichen die örtlich vorhandenen Hilfseinrichtungen zur Bewältigung der Situation nicht aus. Die betroffene Bevölkerung unterliegt einer so schweren Gefährdung (materielle Schäden und Verluste an Menschenleben), dass die lokalen Strukturen versagen. Es sind zusätzliche überregionale Hilfskräfte anzufordern.

Von der Katastrophe zu unterscheiden sind **Großunfälle** bzw. **Großschadensereignisse**. *„Ein Großunfall liegt vor, wenn anzunehmen ist, dass das Ereignis mit den örtlichen personellen und materiellen Kräften und Mitteln nicht bewältigt werden kann."* (Österreichisches Rotes Kreuz 2007, S. 4)

Kernaussage

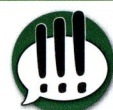

> Der wesentliche Unterschied zwischen Katastrophe und Großschadensereignis besteht darin, dass eine Katastrophe von der Behörde (Landeshauptmann) als solche nach den geltenden Gesetzen „ausgerufen" werden muss. Für die Bewältigung notwendige Einsatzkräfte, Material, Einrichtungen und Transportmittel können bei ausgerufener Katastrophe behördlich rekrutiert bzw. beschlagnahmt werden, beim Großschadensereignis nicht.

Für Personen, die in Krankenhäusern beschäftigt sind, haben jene Katastrophen eine besondere Bedeutung, in denen es zu einem erhöhten Aufkommen von PatientInnen in einem zumeist sehr kurzen Zeitraum kommt.

7.1.1 Zuständigkeit bei Katastrophen

Das Katastrophenmanagement in Österreich baut auf drei Säulen auf: Behörden, Einsatzorganisationen und Bevölkerung.

Behörden

Eine Kernaufgabe des Staates ist der Schutz der Bevölkerung, auch *Zivilschutz* genannt, der aufgrund des föderalen Staatsaufbaues in Österreich auf allen Verwaltungsebenen wahrgenommen wird. Der Zivilschutz umfasst „Maßnahmen des Selbstschutzes, Maßnahmen der täglichen Gefahrenabwehr, Maßnahmen zum Schutz vor Naturkatastrophen und technischen Unglücksfällen, Vorsorge zum Schutz vor möglichen Auswirkungen des internationalen Terrorismus" (Österreichischer Zivilschutzverband, o. J., S. 2). Seit dem Jahr 2003 koordiniert das Bundesministerium für Inneres sowohl den Zivilschutz durch das sogenannte „Staatliche Krisen- und Katastrophenmanagement" (SKKM) als auch die internationale Katastrophenhilfe. Alle neun Bundesländer haben für die Bewältigung von Katastrophen entsprechende Gesetze zum Katastrophenschutz erlassen. Darin sind auch die behördlichen Einsatzleitungen auf den Ebenen Gemeinde, Bezirk und Land festgelegt.

Zivilschutz
alle Vorkehrungen, die die Behörden, die Einsatzkräfte und die Hilfsorganisationen sowie alle BürgerInnen zum eigenen Schutz, aber auch zum Schutz der Umgebung treffen können und sollen

Einsatzorganisationen

Der Staat stützt sich auf zahlreiche Einsatzorganisationen (Feuerwehr, Rettungsdienste), die im Ereignisfall unter der weisungsberechtigten Leitung der jeweiligen Behörde (Gemeinde, Bezirk oder Land) als Katastrophenhilfsdienste aktiv werden. Die vielen freiwilligen HelferInnen in den Katastrophenhilfsdiensten sind eine der Stärken des österreichischen Katastrophenschutzes. Auch das Österreichische Bundesheer wird von der jeweils zuständigen Behörde im Katastrophenfall aktiviert.

> Die hohe Anzahl an freiwilligen HelferInnen bei Einsatzorganisationen zeichnet das Katastrophenmanagement in Österreich aus.

Kernaussage

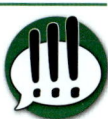

Bevölkerung

In Notsituationen sind die BewohnerInnen aufgerufen, sich selbst und die Mitmenschen zu schützen. Eine entsprechende Vorbereitung und der Besuch von Schulungen gehören hier dazu.

> Das Fernbleiben vom Arbeitsplatz für den freiwilligen Hilfseinsatz bedarf der Zustimmung des Arbeitgebers – außer der Einsatz erfolgt über behördliche Veranlassung.

Guter Tipp

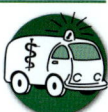

7.1.2 Phasen des Katastrophenmanagements

Zum Katastrophenmanagement gehören sowohl die **Katastrophenvorsorge**, die **Katastrophenbewältigung** und die **Katastrophennachsorge**.

Zur Vorsorge zählen:

▸ Risikoanalysen (wie z. B. Gefahrenanalysen und Gefahrenzonenplanung)

▸ Maßnahmen der Vorbeugung (wie Planung der Notfallversorgung, Schulungen, aber auch Bauvorschriften)

▸ Frühwarnsysteme (wie z. B. Sturmwarnungen, Hochwasserprognosen)

Nach dem Eintritt eines Großunfalls bzw. einer Katastrophe beginnt die Hilfe im Allgemeinen mit der Soforthilfe durch Nachbarn und lokale Rettungsdienste. Wenn abzusehen ist, dass die lokalen Kräfte mit der Situation überfordert sind, weil die Anzahl der Personen, die Hilfe benötigen, zu groß ist oder zu viel Infrastruktur zerstört wurde, wird seitens der zuständigen Behörde die Katastrophe ausgerufen. Somit kann auf die organisierte Katastrophenhilfe mit Beiziehen von überregionalen, nationalen und internationalen Hilfseinheiten zurückgegriffen werden.

Zur Katastrophenbewältigung gehören also

▸ die Rettungsmaßnahmen vor Ort,

▸ die Notfallversorgung (Nahrung, Kleidung, Unterkünfte) und auch

▸ finanzielle Hilfen (wie z. B. Spendenverteilung).

Nachdem die Hilfseinheiten ihren Einsatz beendet haben, beginnt der Wiederaufbau, damit die Betroffenen in der Krisenregion wieder zur Normalität zurückkehren können. Wichtig in dieser Phase ist auch eine Reflexion über die Ereignisse, um so zu Verbesserungen der gesamten Vorsorgemaßnahmen zu kommen.

Der Wiederaufbau und die Vorsorge finden zeitgleich statt, verbrauchtes Material wird ergänzt und die Erfahrungen der bewältigten Katastrophe fließen in die erneute Vorbereitung ein (z. B. Ausbildung von MitarbeiterInnen, Änderungen bzw. Ergänzungen des Materialbestandes, Änderungen in Bauvorschriften).

7.1.3 Maßnahmen vor Ort

Bei Ereignissen mit großem Schadensausmaß kommt es zu einem Ungleichgewicht zwischen vorhandenen und benötigten Ressourcen (beispielsweise in Bezug auf Personal, Material, Transportkapazität). Das Ziel des präklinischen Katastrophenmanagements ist es, die vorhandenen Mittel so einzusetzen, dass ein bestmögliches Resultat für die

Gesamtheit aller betroffenen Personen erzielt werden kann. Folgende Maßnahmen müssen dazu ergriffen werden:

- Eine *Triage* durch einen (Not)Arzt bzw. eine (Not)Ärztin
- Sofortige Versorgung bei unmittelbar reversiblen lebensbedrohlichen Zuständen (z. B. Flüssigkeitszufuhr bei starken Extremitätenblutungen)
- Zügige Herstellung der Transportfähigkeit bei PatientInnen, für die es nur im Krankenhaus die notwendige Hilfe gibt (z. B. Wirbelsäulenverletzungen mit Lähmungserscheinungen)
- Transport in umliegende Krankenhäuser in der Reihenfolge, in der die Behandlung im Krankenhaus indiziert ist (z. B. PatientInnen mit besonders schweren Verletzungen werden ebenso wie PatientInnen mit leichten Verletzungen nach hinten gereiht, weil die Versorgung Ressourcen binden würde, die anderswo nutzbringender eingesetzt werden können).

Bei der Individualversorgung stehen im präklinischen Bereich üblicherweise ein bis zwei PatientInnen einem Team von Rettungskräften gegenüber. Die Rettungskräfte betreuen die hilfsbedürftigen Personen entsprechend den Verletzungs- bzw. Erkrankungsmustern.

Bei der Bewältigung von Großschadens- und Katastrophenfällen kann erst im Krankenhaus die individualmedizinische Versorgung beginnen. Davor ist die Hilfeleistung vor allem gekennzeichnet durch:

- ressourcenoptimierte Versorgungsmethoden durch eine Einteilung der PatientInnen streng nach der medizinischen Dringlichkeit,
- Versorgung in mehreren Phasen (Retten– Triagieren – Betreuen/ Behandeln – Transportieren),
- die Zusammenarbeit aller Einsatzorganisationen und
- definierte Abläufe und eine hierachische Führungsstruktur.

Aus den Erfahrungswerten vergangener medizinischer Großschadensfälle und Katastrophen wurden und werden Konzepte entwickelt, wie derartige Szenarien bewältigt werden können. Hierbei handelt es sich um Lösungsansätze, die bedarfsorientiert angewendet werden müssen. Die Inhalte dieser Konzepte sind international vergleichbar, die Bezeichnungen variieren jedoch.

Das Patientenleitsystem (PLS)

Das Patientenleitsystem dient der einfachen, raschen Administration und der Dokumentation der Versorgung. Alle Betroffenen erhalten eine *Patientenleittasche* mit einer eindeutigen Nummer (zur späteren Identifizierung) auf der folgende Informationen vermerkt werden:

Triage
= Auswahl, Sichtung und Sortieren: Die Verletzten werden von ÄrztInnen begutachtet und nach dem Schweregrad der Verletzungen in vier Gruppen eingeteilt.

Patientenleittasche
beschreibbare, genormte Plastiktasche (ca. 26 x 11 cm), die an einem Gummiband den PatientInnen um den Hals gehängt wird

▶ Erstdiagnose

▶ Angabe über die Schwere der Verletzungen oder Erkrankungen

▶ (sofern dies möglich ist) die empfohlene Therapie

▶ Angaben über die Dringlichkeit der Behandlung

Im Inneren der Tasche befinden sich Blätter, auf denen der Auffindungsort, besondere Kennzeichen, aber auch Name oder Adresse dokumentiert werden können. Außerdem beinhaltet die Patientenleittasche einen Bogen mit Aufklebern der eindeutigen Nummer der PLS-Tasche dieses Patienten bzw. dieser Patientin, mit denen z. B. persönliche Gegenstände zugeordnet werden können.

Das Konzept der Sanitätshilfsstelle (SanHiSt)

Ein Merkmal von Katastrophenszenarien ist es, dass das Aufkommen von PatientInnen die vorhandenen Personal- und Materialressourcen überfordert. Daher werden die PatientInnen nach dem Schweregrad ihrer Verletzungen eingeteilt, versorgt und einem Abtransport zugeführt. Die Struktur, in der diese Schritte koordiniert und durchgeführt werden, wird als *SanHiSt* bezeichnet.

Sanitätshilfsstelle (SanHiSt) dient der rettungsdienstlichen Organisation im Schadensraum; hier werden die PatientInnen bis zum Transport in die Krankenhäuser (ärztlich) betreut und versorgt

Durch die Einsatzkräfte werden die PatientInnen geborgen und gelangen zur Triagestelle. Hier legt ein qualifizierter Arzt bzw. eine qualifizierte Ärztin in einem Schnellverfahren (liegende PatientInnen max. 3 Minuten, sitzende oder stehende PatientInnen max. 1 Minute) die Priorität der Behandlung fest. Danach bringen SanitäterInnen die PatientInnen in die Behandlungsräume.

In der SanHiSt wird unterschieden zwischen:

▶ Behandlungsstelle I – Hier werden lebensrettende Sofortmaßnahmen und -eingriffe durchgeführt und die PatientInnen sofort danach transportfähig gemacht (rot markiert).

▶ Behandlungsstelle II – Dringende Behandlung (gelb markiert): Darunter fallen jene PatientInnen, die eine rasche Hospitalisierung brauchen.

▶ Behandlungsstelle III – Spätere (ambulante) Behandlung (grün markiert): Hier werden PatientInnen mit leichteren Verletzungen gesammelt.

▶ Behandlungsstelle IV – Betreuende (abwartende) Behandlung (blau markiert): Hier werden schwerstverletzte und sterbende PatientInnen betreut, deren Abtransport vorerst zurückgestellt wird, bis entsprechende Ressourcen und Mittel zur Verfügung stehen.

Die Behandlungsstellen sind zur leichteren Auffindbarkeit mit runden Schildern in den Farben Rot – Gelb – Grün – Blau gekennzeichnet, auf denen die Nummern in römischen Zahlen stehen. Zusätzlich gibt es eine Informationsstelle und eine Sammelstelle für alle unverletzten Personen. Bei großen Katastrophen mit Todesfällen wird auch eine Stelle errichtet, zu der die Leichname gebracht werden.

Der Abtransport von PatientInnen erfolgt je nach **Transportpriorität** und **verfügbaren Transportmitteln**. Ein wesentliches Kennzeichen der Sanitätshilfsstelle ist, dass nicht das Transportmittel zum Patienten bzw. zur Patientin gebracht wird, sondern die Person zu einer Verladestelle, an der das Transportmittel die PatientInnen erwartet.

Neben der rein medizinischen Versorgung ist auch die psychische Betreuung der Betroffenen sowie der MitarbeiterInnen im Einsatz vorgesehen.

Zum Wiederholen

Katastrophen sind außergewöhnliche und oft unvorhergesehene Ereignisse mit einem hohen Gefährdungspotenzial bzw. Verlust von Menschenleben und beträchtlichen materiellen Schäden. Sie können durch Naturereignisse oder andere Ursachen entstehen. Eine Katastrophe muss von der zuständigen Behörde als solche „ausgerufen" werden – zuständig ist die Bezirksverwaltungsbehörde. Das Bundesministerium für Inneres koordiniert den Zivilschutz, das staatliche Krisen- und Katastrophenmanagement und die internationale Katastrophenhilfe.

Zum Katastrophenmanagement zählen die Katastrophenvorsorge, die Katastrophenbewältigung und die Katastrophennachsorge. Da bei einer Katastrophe ein großes Ungleichgewicht von vorhandenen und benötigten Ressourcen besteht, zielt die Katastrophenbewältigung auf einen bestmöglichen Einsatz der Ressourcen. Im Schadensraum wird eine Sanitätshilfsstelle errichtet, in der die PatientInnen bis zum Transport in die Krankenhäuser betreut und versorgt werden. PatientInnen werden von ÄrztInnen nach dem Schweregrad ihrer Verletzungen eingeteilt und diese Angaben werden auf der Patientenleittasche vermerkt.

Zum Üben

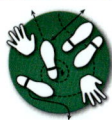

1. Was ist der Unterschied zwischen einer Katastrophe und einem Großschadensereignis?

2. Auf welchen Säulen beruht das Katastrophenmanagement in Österreich und durch welche Stärke zeichnet es sich aus?

3. Erkläre, wozu das Patientenleitsystem dient und wie die Sanitätshilfsstelle aufgebaut ist.

Zum Nachlesen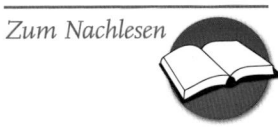

Adam, Verena (2006): Hochwasser-Katastrophenmanagement. Wirkungsprüfung der Hochwasservorsorge und -bewältigung österreichischer Gemeinden. Wiesbaden: Deutscher Universitäts-Verlag.

Dempfer, Robert (2009): Das Rote Kreuz. Von Helden im Rampenlicht und diskreten Helfern. Wien: Deuticke Verlag.

Hackenbruch, Elgin (Hg.) ([2]2009): Go International! Handbuch zur Vorbereitung von Gesundheitsberufen auf die Entwicklungszusammenarbeit und humanitäre Hilfe. Bern: Huber.

Munz, Richard (2007): Im Zentrum der Katastrophe. Was es wirklich bedeutet, vor Ort zu helfen. Frankfurt am Main: Campus Verlag.

Österreichischer Zivilschutzverband (o.J.): Safety. Der Selbstschutzratgeber. Wien: Österreichischer Zivilschutzverband.

Österreichisches Rotes Kreuz (2007): Rahmenvorschrift „Großunfälle". S. 4, http://vorschriften.roteskreuz.at (abgerufen am 20.12.2010).

Pabautz, Klaus/Mikulcik, Franz/Stiaßny, Ulrich ([2]2011): Großschadensereignisse und Katastrophen. In: Redelsteiner, Christoph/Kuderna, Heinz/Kühberger, Rudolf/Baubin, Michael/Feichtelbauer, Erwin/Prause, Gerhard et al. (Hg.): Das Handbuch für Notfall- und Rettungssanitäter, Wien: Braumüller, S. 514–526.

Treptow, Rainer (Hg.) (2007): Katastrophenhilfe und Humanitäre Hilfe. München: Reinhardt.

Wanasek, Thomas/Schimanek, Peter ([3]2008): Skriptum zur Ausbildung von Gruppenkommandanten im Wiener Roten Kreuz, Landesverband Wien. Wien: Wiener Rotes Kreuz.

7.2 Psychische Erste Hilfe und Krisenbewältigung

Karin Rainer und Gabriele Sprengseis

Lernziel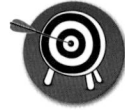

Nach dem Studium dieses Kapitels sollst du ...

... über psychosoziale Krisen Bescheid wissen.

... die Stufen der psychologischen Intervention bei Notfällen nennen können.

... verschiedene Verhaltensweisen von NotfallpatientInnen kennen.

... die Faktoren zur Entlastung von NotfallpatientInnen aufzählen können.

... die Maßnahmen der psychischen Ersten Hilfe durchführen können.

Der Mensch als soziales Lebewesen darf nicht auf seine physiologischen und körperlichen Komponenten reduziert werden. Psychische Faktoren spielen in allen Lebenslagen, also auch in gesundheitlichen und medizinischen Notfällen, eine wesentliche Rolle und können sowohl positiv als auch negativ auf die physische Ebene einwirken.

> Der Mensch soll immer in seiner Gesamtheit und mit seinen psychischen, physischen und sozialen Bedürfnissen wahrgenommen werden.

Kernaussage

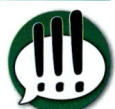

Insofern ist eine respektvolle und menschenwürdige Herangehensweise an Verunglückte, NotfallpatientInnen, aber auch an Angehörige sowie andere Erste-Hilfe-Leistende zu pflegen. Diese Grundhaltung trägt dazu bei, die Betroffenen in der Stresssituation des Notfalls positiv zu unterstützen. Die psychische Unterstützung von Angehörigen und AugenzeugInnen durch Ersthelfende kann ebenfalls nachhaltig zu einer besseren Bewältigung eines belastenden Geschehens beitragen.

7.2.1 Entstehung von psychosozialen Krisen

Im Laufe des Lebens eines Menschen treten immer wieder Situationen und Ereignisse auf, die außergewöhnlich und völlig unerwartet sind und den üblichen Alltag unterbrechen. Dies können Katastrophenereignisse im Sinne von Kapitel 7.1 sein, aber auch massive physische, psychische oder soziale Veränderungen. Die dadurch hervorgerufenen Belastungen können zu *psychosozialen Krisen* führen.

Psychosoziale Krisen lassen sich nach dem jeweiligen Anlass unterscheiden in:

▸ Entwicklungs- oder Veränderungskrisen (wie Schuleintritt, Eingehen einer Partnerschaft, Geburt eines Kindes etc.),

▸ soziale Krisen (z. B. Arbeitsplatzverlust) und

▸ traumatische Krisen (wie Lebensgefährdung, drohender Tod bzw. das Miterleben von Lebensgefährdung oder Tod anderer Personen).

psychosoziale Krise
Verlust des seelischen Gleichgewichts; die Belastung hebt sich deutlich vom Normalzustand ab und die Überzeugung, dass diese (schwierige) Situation bewältigt werden kann, geht verloren

Das Zusammenspiel der Parameter der Krisenbewältigung – der Krisenanlass, die subjektive Bedeutung, die Reaktionen der Umwelt, die Hilfsmöglichkeiten und die soziale Integration – bestimmt, ob und in welcher Weise ein Mensch ein außergewöhnlich belastendes Ereignis in sein Leben integrieren kann.

Sowohl das Verhalten von Menschen in Notsituationen als auch das Verarbeiten der Notfallsituationen sind individuell unterschiedlich. Es gibt keine „typische" Notfallreaktion! Es gilt, jede Verhaltensweise der NotfallpatientInnen zu akzeptieren. Auch die Folgen von Krisen- und

Notfallsituationen werden von den Betroffenen unterschiedlich empfunden: negativ, neutral oder sogar positiv. Auswirkungen können sich im gesundheitlichen, sozialen oder beruflichen Umfeld zeigen. Manche Folgen treten nur kurzzeitig auf, andere, wie beispielsweise Angststörungen oder Depressionen, kommen immer wieder oder treten über einen langen Zeitraum auf und können chronisch werden.

Kommt es objektiv zu einer deutlichen Lebens- und/oder Existenzbedrohung, spricht man von einem **psychischen Trauma**. Je größer das empfundene Missverhältnis von Bedrohung und Bewältigungskompetenz auseinanderklafft und je länger dieser Zustand andauert, desto massiver kann das psychische Trauma ausfallen. Es kann zum mentalen Immer-wieder-Durchleben der auslösenden Situation und zum Vermeiden von damit zusammenhängenden Erinnerungen und Reizen kommen. Die Betroffenen können an Konzentrations- und Schlafstörungen leiden. Dauert die Symptomatik länger als ein Monat an und beeinflusst deutlich den sozialen und/oder beruflichen Bereich, spricht man von einem *posttraumatischen Belastungssyndrom*.

posttraumatisches Belastungssyndrom (PTBS)
Krankheitsbild, das nach traumatischen, psychisch belastenden Situationen entstehen kann

7.2.2 Psychologische Interventionen bei Notfällen

Die Notfallpsychologie ist eine relativ junge Disziplin und *„beschäftigt sich mit dem Erleben und Verhalten während und nach Notfallsituationen"* (Hausmann 2010, S. 23.). Ihr Aufgabenfeld umfasst die Akuthilfe in den ersten Stunden sowie die psychologische Stabilisierung in den folgenden Tagen und reicht je nach Notwendigkeit bis zur individuellen Weiterbetreuung und Nachsorge über einen längeren Zeitraum.

Intervention
aktives Einschreiten bzw. Eingreifen

Die psychologische *Intervention* bei Notfällen lässt sich in mehreren Stufen abbilden (vgl. Lasogga et al., 2008, S. 68f.) in denen verschiedene ExpertInnen aktiv werden:

▶ **Prävention für alle Menschen:** Dazu zählen Schulungen und Informationen, um auf psychische Belastungen vorbereitet zu sein. Insbesondere gefährdete Berufsgruppen erlernen, mit belastenden Situationen umzugehen.

▶ *Psychische Erste Hilfe* **für alle NotfallpatientInnen:** Diese wird von ErsthelferInnen und Einsatzkräften (SanitäterInnen, Feuerwehrleuten etc.) durchgeführt.

psychische Erste Hilfe
angemessener Umgang mit NotfallpatientInnen

▶ **Psychosoziale Notfallhilfe für einige NotfallpatientInnen:** Diese wird von KriseninterventionsteamS bzw. NotfallseelsorgerInnen unmittelbar nach dem Ereignis in der Akutphase durchgeführt. Die Teams bestehen aus HelferInnen verschiedener Berufsgruppen, mit einer Ausbildung zur Unterstützung in Extremsituationen.

▶ **Nachsorge für eine kleinen Gruppe von NotfallpatientInnen:** Diese wird von NotfallseelsorgerInnen und NotfallpsychologInnen durchgeführt. Sie besteht aus psychischer, sozialer und sozialarbeiterischer Betreuung.

▶ **Psychotherapie:** Diese wird nur von **wenigen betroffenen NotfallpatientInnen** benötigt und von PsychotherapeutInnen angeboten.

7.3.2 Maßnahmen zur Entlastung der Notfallsituation

Ziele der psychischen Ersten Hilfe sind Stabilisierung, Entlastung und menschliche Unterstützung der betroffenen Personen. In Zusammenhang mit den auslösenden Situationen (Schmerz, Gefahr) und den damit einhergehenden Emotionen (Angst, Unsicherheit, Schuld) können und sollen fünf Faktoren gefördert werden:

▶ Sicherheit

▶ Ruhe und Stressreduktion

▶ Verbundenheit mit anderen

▶ Selbstwirksamkeit und Aktivierung

▶ Hoffnung und Zukunftsperspektiven

Welche Maßnahmen ergreife ich bei der psychischen Ersten Hilfe?

▶ Kontakt herstellen: Stelle dich mit deinem Namen vor und erfrage den Namen der betroffenen Person. Sprich Betroffene immer deutlich und respektvoll mit dem Namen an. Kommuniziere auf gleicher Höhe, also „auf Augenhöhe" (sowohl körperlich, z. B. durch Hinknien, als auch mental, d. h. mit Respekt).

▶ (Körper-)Kontakt herstellen: Berühre dafür eine neutrale Körperstelle (wie Schulter, Oberarm oder die Hand), wenn dies von der betroffenen Person gewünscht wird. Drücke durch diesen körperlichen Kontakt auch nonverbal aus: „Es ist jemand da."

▶ Abschirmen: Sorge für Ruhe und schalte stressverstärkende Reize wie z. B. Lärm wenn möglich aus. Setze schaulustige Menschen für Assistenzleistungen ein oder halte sie fern. Benütze z. B. eine Decke als Sichtschutz.

▶ Zuhören: Lasse vom Notfall Betroffene vom Geschehen erzählen, wenn sie das wünschen. Sei empathisch und höre zu. Äußere keine Beurteilung zum Geschehen, bewerte nichts und mach keine Vorwürfe.

▶ Informationen geben: Gib dem Notfallopfer gesicherte Informationen über den weiteren Verlauf und das Geschehen. Diese Informationen sollst du einfach, strukturiert und wenn nötig wiederholt geben. Gib niemals ungesicherte Prognosen ab – du darfst auch zugeben, etwas nicht zu wissen.

▶ Reaktionen aushalten: Toleriere auch scheinbar „unpassende" Reaktionen wie Aggression, Schuldgefühle, aber auch Schreien, Weinen oder anscheinende „Unbewegtheit" und be- bzw. verurteile diese Reaktionen nicht.

▶ Normalisieren: Erkenne diese extremen bzw. scheinbar „unpassenden" Handlungsweisen als normale Reaktionen auf außergewöhnliche Situationen an und teile dies der betroffenen Person auch so mit.

▶ Dabeibleiben: Bleibe sowohl körperlich als auch mental bei der betroffenen Person und verbinde Empathie mit „professioneller Distanz". Fühle mit, aber leide nicht mit.

Guter Tipp

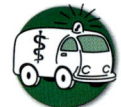

Durch den Einbezug von Betroffenen wird das Gefühl des Ausgeliefert- und Hilflosseins gemindert. Durch die sinnvolle Aktivität wird eine positivere, weil „selbstwirksame" Sichtweise möglich.

7.2.4 Psychohygiene für HelferInnen

Die Belastungen in einer Notfallsituation können für ErsthelferInnen hoch sein, vor allem bei besonders extremen Geschehnissen, wie etwa Todesfolgen oder sehr jungen NotfallpatientInnen. Für professionelle HelferInnen ist die eigene Psychohygiene genauso wichtig wie der Selbstschutz in einer Gefahrensituation. Für Einsatzkräfte gibt es in den meisten Organisationen Nachsorgeangebote.

Diese berufsspezifischen Angebote wie zum Beispiel Supervisionen oder spezielle Nachbesprechungen nach belastenden Ereignissen sollten jedenfalls in Anspruch genommen werden. Ein Gespräch über die Notfallsituation hat in der Regel eine entlastende Wirkung, die Gedanken werden durch das Sprechen neu strukturiert und das Erlebnis wird in das eigene Weltbild integriert. Entspannung, Sport und Humor sind ebenfalls geeignet, emotional und körperlich für Ausgleich zu sorgen.

Zum Wiederholen

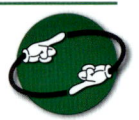

Der Körper und die Psyche des Menschen stehen in einer Wechselwirkung zueinander. Die Psyche beeinflusst die Entstehung, den Verlauf und die Heilung von Krankheiten oder Verletzungen. Insofern ergänzt die psychische Erste Hilfe die medizinische Erste Hilfe bei NotfallpatientInnen wesentlich und ist immer gemeinsam anzuwenden.

Die verschiedenen Stufen der Intervention bei Notfällen sind die Prävention, die psychische Erste Hilfe, die psychosoziale Notfallhilfe und die Nachsorge für Betroffene und Einsatzkräfte. Die generellen Ziele der psychischen Ersten Hilfe sind die Stabilisierung, die Entlastung und die Unterstützung der NotfallpatientInnen durch verbalen und nonverbalen Kontakt, Abschirmen der NotfallpatientInnen, Zuhören und Geben von Informationen über das Geschehene. Mit Empathie werden die oft unverständlichen Reaktionen akzeptiert und dadurch auch normalisiert.

Psychohygiene ist eine Form des Selbstschutzes vor akuter und chronischer Überlastung und gehört zum Selbstverständnis bei Personen mit belastenden Berufen.

Zum Üben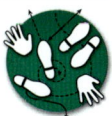

1. Was ist eine psychosoziale Krise und wie kann sie entstehen?
2. Welche Faktoren entlasten Menschen in Notfallsituationen?
3. Was ist Psychohygiene und was machst du konkret für dich in deinem Arbeitsalltag?

Zum Nachlesen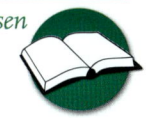

Hausmann, Clemens (³2010): Notfallpsychologie und Traumabewältigung. Ein Handbuch. Wien: facultas.wuv.

Karutz, Harald/Lasogga, Frank (2008): Kinder in Notfällen: Psychische Erste Hilfe und Nachsorge. Edewecht: Stumpf+Kossendey.

Lasogga, Frank/Gasch, Bernd (⁵2013): Psychische Erste Hilfe bei Unfällen. Kompensation eines Defizits. Edewecht: Stumpf+Kossendey.

Lasogga, Franz/Gasch, Bernd (Hg.) (2008): Notfallpsychologie. Lehrbuch für die Praxis. Heidelberg: Springer.

Maercher, Andreas (Hg.) (⁵2013): Posttraumatische Belastungsstörungen. Heidelberg: Springer Medizin Verlag.

Prager, Sonja/Hlous, Nora (2006): Psychosoziale Krisen in Unternehmen. Praxishandbuch für Führungskräfte. Wien: facultas.

Redelsteiner, Christoph/Ledermüller, Franz/Wallner, Stefan (²2011): Psychosoziale Notfälle. In: Redelsteiner, Christoph/Kuderna, Heinz/Kühberger, Rudolf/Baubin, Michael/Feichtelbauer, Erwin/Prause, Gerhard et al. (Hg.): Das Handbuch für Notfall- und Rettungssanitäter: Wien: Braumüller, S. 582–592.

Waterstratt, Frank (²2008): Wenn plötzlich alles anders ist: Notfallseelsorge im Einsatz. Ein Leitfaden für die Praxis. Hannover: Lutherisches Verlagshaus.

8 Literatur

Adam, Verena (2006): Hochwasser-Katastrophenmanagement. Wirkungsprüfung der Hochwasservorsorge und -bewältigung österreichischer Gemeinden. Wiesbaden: Deutscher Universitäts-Verlag.

Ahnefeld, Friedrich (2003): Vom Samariter zum Notarzt. In: medizinaktuell, ADAC luftrettung 2003/2, S. 19–25.

Andreaus, Felix/Kretzl, Claudia (²2008): Rechtsgrundlagen für Gesundheitsberufe. Wien: facultas.wuv.

ARC/Austrian Resuscitation Council (2007): ARC-Notfallkoffer, http://arc.or.at/ir/ARC_NFK_1a_Mindeststandard_2012-04.pdf (abgerufen am 7.4.2014).

Böcker, Werner/Denk, Helmut/Heitz, Phillip U. (Hg.) (³2004): Pathologie. München, Jena: Urban & Fischer.

Böhler, Lorenz (1954): Die Technik der Knochenbruchbehandlung. 2 Bände in 3 Teilbänden. Wien: Maudrich.

Böhmer, Roman/Schneider, Thomas/Wolcke, Benno (²2007): Reanimation kompakt. Mainz: Naseweis.

Breusch, Steffen/Mau, Hans/Sabo, Desiderius/Clarius, Michael (Hg.) (⁶2009): Klinikleitfaden Orthopädie Unfallchirurgie. München: Elsevier, Urban & Fischer, München.

Buers, Dennis (2006): Rettungsdienst kompakt. 1. Vergiftungen. Edewecht: Stumpf & Kossendey.

Bundesgesetz gegen den Missbrauch von Notzeichen, BGBl. Nr. 181/1929, in der Fassung BGBl. Nr. 422/1974.

Bundesgesetzblatt II 16. Verordnung des Bundesministers für Arbeit, Soziales und Konsumentenschutz zum Schutz der ArbeitnehmerInnen vor Verletzungen durch scharfe oder spitze medizinische Instrumente. Nadelstichverletzung – NastV vom 3. Jänner 2013. Wien: BMASK, http://www.ris.bka.gv.at/Dokumente/BgblAuth/BGBLA_2013_II_16/BGBLA_2013_II_16.pdf (abgerufen am 6.4.2014).

Bundesministerium für Inneres (2005): Brandschutzratgeber. Verhalten in Brand- und anderen Notfällen. Anleitung und vorbeugende Maßnahmen. 11., überarbeitete Auflage, http://www.siz.cc/file/download/Brandschutzratgeber.pdf (abgerufen am 7.4.2014).

Bundesministerium für Inneres (2007): Strahlenschutzratgeber. Verhalten bei Kernkraftwerksunfällen. Anleitung für vorbeugende Maßnahmen. Wien: BM.I., http://www.bmi.gv.at/cms/BMI_Zivilschutz/broschueren/Strahlenschutzratgeb.aspx (abgerufen am 7.4.2014).

Bundesministerium für Land- und Forstwirtschaft, Umwelt und Wasserwirtschaft (2007): Radonbelastung in Österreich. Wien: BMLFUW, http://www.umweltnet.at/article/articleview/47451/1/19950 (abgerufen am 1.10.2010).

Bundesministerium für Land- und Forstwirtschaft, Umwelt und Wasserwirtschaft (2007): Sicherheitsanalyse, Störfallanalyse, Notfallplanung gemäß Strahlenschutzrecht. Ein Leitfaden für die Erstellung. Wien: BMLFUW, http://www.umweltnet.at/article/articleview/63030/1/19944 (abgerufen am 1.10.2010).

Comer, Roland (⁶2008): Klinische Psychologie. Heidelberg: Spektrum Akademischer Verlag.

Dempfer, Robert (2009): Das Rote Kreuz. Von Helden im Rampenlicht und diskreten Helfern. Wien: Deuticke Verlag.

Deutschmann, Gerhard (2004): Die Haut und ihre Anhangsgebilde. Lehrbuch für Krankenpflegepersonal und andere Gesundheitsberufe. Wien: Springer.

Dilling, Horst (Hg.) (⁷2010): Internationale Klassifikation psychischer Störungen. ICD-10 Kapitel V (F); klinisch-diagnostische Leitlinien. Bern: Huber.

Ehm, Oskar F. (¹⁰2007): Tauchen noch sicherer. Tauchmedizin für Freizeittaucher, Berufstaucher und Ärzte. Cham: Müller Rüschlikon.

Eink, Michael/Haltenhof, Horst (2006): Umgang mit suizidgefährdeten Menschen. Bonn: Psychiatrie-Verlag.

Eisenburger, Philip/Scheinecker, Wolfdieter ([2]2011): Herzklopfen/Herzrhythmusstörungen. In: Redelsteiner, Christoph/Kuderna, Heinz (Hg.): Das Handbuch für Notfall- und Rettungssanitäter. Wien: Braumüller, S. 328–339.

Epstein, Owen/Perkin, G. David/Cookson, John/de Bono, David P. (2006): Anamnese und Untersuchung – auf einen Blick. München: Elsevir, Urban & Fischer.

Feige, Axel/Rempen, Andreas/Würfel, Wolfgang et al. ([3]2006): Frauenheilkunde. München, Jena: Urban & Fischer.

Fitzal, Sylvia/Enenkel, Wolfgang/Steinbereithner, Karl (Hg.) (2000): Notfallmedizin, Leitfaden für Notärzte. Wien, München, Bern: Maudrich.

Flamm, Heinz ([4]1999): Angewandte Hygiene in Krankenhaus und Arztpraxis: Ein Lehrbuch über Krankenhaus-, Seuchen- und Umwelthygiene, Präventivmedizin, öffentliches Gesundheitswesen. Wien: Maudrich.

Freudenberger, Tilo (2003): Dermatologie. In: Österreicher, Elmar et al. (Hg.): HNO, Augenheilkunde, Dermatologie und Urologie für Pflegeberufe. Stuttgart: Thieme, S. 189–258.

Gedlicka, Claudia/Formanek, Michael ([2]2011): Patienten mit Blutungen aus Mund und Nase. In: Redelsteiner, Christoph/Kuderna, Heinz/Kühberger, Rudolf/Baubin, Michael/Feichtelbauer, Erwin/Prause, Gerhard et al. (Hg.): Das Handbuch für Notfall- und Rettungssanitäter. Wien: Braumüller, S. 305–310.

Golubits, Christiane/Schirrer, Robert ([2]2011): Schwangerschaft, Geburtshilfe und gynäkologische Notfälle. In: Redelsteiner, Christoph/Kuderna, Heinz/Kühberger, Rudolf/Baubin, Michael/Feichtelbauer, Erwin/Prause, Gerhard et al. (Hg.): Das Handbuch für Notfall- und Rettungssanitäter. Wien: Braumüller, S. 370–382.

Görlich, Manfred (2010): Aktuelle Brandschadensstatistik. In: Brandschutz News 1/2010. Wien: Adjutum Verlag, S. 12.

Grupen, Claus ([4]2008): Grundkurs Strahlenschutz: Praxiswissen für den Umgang mit radioaktiven Stoffen. Berlin: Springer.

Hackenbruch, Elgin (Hg.) ([2]2009): Go International! Handbuch zur Vorbereitung von Gesundheitsberufen auf die Entwicklungszusammenarbeit und humanitäre Hilfe. Bern: Huber.

Hamp, Thomas/Holzer, Andrea ([2]2012): Zerebrales Versagen. In: Hamp, Thomas/Weidenauer, David (Hg.): Lehrbuch Tertiale Notfall- und Intensivmedizin. Wien: Springer, S. 237–246.

Hamp, Thomas/Weidenauer, David (Hg.) ([2]2012): Lehrbuch Tertiale Notfall- und Intensivmedizin. Wien, New York: Springer.

Handl, Gerald (2012): Angewandte Hygiene, Infektionslehre und Mikrobiologie. Ein Lehrbuch für Gesundheits- und Pflegeberufe. Wien: facultas.wuv.

Hansak, Peter/Bärnthaler, Martin/Pessenbacher, Klaus/Petutschnigg, Berthol ([2]2014): LPN-Notfall-San Österreich: Lehrbuch für Notfallsanitäter, Notfallsanitäter mit Notfallkompetenzen und Lehrsanitäter. Edewecht: Stumpf+Kossendey.

Hausmann, Clemens ([3]2010): Notfallpsychologie und Traumabewältigung. Ein Handbuch. Wien: facultas.wuv.

Hausmann, Clemens/Koller, Martina Maria ([2]2013): Psychologie, Soziologie und Pädagogik. Ein Lehrbuch für Pflege- und Gesundheitsberufe. Wien: facultas.wuv.

Havel, Christof (2008): Basic Life Support – Kein Problem für Profis? In: Wölfl-Misak, Martina (Hg.): Das Journal des Berufsverbandes Österreichischer Internisten. 21. Jahrgang, 3/2008. Wien: AV+Astoria Druckzentrum, S. 5–9.

Hewer, Will/Rössler, Wolfgang (Hg.) (2007): Akute psychische Erkrankungen. Management und Therapie. München: Elsevier, Urban & Fischer.

Hick, Christian/Hick, Astrid (Hg.) ([4]2002): Kurzlehrbuch Physiologie, München, Jena: Urban & Fischer.

Hüpfl, Michael/Zimpfer, Michael (2006): Präklinische Notfallversorgung von 1881 bis heute. In: Sprengseis, Gabriele/Lang, Gert (Hg.): Vom Wissen zum Können. Forschung für NPOs im Gesundheits- und Sozialbereich. Wien: facultas.wuv, S. 93–102.

Janata, Karin ([2]2011): Fieber. In: Redelsteiner, Christoph/Kuderna, Heinz/Kühberger, Rudolf/Baubin, Michael/Feichtelbauer, Erwin/Prause, Gerhard et al. (Hg.): Das Handbuch für Notfall- und Rettungssanitäter. Wien: Braumüller, S. 383–387.

Kandioler, Romana/Kuderna, Heinz/Lang, Alexander/Sprengseis, Gabriele (2014): Erste Hilfe für mein Kind. Im Ernstfall schnell und richtig reagieren. Wien: Wilhelm Maudrich.

Kardels, Björn/Kinn, Michael/Pajonk, Frank-Gerald (2008): Akute psychiatrische Notfälle. Ein Leitfaden für den Notarzt- und Rettungsdienst. Stuttgart: Thieme.

Karutz, Harald/Lasogga, Frank (2008): Kinder in Notfällen: Psychische Erste Hilfe und Nachsorge. Edewecht: Stumpf+Kossendey.

Keggenhoff, Franz ([2]2002): Deutsches Rotes Kreuz – Erste Hilfe: Lebensrettende Sofortmaßnahmen am Unfallort. Kompetent und rasch erste Hilfe leisten. München: Südwest.

Klöpper, Michael (2010): Wieder Brand in Klinik: sechs Verletzte. In Feuerwehr-Magazin Online, Bremen: Kortlepel Verlag, http://www.feuerwehrmagazin.de/magazin/nachrichten/einsatze/wieder-brand-in-klinik-sechs-verletzte-13145 (abgerufen am 15.10.2010).

Köhnlein, Edzard/Weller, Siegfried (Hg.) ([10]2004): Erste Hilfe. Stuttgart: Thieme.

Kramer, Axel/Daeschlein, Georg/Chergui, Bettina/Wagenvoort, Hans (2005): Hygiene: Prüfungswissen für Pflege- und Gesundheitsfachberufe. Stuttgart: Urban & Fischer.

Kuderna Heinz ([2]2011): Patienten mit Schädel-Hirn-Trauma. In: Redelsteiner, Christoph/Kuderna, Heinz/Kühberger, Rudolf/Baubin, Michael/Feichtelbauer, Erwin/Prause, Gerhard et al. (Hg.): Das Handbuch für Notfall- und Rettungssanitäter. Wien: Braumüller, S. 427–441.

Kuratorium für Verkehrssicherheit (2009): Freizeitunfallstatistik 2008. Wien: Kuratorium für Verkehrssicherheit, http://www.kfv.at/fileadmin/webcontent/Publikationen/Freizeitunfallstatistiken/Freizeitunfallstatistik_2008.pdf (abgerufen am 3.11.2010).

Lang, Gerhard K. (Hg.) ([4]2008): Augenheilkunde. Stuttgart: Thieme.

Lasogga, Frank/Gasch, Bernd ([5]2013): Psychische Erste Hilfe bei Unfällen. Kompensation eines Defizits. Edewecht: Stumpf+Kossendey.

Lasogga, Franz/Gasch, Bernd (Hg.) (2008): Notfallpsychologie. Lehrbuch für die Praxis. Heidelberg: Springer.

Litschauer, Franz/Gantner, Eva/Hackl, Judith/Stelzmüller, Christa (2008): Gesundheits- und Krankenpflegerecht für die Praxis. Wien: LexisNexis.

Ludewig, Reinhard/Regenthal, Ralf ([10]2007): Akute Vergiftungen und Arzneimittelüberdosierungen: Ratgeber zu Erkennung, Verlauf, Behandlung und Verhütung. Stuttgart: Wissenschaftliche Verlagsgesellschaft.

Madler, Christian/Jauch, Karl-Walter/Werdan, Karl ([3]2005): Das NAW-Buch. Akutmedizin der ersten 24 Stunden. München, Jena: Urban & Fischer.

Maercher, Andreas (Hg.) ([3]2009): Posttraumatische Belastungsstörungen. Heidelberg: Springer Medizin Verlag.

Magistratsabteilung 15, Gesundheitsdienst der Stadt Wien (2010): Nadelstichverletzungen im Krankenhaus. Was nun? Hygienerichtlinie 3. Wien, http://www.wien.gv.at/ma15/pdf/nr3.pdf (abgerufen am 1.11.2010).

Malteser Hilfsdienst (Hg.) (2012): Erste-Hilfe-Handbuch. Wissen, Ratschläge, Selbsthilfe. München: Dorling Kindersley.

Matreitz, Tobias (2013): Erste Hilfe BASICS. Elsevier, München: Urban & Fischer.

Mühlendahl, Karl Ernst von/Oberdisse, Ursula/Bunjes, Reinhard/Brockstedt, Matthias (Hg.) ([4]2003): Vergiftungen im Kindesalter. Stuttgart: Thieme.

Munz, Richard (2007): Im Zentrum der Katastrophe. Was es wirklich bedeutet, vor Ort zu helfen. Frankfurt am Main: Campus Verlag.

Nolan, Jerry/Soar, Jasmeet et al. (2010): European Resuscitation Council Guidelines for Resuscitation 2010. Elsevier, http://www.cprguidelines.eu/2010/ (abgerufen am 3.11.2010).

Oestreicher, Elmar/Burk, Annelie/Burk, Reinhard/Freudenberger, Tilo/Sökeland, Jürgen (Hg.): HNO, Augenheilkunde, Dermatologie und Urologie für Pflegeberufe. Stuttgart: Thieme, S. 189–258.

Oster, Peter (³2013): Erste Hilfe Outdoor. Fit für Notfälle in freier Natur. Augsburg: Ziel.

Österreichischer Zivilschutzverband (o.J.): Safety. Der Selbstschutzratgeber. Broschüre. Wien: Österreichischer Zivilschutzverband.

Österreichisches Rotes Kreuz (2014): Erste Hilfe. Wien: Österreichisches Rotes Kreuz.

Österreichisches Rotes Kreuz (2011): Erste Hilfe – Unfallverhütung. Lehrbehelf für Lehrbeauftragte. Wien: Österreichisches Rotes Kreuz.

Österreichisches Rotes Kreuz (2006): Erste-Hilfe-Leistung in Österreich. Eine Studie von Market Marktforschung. Teilveröffentlicht. Wien: Österreichisches Rotes Kreuz.

Österreichisches Rotes Kreuz (2013): Rettungssanitäter-Ausbildung. Manuskript. Wien: Österreichisches Rotes Kreuz.

Österreichisches Rotes Kreuz (2007): Rahmenvorschrift „Großunfälle". S. 4, http://vorschriften.roteskreuz.at (abgerufen am 20.12.2010).

Pabautz, Klaus/Mikulcik, Franz/Stiaßny, Ulrich (²2011): Großschadensereignisse und Katastrophen. In: Redelsteiner, Christoph/Kuderna, Heinz/Kühberger, Rudolf/Baubin, Michael/Feichtelbauer, Erwin/Prause, Gerhard et al. (Hg.): Das Handbuch für Notfall- und Rettungssanitäter, Wien: Braumüller, S. 514–526.

Prager, Sonja/Hlous, Nora (2006): Psychosoziale Krisen in Unternehmen. Praxishandbuch für Führungskräfte. Wien: facultas.

Redelsteiner, Christoph/Kuderna, Heinz/Kühberger, Rudolf/Baubin, Michael/Feichtelbauer, Erwin/Prause, Gerhard et al. (Hg.) (²2011): Das Handbuch für Notfall- und Rettungssanitäter: Patientenbetreuung nach Leitsymptomen. Wien: Braumüller.

Redelsteiner, Christoph/Ledermüller, Franz/Wallner, Stefan (²2011): Psychosoziale Notfälle. In: Redelsteiner, Christoph/Kuderna, Heinz/Kühberger, Rudolf/Baubin, Michael/Feichtelbauer, Erwin/Prause, Gerhard et al. (Hg.): Das Handbuch für Notfall- und Rettungssanitäter: Wien: Braumüller, S. 582–592.

Reiners-Kröncke, Werner/Dette, Manuela/Haas, Ines (2013): Trauma und Traumabewältigung. Handlungsempfehlungen für die Psychische Erste Hilfe. Augsburg: Ziel.

Renz-Polster, Herbert/Krautzig, Steffen/Braun, Jörg (Hg.) (³2006): Basislehrbuch Innere Medizin. Kompakt, greifbar, verständlich. München, Jena: Urban & Fischer.

Röggla, Martin/Domanovits, Hans (²2011): Umweltbedingte Notfälle. Notfälle durch Sonnen- und Hitzeeinwirkung. In: Redelsteiner, Christoph/Kuderna, Heinz/Kühberger, Rudolf/Baubin, Michael/Feichtelbauer, Erwin/Prause, Gerhard et al. (Hg.): Das Handbuch für Notfall- und Rettungssanitäter. Wien: Braumüller, S. 412–414.

Röggla, Martin/Domanovits, Hans/Elsensohn, Fidel (²2011): Umweltbedingte Notfälle. Notfälle durch Kälteeinwirkung. In: Redelsteiner, Christoph/Kuderna, Heinz/Kühberger, Rudolf/Baubin, Michael/Feichtelbauer, Erwin/Prause, Gerhard et al. (Hg.): Das Handbuch für Notfall- und Rettungssanitäter. Wien: Braumüller, S. 405–411.

Rossi, Rolando/Dobler, Günter (¹²2011): Notfall-Taschenbuch für den Rettungsdienst. Edewecht: Stumpf+Kossendey.

Roth, Lutz/Daunderer, Max (⁹2012): Erste Hilfe bei Chemikalienunfällen. Verlagsgruppe Hüthig Jehle Rehm GmbH, Ecomed Sicherheit.

Rothe, Lutz/Skwarek, Volker (⁵2007): Erste Hilfe konkret für Ausbildung und Praxis. Troisdorf: Bildungsverlag EINS.

Salomone, Jeffrey P./Pons, Peter T. et al. (⁶2006): PHTLS. Prehospital Trauma Life Support. Mosby: Elsevier.

Sanytr, Michael (2010): Der Österreichische Brandschutzkatalog. Sammelband 2010. Bisamberg: Österreichischer Brandschutzkatalog, http://www.brandschutz.at/BS/BK_10/Adobe/BK_10_00_.pdf (abgerufen am 1.10.2010).

Sauer, Rolf (⁵2009): Strahlentherapie und Onkologie. München: Elsevier, Urban & Fischer.

Schewior-Popp, Susanne/Sitzmann, Franz/Ullrich, Lothar (Hg.) (¹¹2009): THIEMEs Pflege. Das Lehrbuch für Pflegende in Ausbildung. Stuttgart: Thieme.

Schöchl, Herbert (²2011): Strom- und Blitzunfälle. In: Redelsteiner, Christoph/Kuderna, Heinz/Kühberger, Rudolf/Baubin, Michael/Feichtelbauer, Erwin/Prause, Gerhard et al. (Hg.): Das Handbuch für Notfall- und Rettungssanitäter. Wien: Braumüller, S. 612–617.

Schwamberger, Helmut ([4]2006): Bundesgesetz über Gesundheits- und Krankenpflege-
berufe (Gesundheits- und Krankenpflegegesetz – GuKG) mit den hiezu erlassenen
Verordnungen, Gesetzesmaterialien, weiteren Erläuterungen und Verweisen. Wien:
Verlag Österreich.

Silbernagl, Stefan/Lang, Florian ([3]2009): Taschenatlas der Pathophysiologie. Stuttgart:
Thieme.

Skibbe, Xaver/Löseke, Andrea ([3]2013): Gynäkologie und Geburtshilfe für Pflegeberufe.
Stuttgart: Thieme.

Sladeček, Einer/Marzi, Leopold-Michael/Schmiedbauer, Thomas ([5]2010): Recht für Gesundheitsberufe. Wien: LexisNexis.

Spöttl, Peter ([2]2011): Verbrennung – Combustio. In: Redelsteiner, Christoph/Kuderna,
Heinz (Hg.): Das Handbuch für Notfall- und Rettungssanitäter. Wien: Braumüller, S.
494–504.

Strauß, Robert (2002): Lehrbuch für den Rettungsdienst. Innsbruck, Wien, Bozen: Stu-
dienVerlag.

Teasdale, Graham/Jennett, Bryan (1974): Assessment of coma and impaired concious-
ness. In: Lancet, 304(7872), S. 81–84.

Teismann, Tobias/Dorrmann, Wolfram (2014): Suizidalität. Fortschritte der Psychotherapie.
Band 54. Göttingen: Hogrefe. Treptow, Rainer (Hg.) (2007): Katastrophenhilfe und Humanitäre Hilfe. München: Reinhardt.

Treibel, Walter ([2]2012): Erste Hilfe und Gesundheit am Berg und auf Reisen. München:
Bergverlag Rother.

Unger, Wolfgang/Trimmel, Helmut ([2]2011): Der Wassernotfall. In: Redelsteiner, Chris-
toph/Kuderna, Heinz/Kühberger, Rudolf/Baubin, Michael/Feichtelbauer, Erwin/
Prause, Gerhard et al. (Hg.): Das Handbuch für Notfall- und Rettungssanitäter. Wien:
Braumüller, S. 622–630.

Valentin, Andreas/Schneider, Sabine/Brunner, Gernot (2005): Medical Emergency Team-
Konzept: Ein protektiver Ansatz für innerklinische Notfallpatienten. In: Notfallmedizin
2005/3. Wien: Adjutum, S. 10–12, http://www.arc.or.at (abgerufen am 7.10.2010).

Vogt, Hans-Gernot/Schultz, Heinrich ([5]2010): Grundzüge des praktischen Strahlenschutzes. München: Hanser.

Wanasek, Thomas/Schimanek, Peter ([3]2008): Skriptum zur Ausbildung von Gruppenkommandanten im Wiener Roten Kreuz, Landesverband Wien. Wien: Wiener Rotes Kreuz.

Warmbrunn, Angelika (Hg.) (2006): Lebensrettende Sofortmaßnahmen bis zum Eintreffen
der Ärztin oder des Arztes einleiten. Werkstattbücher zu Pflege heute. Themenbereich 9.
Analyse und Vorschläge für den Unterricht. München: Elsevier, Urban & Fischer.

Waterstratt, Frank ([2]2008): Wenn plötzlich alles anders ist: Notfallseelsorge im Einsatz.
Ein Leitfaden für die Praxis. Hannover: Lutherisches Verlagshaus.

Weidenauer, David/Frey, Richard ([2]2012): Intensivmedizin in der Psychiatrie. In: Hamp,
Thomas/Weidenauer, David (Hg.): Lehrbuch Tertiale Notfall- und Intensivmedizin.
Wien: Springer, S. 294–304.

Weidenauer, David/Laggner, Anton ([2]2012): Koma unklarer Genese. In: Hamp, Thomas/
Weidenauer, David (Hg.): Lehrbuch Tertiale Notfall- und Intensivmedizin. Wien:
Springer, S. 202–226.

Weidenauer, David/Hamp, Thomas/Holzer, Michael ([2]2012): Herzstillstand und Reanimation. In: Hamp, Thomas/Weidenauer, David (Hg.): Lehrbuch Tertiale Notfall- und
Intensivmedizin. Wien: Springer, S. 99–117.

Weidenauer, David/Metnitz, Philipp ([2]2012): Brandverletzungen. In: Hamp, Thomas/
Weidenauer, David (Hg.): Lehrbuch Tertiale Notfall- und Intensivmedizin. Wien:
Springer, S. 257–269.

Wochele-Thoma, Erich/Kuderna, Heinz ([2]2011): Extremitätenverletzungen. In: Redelstei-
ner, Christoph/Kuderna, Heinz/Kühberger, Rudolf/Baubin, Michael/Feichtelbauer,
Erwin/Prause, Gerhard et al. (Hg.): Das Handbuch für Notfall- und Rettungssanitäter:
Patientenbetreuung nach Leitsymptomen. Wien: Braumüller, S. 480–493.

9 Kurzbiografien

Die HerausgeberInnen

Mag.ª Romana **Kandioler**, geboren 1962. Studium der Theaterwissenschaft und Germanistik. Freiwillige Mitarbeiterin beim Wiener Roten Kreuz als Notfallsanitäterin, Lehrbeauftragte für Erste Hilfe, Lehrsanitäterin. Seit 2007 Leiterin des Fachbereichs Erste Hilfe, Sanitätshilfe, RK-MitarbeiterInnen im Ausbildungszentru m des Wiener Roten Kreuzes. Ehrenpreis der Dr. Hans Lauda-Stiftung des Österr. Roten Kreuzes 2011.

Univ.-Doz. Dr. med. Heinz **Kuderna**, geboren 1931. Medizinstudium und Promotion an der Universität Wien, Ausbildung zum Praktischen Arzt und Ius Practicandi in Vöcklabruck, 1963 Eintritt in das Unfallkrankenhaus Webergasse unter Lorenz Böhler, seit 1967 Facharzt für Unfallchirurgie. Gemeinsam mit Erich Jonasch 1965 Gründung der Österreichischen Gesellschaft für Unfallchirurgie, von 1989 bis 1991 Präsident. 1976 bis 1985 erster Oberarzt und Stellvertreter des Ärztlichen Leiters des Lorenz Böhler Unfallkrankenhauses in Wien, 1985 bis 1997 Ärztlicher Leiter des Unfallkrankenhauses Meidling. 1986 Habilitation an der medizinischen Fakultät der Universität Wien. 1996 bis 2009 Chefarzt des Wiener Roten Kreuzes, von 2008 bis 2012 Medical Director des Prehospital Trauma Life Support Austria.

Mag.ª Gabriele **Sprengseis**, MSc., geboren 1965. Studium der Soziologie an der Universität Wien, postgraduales Studium Health Care Management an der Corvinus Universität für Wirtschaftswissenschaften und öffentliche Verwaltung in Budapest; Ehrenpreis Dr. Hans Lauda-Stiftung 2005 des österreichischen Rotes Kreuzes. Seit 2003 beim Forschungsinstitut des Roten Kreuzes; Prokuristin des Ausbildungszentrums des Wiener Roten Kreuzes.

Die AutorInnen

Mag. Georg **Aumayr**, geboren 1981. Studium der Publizistik- und Kommunikationswissenschaften. Seit 2007 Rettungssanitäter und Lehrbeauftragter bei der Johanniter Unfall Hilfe.

Sabine **Binder**, geboren 1972. Diplomierte Gesundheits- und Krankenpflegerin. Seit 2004 Lehrtätigkeit für Gesundheitsberufe im Ausbildungszentrum des Wiener Roten Kreuzes. Schwerpunkte Hygiene, Innere Medizin, Gynäkologie und Katastrophen- und Großschadensereignisse. Akkreditierte Prüferin der Magistratsabteilung 15.

Dr.^{in} Astrid **Grant Hay**, geboren 1980. Diplomstudium der Psychologie an der Universität Wien, Doktoratsstudium der Naturwissenschaften mit Dissertationsfach Psychologie an der Universität Innsbruck, Klinische und Gesundheitspsychologin. Mehrjährige wissenschaftliche Mitarbeiterin und Lehrbeauftrage an der Universität Wien, Fakultät für Psychologie und der Medizinischen Universität Wien, Universitätsklinik für Psychiatrie und Psychotherapie. Freiwillige Mitarbeiterin des Wiener Roten Kreuzes, Lehrbeauftragte für Erste Hilfe, Lehrsanitäterin, Lehrbeauftragte im Rahmen der Heimhilfeausbildung. Lehrbeauftragte für das Fach Psychologie an der Schule für allgemeine Gesundheits- und Krankenpflege am Krankenhaus der Barmherzigen Schwestern in Wien.

Dr. Thomas **Hamp**, geboren 1982. Medizinstudium an der Medizinischen Universität Wien. Seit 2008 Arzt in Facharztausbildung an der Univ.-Klinik f. Anästhesie, Allgemeine Intensivmedizin und Schmerztherapie der Medizinischen Universität Wien. Notfallsanitäter und Lehrbeauftragter des Österreichischen Roten Kreuzes. Herausgeber des offiziellen Lehrbuchs der Medizinischen Universität Wien „Lehrbuch Tertiale Notfall- und Intensivmedizin", Springer Verlag, 2010.

Bernhart **Idinger**, geboren 1966. Berufssanitäter Notfallrettung Wiener Rotes Kreuz, Notfallsanitäter NKI, Peer, Lehrsanitäter, Lehrbeauftragter im Ausbildungszentrum des Wiener Roten Kreuzes.

Univ.-Lektor Dr. Mario **Krammel**, geboren 1984. Medizinstudium und Promotion an der Medizinischen Universität Wien 2010. Derzeit in Ausbildung zum Facharzt für Anästhesie und Intensivmedizin im AKH Wien. Freiwilliger Mitarbeiter beim Roten Kreuz Niederösterreich als Notfallsanitäter (NKI), Lehrbeauftragter für Erste Hilfe und Sanitätshilfe, PHTLS und ITLS Instruktor. Mitglied bei der Freiwilligen Feuerwehr Gänserndorf und Mitarbeiter im Landesfeuerwehrkommando.

Mag. Alexander **Lang**, MBA, geboren 1968. Studium der Rechtswissenschaften; postgraduale Studien akademisch geprüfter Krankenhausmanager und MBA Health Care Management an der WU Wien. Gerichtspraktikum am Landesgericht St. Pölten, berufliche Tätigkeit im Österreichischen Roten Kreuz u. a. als Rechtsreferent sowie Leiter Personal & Recht, 5 Jahre Geschäftsführung eines Spitalsverbandes, seit 2007 Landesgeschäftsleiter des Wiener Roten Kreuzes.

Martina **Prinz**, geboren 1983. Diplomierte Gesundheits- und Krankenschwester. Freiwillige Mitarbeit beim Wiener Roten Kreuz, Notfallsanitäterin und Führungskraft. Seit 2010 Competence Center für Krisen- und Notfallmanagement des Wiener Roten Kreuzes.

Dr.in Karin **Rainer**, geboren 1977. Abschluss an der philosophischen Fakultät, Universität Wien (Literaturwissenschaft, Germanistik) sowie Studium der Psychologie und Gender Studies. Seit 2002 als Freiwillige beim Roten Kreuz als Rettungssanitäterin, Notfallsanitäterin, Gruppenkommandantin und für psychosoziale Krisenintervention und Kummernummer. Lehrbeauftragte im Ausbildungszentrum des Wiener Roten Kreuzes, Projektmanagerin in Forschung und Entwicklung im Ausbildungs- und Sicherheitsbereich.

Kurt **Schunder**, geboren 1945. Hochbautechniker, derzeit selbstständiger Unternehmer; Helfer des Roten Kreuzes seit 1979; bis 2001 aktiver Notfallsanitäter; seit 1980 Lehrer für Erste Hilfe und Sanitätshilfe, aktiver Tauchlehrer.

Dr. med. David **Weidenauer**, geboren 1985. Studium an der Medizinischen Universität Wien seit 2006, ERC ALS Instructor, Notfallsanitäter NKI, Lehrsanitäter, Tutor der Univ.-Klinik für Notfallmedizin am AKH Wien, Wissenschaftlicher Mitarbeiter Klinische Abteilung für Kardiologie und Univ.-Klinik für Notfallmedizin, AKH Wien. Herausgeber des offiziellen Lehrbuchs der Med. Univ. Wien „Lehrbuch Tertiale Notfall- und Intensivmedizin", Springer Verlag, 2010.

Dr. med. Markus **Winnisch**, geboren 1986 in Wien. Studium an der Medizinischen Universität Wien, seit 2013 Arzt in Facharztausbildung an der Univ.-Klinik für Unfallchirurgie am AKH Wien, Freiwilliger Mitarbeiter des Wiener Roten Kreuzes, Notfallsanitäter, Lehrbeauftragter ERC ALS Instruktor, Lehrender an der MUW.

Stichwortverzeichnis